目　　次

第1章　人体の構造と機能

1．人体の基本 …………………………………………………………… 1
 1　人体区分——1 2　体液とその区分——1
 3　細胞の構造と機能——2 4　組　織——3
 5　細胞膜における物質輸送——3 6　皮膚の構造と機能——6
 7　ホメオスタシス——7

2．神経系の働き ………………………………………………………… 8
 1　神経細胞——8 2　中枢神経系——9
 3　末梢神経系——10 4　伝導路——11
 5　高次脳機能——12

3．血液および循環 ……………………………………………………… 13
 1　血液成分とその機能——13 2　心臓の構造と機能——14
 3　血液とリンパの循環——15 4　循環の調整機序—血圧との関係——16

4．呼　吸 ………………………………………………………………… 17
 1　呼吸器の構造と機能——17 2　呼吸運動——18
 3　肺容量——19 4　呼吸の調節機構——20

5．消化と吸収 …………………………………………………………… 20
 1　口腔内消化——20 2　嚥　下——21
 3　消化管における消化——21 4　消化管における吸収——23
 5　排便の機序——24 6　膵臓の働き——24
 7　肝臓の働き——25

6．尿の生成とその排泄 ………………………………………………… 26
 1　腎臓の構造——26 2　尿が作られるまで——27
 3　細胞外液の組織と量の調節——28
 4　膀胱の働き——28 5　排尿の機序——29

7．内分泌系の働き ……………………………………………………… 29
 1　視床下部——29 2　下垂体——29
 3　甲状腺——31 4　上皮小体——31
 5　膵　臓——32 6　副腎髄質・皮質——32
 7　生殖器——33

8．運動器系 ……………………………………………………………… 34
 1　骨——34 2　全身の主な骨格——35
 3　骨と骨をつなぐ関節——36 4　全身の骨格筋——36
 5　骨格筋の運動——37

9．感覚器系 ……………………………………………………………… 38
 1　五　感——38 2　特殊感覚受容器——39

目　次

第2章　老　化

1．老化とは …………………………………………………… *42*
  1　生理的老化—— *42*　　2　病的老化—— *42*
  3　疾　病—— *42*

2．高齢者とその疾患の特徴 ………………………………… *43*
  1　高齢者の身体的・精神的・社会的特徴—— *43*
  2　高齢者の疾患の特徴—— *44*

3．生活習慣病 ………………………………………………… *46*
  1　動脈硬化—— *47*　　2　メタボリックシンドローム—— *47*
  3　高血圧—— *48*　　4　肥　満—— *49*
  5　脂質異常症—— *49*　　6　糖尿病—— *50*

4．早老症 ……………………………………………………… *50*

第3章　代表的な病気と症状

1．皮膚の病気 ………………………………………………… *52*
  1　疥　癬—— *52*　　2　真菌症—— *53*
  3　帯状疱疹—— *54*　　4　皮膚そう痒症—— *55*
  5　接触皮膚炎（かぶれ）—— *55*　　6　褥瘡（床ずれ）—— *55*

2．脳・神経系の病気 ………………………………………… *56*
 Ⅰ　症　状
  1　意識障害と認知症—— *57*
  2　高次脳機能障害（失語，失行，失認）—— *58*
  3　運動障害—— *60*　　4　感覚障害—— *62*
 Ⅱ　病　気
  1　老年期認知症—— *63*　　2　脳血管障害—— *66*
  3　変性疾患—— *68*　　4　末梢神経疾患—— *70*

3．心臓と血管系および血液の病気 ………………………… *70*
  1　高血圧—— *70*　　2　虚血性心疾患—— *72*
  3　心不全—— *74*　　4　不整脈—— *74*
  5　閉塞性動脈硬化症—— *75*　　6　貧　血—— *75*

4．呼吸器系の病気 …………………………………………… *76*
  1　はじめに—— *76*　　2　呼吸器感染症—— *77*
  3　肺結核—— *81*　　4　慢性閉塞性肺疾患（COPD）—— *83*
  5　肺線維症—— *85*　　6　肺　癌—— *86*

5．消化器系の病気 …………………………………………… *87*
 Ⅰ　症　状
  1　腹　痛—— *87*　　2　嘔　吐—— *88*
  3　下　痢—— *89*　　4　便　秘—— *89*
  5　食欲不振—— *90*
 Ⅱ　病　気

- 1　逆流性食道炎 —— 90
- 2　胃　炎 —— 91
- 3　胃　癌 —— 91
- 4　胃・十二指腸潰瘍 —— 92
- 5　胆石症 —— 93
- 6　肝　炎 —— 93
- 7　肝硬変 —— 94
- 8　腸閉塞 —— 94
- 9　大腸癌 —— 95

6．腎・泌尿器系の病気 …… 95
- 1　尿路感染症 —— 95
- 2　前立腺肥大 —— 96
- 3　前立腺癌 —— 96
- 4　排尿障害（尿失禁，排尿困難）—— 97
- 5　腎不全 —— 98

7．内分泌・代謝系の病気 …… 98
- 1　甲状腺疾患 —— 98
- 2　代謝疾患 —— 100

8．精神疾患 …… 103
- 1　統合失調症 —— 103
- 2　気分障害（躁うつ病）—— 104
- 3　神経症とストレス関連障害 —— 105
- 4　てんかん —— 107
- 5　アルコール依存 —— 108

9．骨・脊椎・関節の病気 …… 109
- 1　骨粗鬆症 —— 109
- 2　骨　折 —— 110
- 3　変形性関節症，変形性股関節症，変形性膝関節症 —— 112
- 4　後縦靭帯骨化症 —— 113
- 5　腰部脊柱管狭窄症 —— 114
- 6　肩関節周囲炎 —— 114
- 7　関節リウマチ —— 115
- 8　脊髄損傷 —— 116

10．難　病 …… 117
- 1　難病とは —— 117
- 2　国の難病対策 —— 117
- 3　代表的な疾患 —— 120

11．悪性腫瘍 …… 124
- 1　腫瘍とは —— 124
- 2　良性と悪性 —— 125
- 3　悪性腫瘍 —— 126

12．眼の病気 …… 129
- 1　白内障 —— 129
- 2　緑内障 —— 129
- 3　網膜の病気 —— 130

13．耳やのどの病気と症状 …… 132
- 1　老人性難聴 —— 132
- 2　めまい —— 134
- 3　嚥下障害 —— 135

第4章　感染症

1．感染症法 …… 139

2．注目される感染症 …… 139
- 1　結　核 —— 139
- 2　ウイルス性肝炎 —— 141
- 3　HIV感染症・エイズ（AIDS）—— 142
- 4　日和見感染症 —— 143
- 5　MRSA・VRSA —— 145

6　食中毒—— *146*

第5章　子どもの病気

1. はじめに …… *148*

2. 注目される子どもの病気 …… *148*

　　　1　脳性麻痺—— *148*　　　　　2　重症心身障害—— *149*
　　　3　知的障害—— *151*　　　　　4　広汎性発達障害—— *151*
　　　5　てんかん—— *151*　　　　　6　進行性筋ジストロフィー—— *152*

第6章　国民衛生・保健医療対策の現状

1. 人口統計 …… *153*

　　　1　人口静態統計—— *153*　　　2　人口動態統計—— *154*
　　　3　平均余命—— *157*

2. 健康状態と受療状況 …… *158*

　　　1　健康状態—— *159*　　　　　2　受療状況—— *159*

3. 健康増進と生活習慣病対策 …… *160*

　　　1　健康増進対策—— *160*　　　2　生活習慣病対策—— *162*

4. 医療関係者の状況 …… *165*

　　　1　医　師—— *165*　　　　　　2　歯科医師—— *166*
　　　3　薬剤師—— *166*　　　　　　4　保健師, 助産師, 看護師, 准看護師—— *166*

5. 医療施設 …… *166*

6. 医療保険制度の概要 …… *167*

　　　1　わが国の医療保険制度—— *167*　　2　医療保険の仕組み—— *167*
　　　3　公費医療—— *169*

7. 保健医療対策の概要 …… *169*

　　　1　精神保健福祉対策—— *169*　　2　感染症対策—— *172*
　　　3　難病対策—— *173*

第7章　医事法規の概要

1. 医療関係者に関する法規 …… *175*

　　　1　医師法, 歯科医師法—— *175*　　2　保健師助産師看護師法—— *176*

2. 医療関係施設に関する法規 …… *178*

■索　引 …… *181*

第1章 人体の構造と機能

　医学一般を学ぶうえで最初に通らなければならない関門がこの章である。聞きなれない単語が並び，複雑なメカニズムを理解しなければならない。そのため，多くの方々がこの最初の章で挫折感を感じてしまったり，医学嫌いになってしまうようなことが往々にして見受けられる。しかし，この章で学ぶすべてのことは，実はみなさん自身のからだの仕組みであって，みなさんが毎日自然に体験し，普通に利用している機能の説明にすぎないのである。難しいと思わず，ご自分のからだの仕組みをゆっくりと理解していただきたいと思う。

1 人体の基本

❶ 人体区分

　私たちのからだは骨格，つまり骨の外側に筋肉の層をつけ，さらにその表面に皮膚を張り付けたようなものと考えればよい。外側から見れば，頭部・体部（胸部・腹部）・四肢に分けられるが，頭部の中には脳を中心とした中枢神経，胸部には肺を中心とした呼吸器および心臓循環器，腹部には消化管がある。こうした臓器も含めて，からだはすべて細胞ででき上がっている。つまり，私たちのからだは，様々な細胞の塊と考えてよいわけである。各々の細胞はもちろん細胞分裂をしてその数を増やしたり，何らかの目的のために活動しているため，常に活動のエネルギーを必要としている。そのエネルギー源が毎日の食事で，そのエネルギー源を燃焼させるために必要なのが空気中の酸素である。したがって，全身の細胞にこのエネルギー源と酸素を供給するための運搬路が必要となり，その経路が血液などの体液ということになるのだ。

❷ 体液とその区分

　体液というのは文字通りからだの中の液体成分で，からだの50〜60％はこの液体成分ででき上がっている。私たちのからだはすべて細胞の塊であるから，先ほどの運搬路となるからだ中を流れている体液と細胞の中に溜められている体液の2種類があることになる。運搬路は細胞の外にあるので細胞外液，細胞の中は細胞内液と呼ばれ，お互いかなり異なった状態で存在している（表1-1）。

熱中症と脱水
　60％を占める液体成分は2〜3％減少すると体温が上昇し循環機能が低下，10％の減少で意識消失や死亡する危険がおこる。炎天下は水分摂取の不足などに注意を要する。

表1—1

人間のからだ	固形成分：40%	タンパク質・脂肪など	
	液体成分：60%	細胞内液：40%	
		細胞外液：20%	組織液：15%
			血液の血漿：4%
			リンパ液，髄液など：1%

❸ 細胞の構造と機能

　からだの基本構造は細胞であるが，各々の細胞は形態や機能に当然差がある。骨は骨，筋肉は筋肉，神経は神経として働くわけであるからすべて同じタイプの細胞ではからだが成り立たない。しかし細胞という大きな枠で見れば，ある程度共通の要素ででき上がっている（図1-1）。

　細胞の主な構成成分は核と原形質（細胞質）である。核というのは細胞の中に必ず1個存在する遺伝情報，つまりDNAを保有する部分で，細胞質は核の周囲を取り巻くゲル状の成分である。卵にたとえると黄身が核，白身が細胞質といった感じになっているわけである。このままでは形を保つことができないため卵でいう殻に当たる外壁が存在し，それを細胞膜と呼んでいる。

　細胞質の中には核以外に細胞内小器官と呼ばれる様々な装置がある。代表的なものでミトコンドリア，リボゾーム，小胞体，ゴルジ装置などがある。ミトコンドリアというのは人間の活動エネルギーの源であるATP（アデノシン三リン酸）という物質を製造するところである。リボゾームは小胞体の表面にくっ

DNA
　デオキシリボ核酸。二重ラセンを作って染色体を形成する。人間には22対の染色体と1対の性染色体がある。性染色体はXXで女性，XYで男性という性を決定する。

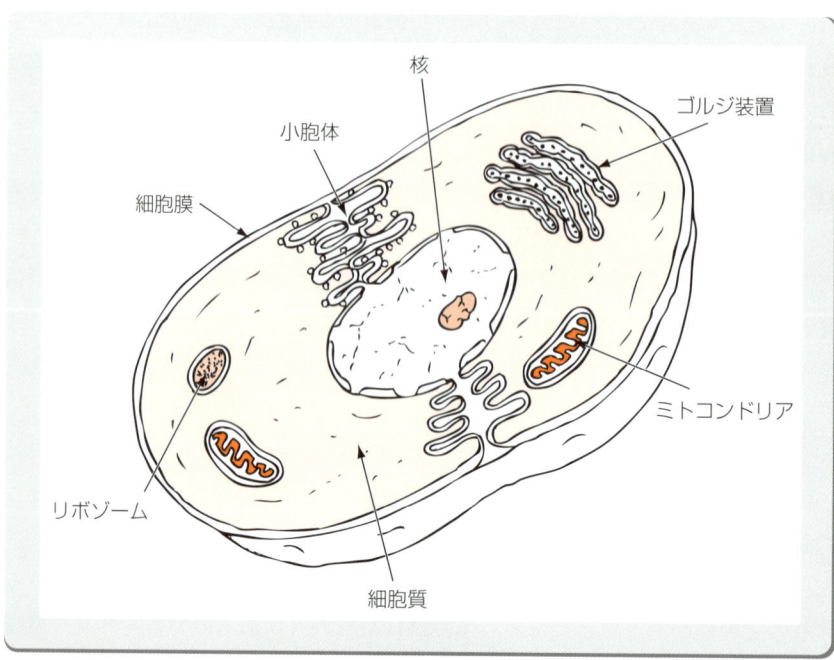

図1—1　細胞の構造

ついていてタンパク質を作る働きをしているが、このタンパク質は核内の DNA の情報によって作るタンパク質を決定する。つまり DNA の情報にしたがって次々と新しいタンパク質がここで作り上げられていくわけである。ゴルジ装置はこうして作られたタンパク質をさらに完成度の高いタンパク質に仕上げるところで、でき上がったタンパク質が私たちのからだの様々な成分として使われていくわけである。

> **DNA の情報**
> DNA に記されている遺伝情報とはアミノ酸の配列順である。この情報は RNA によって核の外にもち出され、情報どおりのアミノ酸配列を取ったタンパク質が作られていくのである。

❹ 組　　織

これらの細胞は基本構造は共通であるが、それ以外に様々な特殊な機能や形をもっている。同じ性質の細胞が集まってからだのパーツになっていくわけで、たとえば、筋肉なら筋肉の特徴や形をもった細胞が集まっているわけである。この同じ性質をもった細胞が集まった状態を組織と呼ぶ。会社で考えればたとえば総務とか営業という部署があるが、この部署が組織ということになり、各部署が集まって会社になるとそれが臓器（器官）ということになるわけである。さらにそうした会社がたくさん集まって社会を構成するわけでその社会が私たちの人体そのものということになるわけである（図 1-2）。

当然のことながら組織を形成するのは同じ細胞であるから、その組織を作る細胞は次々と同じ細胞を作って組織を作り上げたり、不足した細胞を補ったりしなければいけない。この同じ細胞を作る、つまり細胞を増やしていく行為を細胞分裂と呼んで先ほどの核の中の DNA の情報によって自分と同じ細胞を次々と作り上げていくことをいうのである。

❺ 細胞膜における物質輸送

体液の成分は細胞内液と細胞外液に分けられることを先に話したが、これらの成分はまったく独立して存在しているわけではない。細胞は、細胞を分裂させたり、ミトコンドリアで ATP を作ったりと常に活発な活動をしている。当然のことながらそうした作業には材料やエネルギーが必要になるし、作業をする以上ゴミやいらないものも出てくるわけである。細胞外液はそうした細胞の活動に対して材料を渡したり、不要なものをもち去ったりするわけである。この受け渡しは細胞の内側と外側を仕切る細胞膜を通して行われるわけであるが、単純に膜に穴が開いていて、物質が好き勝手に出入りするというわけにはいかない。必要に応じて様々な物質が細胞膜を内側から外側に、外側から内側に出入りしなくてはならないのである。このメカニズムについて考えてみよう。

最も単純な移動方法が受動輸送と呼ばれるものである。水は高いところから低いところに流れるが、それと同じ考え方である。たとえば、ある物質の濃度

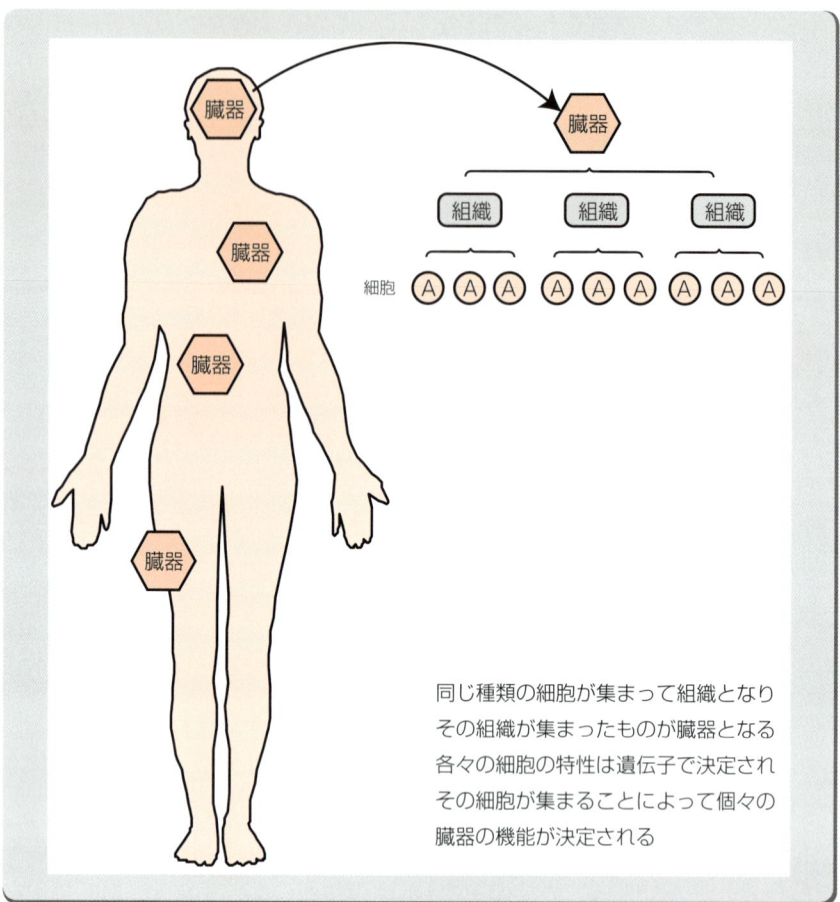

図1—2　組織と臓器

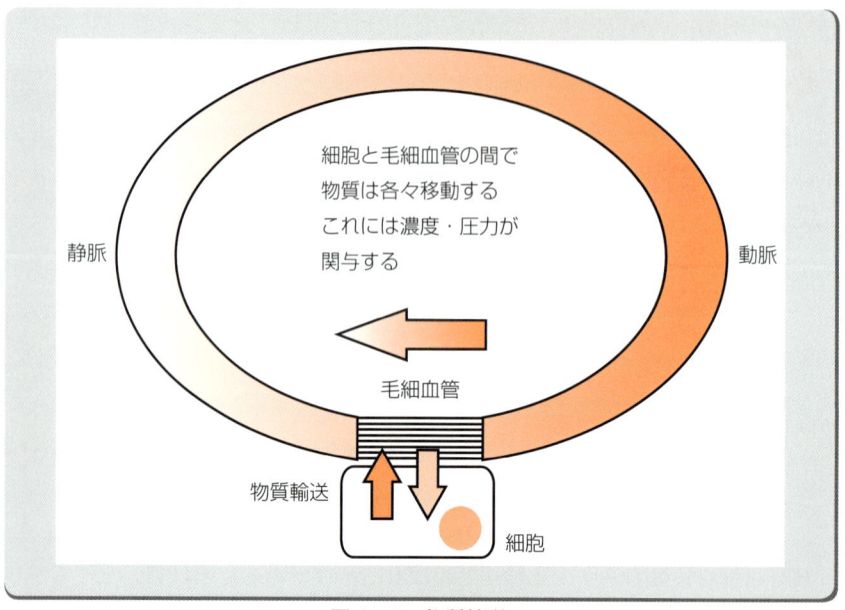

図1—3　物質輸送

が細胞の外側で高く内側で低かったとする。すると濃度が高いほうから低いほうへ物質が移動するわけで，これを拡散という。ある性質の細胞膜が半透膜と呼ばれる特別な物質以外を通さない膜だとすれば，細胞の内側と外側で物質の濃度が違った場合でも物質は移動せずに，水分だけが移動して濃度の濃いほうを薄めて均等にしようとする。これは浸透という移動方法である。さらに細胞の内側と外側で圧力が異なった場合には圧力の高いほうから低いほうへ物質は流れていき，これを濾過という。このようないくつかの方法で細胞膜を通して物質が移動していくわけである（図1-3，図1-4）。

一方，細胞の外側と内側ですでに細胞内に十分にその物質が存在するのに，さらに細胞外からもっとその物質を細胞内に入れなければならない場合は，受動輸送ではもはや物質の移動が行えない。そうした場合には細胞内で作られたATPによるエネルギーを利用して半ば強制的にポンプでくみ上げるように物質を移動させる。これを能動輸送といい，濃度勾配に逆らって物質を移動させる場合に，エネルギーを使って移動させるわけである（図1-4）。このように，

物質の移動
物質は高いところから低いところへ移動するのが物理の法則であり，それに逆らって高いところへ運び上げるにはかなりのエネルギーが必要になる。また，濃度の濃いものを薄くするには水を足して薄くすればいいわけで，体内の物質移動の原則も同様になっている。

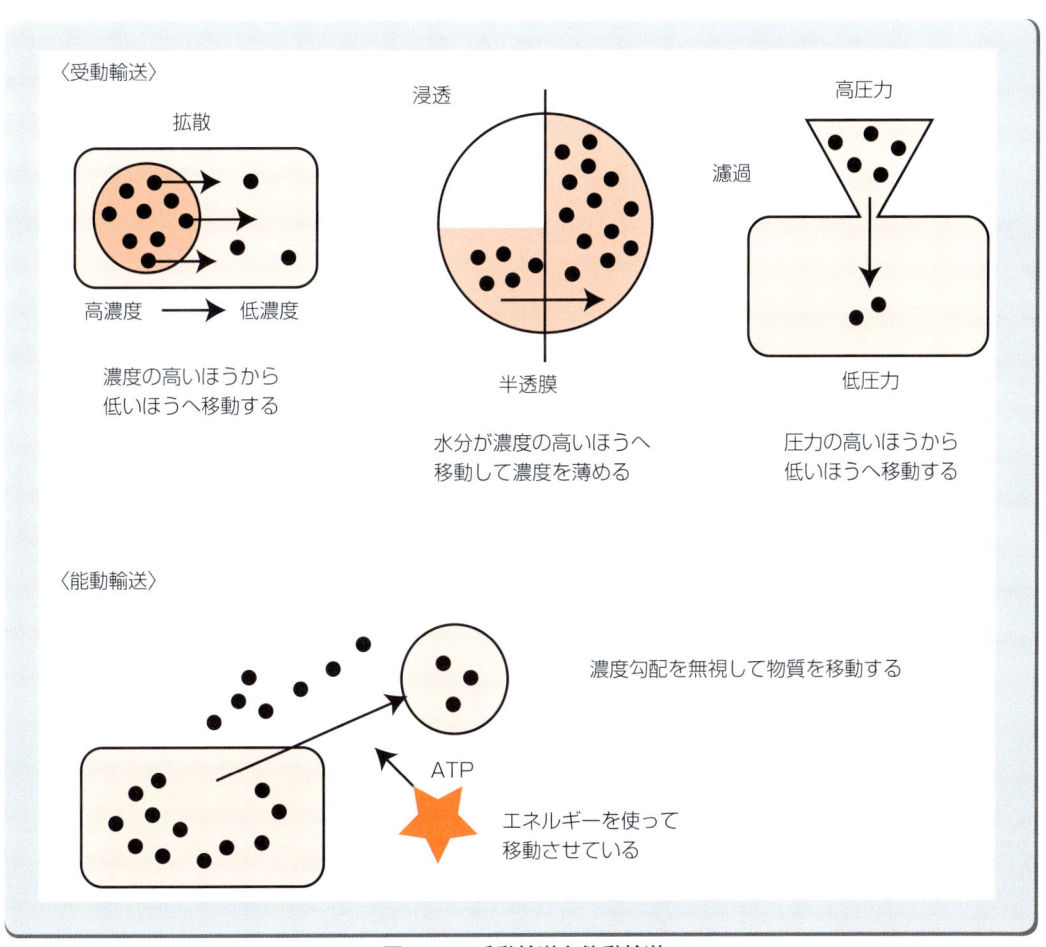

図1—4　受動輸送と能動輸送

細胞は細胞膜の様々な働き方によって細胞に必要な物質を取り込み，不要となった老廃物などを体外に廃棄させる仕組みをもって人体の機能を維持しているのである。

６ 皮膚の構造と機能

　人体はたくさんの種類の組織や器官によって構成されているが，それらの器官はむき出しで固まっているわけではなく，皮膚という組織によって全身くまなく鎧をまとっているように覆われている。といっても，本当の鎧のように硬く内部を保護することだけが目的ではない。

　皮膚の構造はいくつかの層に分かれている。大きく分けると外側から表皮・真皮・皮下組織となり，一番外側の表皮はさらに5層に分かれている。最も外側を角質層，最も内側の真皮に接するところを胚芽層という。皮膚における神経や血管はその下の真皮までしか届いていないので胚芽層は血液の供給を受けられるが，角質層は血液からの酸素や栄養を受け取ることはできない（図1-5）。

　胚芽層は血液の供給を受けて盛んに細胞分裂を行って，新しい細胞を外側へ外側へと押し上げていく。押し上げられた細胞は次第に血液の供給を受けなくなり，さらにケラチンという物質が細胞の中に蓄積していき，硬い角質へとなっていくのである。角質はこの硬さゆえに外敵や傷害からからだの内部を保護し，細胞が水で溶けてしまわないように表面を耐水構造にしているわけである。この角質層は血流がないため次第にからだから剥がれ落ちていき，それが垢(あか)と呼ばれているものとなる。

　胚芽層にはもう1つ特徴的な細胞があり，メラニン細胞と呼ばれている。この細胞はメラニンという色素を合成している。日焼けのように紫外線の影響でメラニンはメラニン細胞で盛んに合成されるが，実際は紫外線に当たらなくても，脳のホルモンの働きによってメラニンは適宜合成されているのである。

　表皮の下にある真皮は皮膚の本体ともいえる部分である。内部はゲル状の組織と弾力繊維やコラーゲン繊維からできていてそこにたくさんの血管や神経が入り込んでいる。神経はこの真皮で神経終末器官という感覚を作るセンサーを全身に設置して，痛いとか冷たいとかの感覚を脳に伝えるようにしている。

　真皮の下の皮下組織は主に脂肪細胞の集まりで外力や極端な温度変化に対応するようになっている。皮膚にはそれ以外に毛・爪・腺などの付属器官もそなえている。毛は全身の保温や保護を目的に，爪は指先の力が働くときのテコの原理を利用するために必要なものである。

　腺は皮脂腺と汗腺の2種類がある。皮脂腺は毛が生えている部分には必ずあって，中から油脂性の体液を分泌し全身を覆っている。この油脂分は皮膚や毛の滑らかさを作ると同時に，皮膚表面を弱酸性にして細菌による感染を防ぐ

シミ・ソバカス
　紫外線から真皮を守るために産生されるメラニンの沈着や皮膚のコラーゲンの年齢による弾力低下や破壊がシミやソバカスである。ビタミンCの摂取はそうした変化を改善する効果をもっている。

1．人体の基本

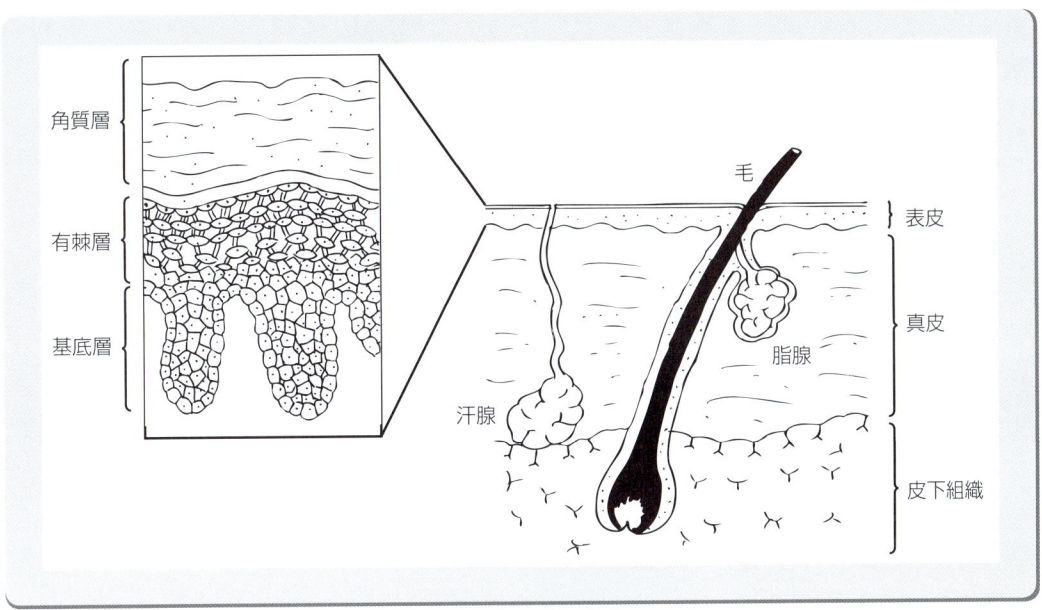

図1—5　皮膚の構造

働きをしている。高齢になるとこの皮脂腺の分泌が低下するため，皮膚が乾燥したり細菌感染をおこしやすくなるのである。

　一方の汗腺は，いわゆる汗を分泌する腺である。暑い日や運動をしたときに汗によって体温調節をすることを目的としたエクリン腺は，全身や額・手足の表面に多く存在している。心理的にストレスがかかったときの冷や汗とか，思春期から活発になる性的興奮に伴うアポクリン腺は，脇の下や外陰部周辺に多く存在している（図1-5）。

　このように，皮膚は外敵や傷害・細菌感染・紫外線などからからだを守ったり，感覚のセンサーの働きをしたり，汗によって体内の不要なものを排泄したり，体内の水分量や体温を調整するなど，多彩な働きをしている。特に体温の維持はとても大切な働きで，暑いときには血管を広げて放熱し，汗をかいてその汗が蒸発することによる気化熱の作用で体温を下げるし，逆に寒いときには真皮の血管は収縮して汗を止め，体毛を立たせる立毛筋が収縮することによって熱を産生して体温を保持するのである。こうして人体はどのような環境であっても，ほぼ一定の体温を維持することができるようになっているのである。

発汗
　通常人間は1日に1l，夏場などは多いと10lの汗をかく。汗は体内の水分と同時にナトリウムなどの電解質を体外に出してしまうため，その補給には電解質を含んだ水分でなければ発汗による脱水は改善できない。

❼ ホメオスタシス

　この皮膚と汗腺による体温調節機構によって，私たちのからだは真冬の外気の中でも真夏の炎天下でもほぼ同じ体温でいられる。こうした調整はからだのいたるところで行われていて，たとえばどんなにアルカリ性飲料を大量に飲んでも体液の酸性度は一定に保たれるし，からだの中の水分量が本来の倍になっ

てしまうなどということもおきないようになっている。

　どんなに甘いものをたくさん食べたとしても，ある程度の時間が経てば血液の中の糖分の量は一定の値に戻るようになっているのである。このようにからだの状態，つまりからだの内部環境をどんな外的環境下にあっても一定に維持する機構をホメオスタシス（homeostasis）と呼んでいる。この仕組みのおかげで，私たちはある程度環境に作用されることなく安定した生活を送っていくことができるわけである。しかし，何らかの原因でこのホメオスタシスが崩れてしまうことにより，私たちのからだの仕組みは障害をおこし「病気」という事態に陥ってしまうわけである。みなさんがこれから学習していくからだの仕組みはすべてこのホメオスタシスに根ざしたものであるから，この正常の仕組みを理解することは逆にいえばそのまま疾患のメカニズムを理解することでもあるのだ。ではここからからだの仕組みの各論に進んでいってみよう。

ホメオスタシス
　Homeoとはhomoつまり人間を意味する。Stasisは一定のという意味で人体を一定の状態に保つということになる。この仕組みを支えているのがホルモンや自律神経などである。

2　神経系の働き

❶ 神 経 細 胞

　私たちのからだにはたくさんの神経が走り回っている。たとえば，足の指先と脳は神経でつながっているので，足先に何かが触れればその触れた感じは神経を通じて脳に伝えられる。その感覚がもし痛みであれば，脳は「痛い」と感じて足先に「足をその痛いものから離しなさい」と命令を発する。命令は再び神経を通じて足の筋肉に届くわけである。この神経というものの基本構造は，

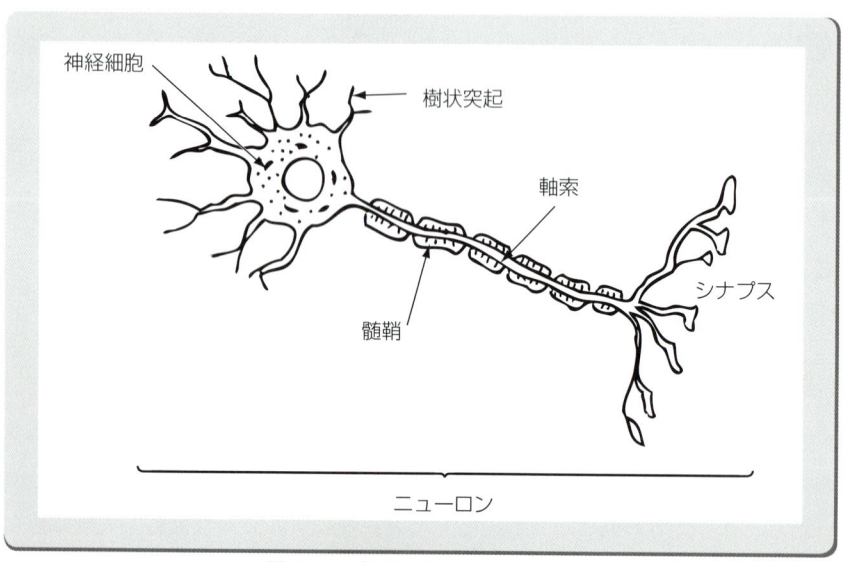

図1—6　神経単位（ニューロン）

2．神経系の働き

命令を発する部分と命令を伝える部分から成り立っている。この命令を出す部分を神経細胞，伝える部分を神経線維という。

　伝えられる命令はすべて電気信号であるから神経細胞が発電機で神経線維が電線のようなものとなる。神経細胞と神経線維で1つの神経となり，これを神経単位（ニューロン）と呼ぶ（図1-6）。

　脳の中にはこの神経細胞がおよそ140億ほどあるといわれていて，各々が神経線維を通して連携してお互いに情報のやりとりなどをしているのであるが，お互いの神経は電線のように直接くっついてはいない。ほんの20nmくらいであるが，お互いに間が空いている。このままでは電気信号はそこで途絶えてしまいそうであるが，実際はこの神経と神経の隙間では，神経伝達物質という特別な物質が信号の替わりに隣の神経に情報を伝えるのである。この隙間のことをシナプスと呼んでいて，すべての神経はこのシナプスでお互いにつかず離れずの状態を維持している。

❷ 中枢神経系

　脳は硬い頭の骨に包まれた神経細胞の塊のようなものである。脊髄は脳の延長線で頭蓋骨を抜けた後，首，背中を通りお尻の手前まで到達する。この脳と脊髄を合わせて中枢神経と呼んでいる。脳はものを考えたり感じたりする部分であるが，実際にからだを動かしたり感じたりする部分はからだや手足である。そのため脊髄は脳から伸びてからだ全体の情報をやりとりできるように背中のほうを走っているわけである。脊髄は脊椎といういわゆる背骨の中を通ることによって保護されているが，頭蓋骨のような硬い1つの骨では身動きができないので，首，背中，腰の部分を合わせて24個の独立した脊椎の中を通ることになっている。

　中枢神経の基本である脳は，大脳，間脳，中脳，橋，延髄，小脳の6つの部分から成り立っている。間脳，中脳，橋，延髄を合わせて脳幹といって，ひとつながりになっている。大脳はその脳幹を包むように上に乗っかっている感じになるのである。小脳は脳幹の後に張り付いたような構造である。大脳はさらに表面が2層になっていて外側を灰白質，内側を白質といい，灰白質は神経細胞，白質は神経線維が主に存在するところとなる（図1-7）。

　また脳には発生学的つまり生物の起源からの普遍のものとして，古い神経の層と新しい神経の層がある。古いものを古皮質，新しいものを新皮質といい，古皮質は大脳辺縁系と呼ばれる生物の最も原始的な要素である，食べる，寝る，種族維持をするということを主たる目的とした部分である。したがって，この大脳辺縁系は動物の種類を問わずその位置を占めているが，一方の新皮質は私たち人間のような進化した生物ほど発達しているという特徴がある。

nm（ナノメートル）
　ナノというのは長さの単位で，10億分の1メートルのことである。μmの1000分の1。mmの100万分の1にあたる。

神経伝達物質
　脳内には様々な伝達物質がある。代表的なものはノルアドレナリン，アセチルコリン，セロトニン，GABA，βエンドルフィンなどで，各々その伝達内容が異なっている。

大脳辺縁系
　大脳辺縁系は満足や恐怖などの感情的な変化も管理している。動物の大脳辺縁系は脳の中でその占める割合が大きいが，進化した人間ではその割合が少なくなっている。そうした意味で感情のコントロールが動物より優れている。

第1章　人体の構造と機能

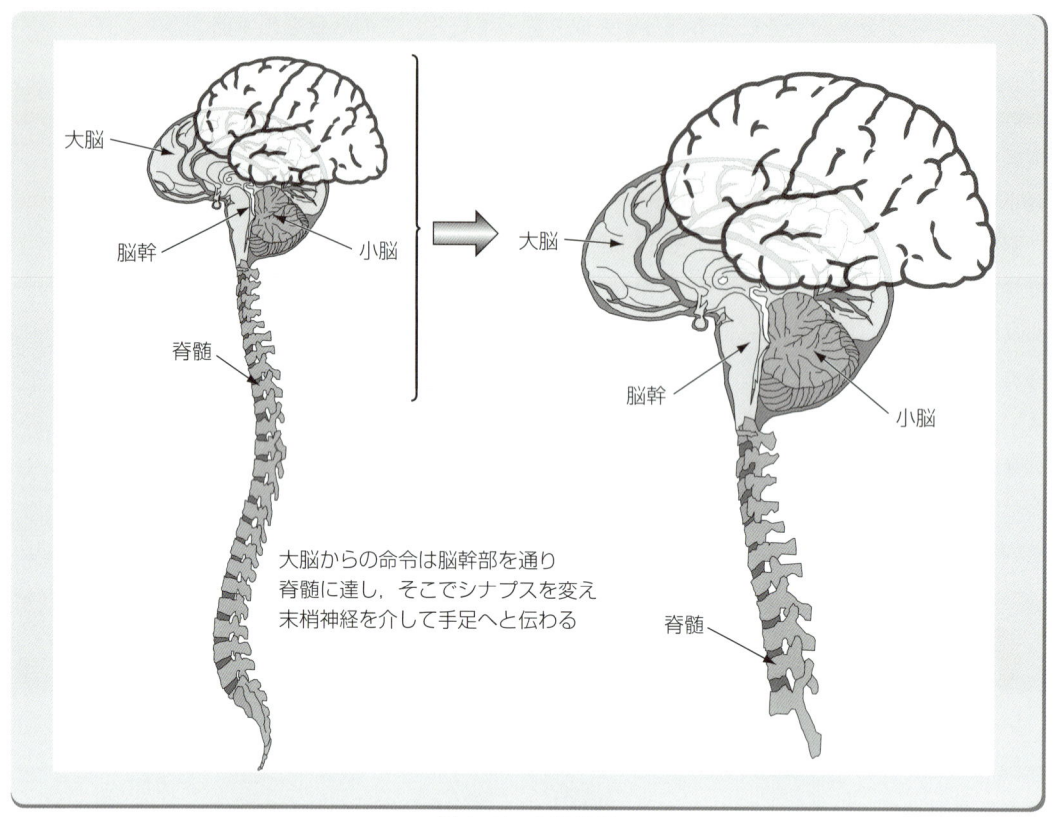

図1—7　中枢神経

③ 末梢神経系

脳と脊髄以外の神経はすべて末梢神経である。つまり脊髄から手足に伸びる神経や、たとえば、脳のすぐそばにある耳から脳に至る神経もみんな末梢神経ということになる。発電所から地域の高圧線までが中枢神経とすれば、そこからくる電柱や家庭に入る電線がこの末梢神経に当たるわけである。末梢神経にはこうした動きや感覚を伝える神経のほかに自律神経と呼ばれる体内環境を整えるための神経も含まれている。交感神経とか副交感神経と呼ばれているものがこの自律神経である。

また、神経には無髄神経と有髄神経がある。無髄神経はいわゆるむき出しの神経線維でできている。それに対して有髄神経は神経線維の上に神経鞘と呼ばれるカバーがついているのである。電気コードなども決して中の銅線がむき出しではないであろう。これと同じである。自律神経の神経線維の主体は無髄神経である。有髄神経の鞘は、神経の伝達する速度を飛躍的に速くすることができるので、無髄神経に比較して有髄神経は非常に高速で信号を送ることができるのである。通常、神経細胞は破壊されると再生しないが、鞘をもつ末梢神経は鞘の再生により伝達能力を回復できる可能性がある（図1-8）。

交感神経と副交感神経
　交感神経はカテコールアミン，副交感神経はアセチルコリンを伝達物質としている。交感神経は本来戦闘状態を作り出す自律神経であり，心拍を早め末梢血管を収縮し血圧を上昇させる。副交感神経はその逆に働く。

高速で伝わる信号
　髄鞘は非常に電気抵抗が高いため，電気信号はその髄鞘の切れ目まで飛び越えて伝わる。その情報伝達速度は120m/秒であり無髄神経の伝達速度1m/秒より格段に速い。

2. 神経系の働き

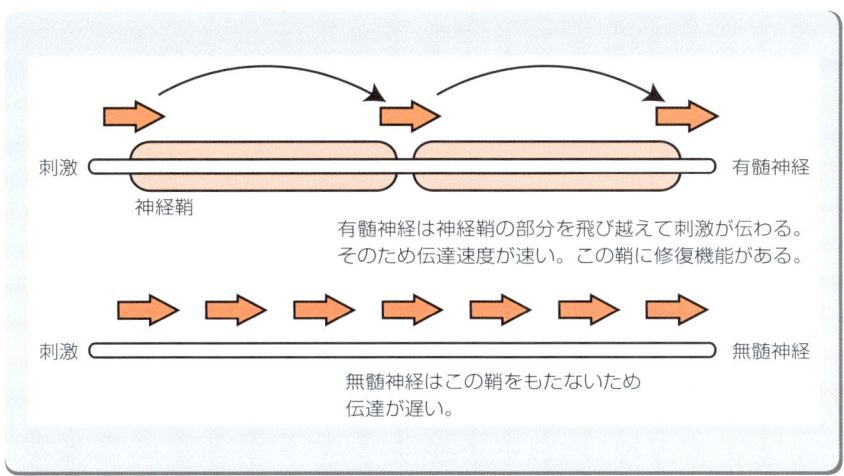

図1—8　神経伝達

④ 伝　導　路

　神経は脳から脊髄に向かって適当に走っているわけではない。運動の命令は大脳の中央付近にある中心溝と呼ばれる皺の前側にある運動野というところから最初の命令が出る。この電気信号は神経の束になって脳幹を通り脊髄へと下っていくのである。この神経の束の通り道を錐体路と呼んでいる。この錐体路は延髄のそばで一回左右が入れ替わる。脳の病気で右側の脳がやられてしま

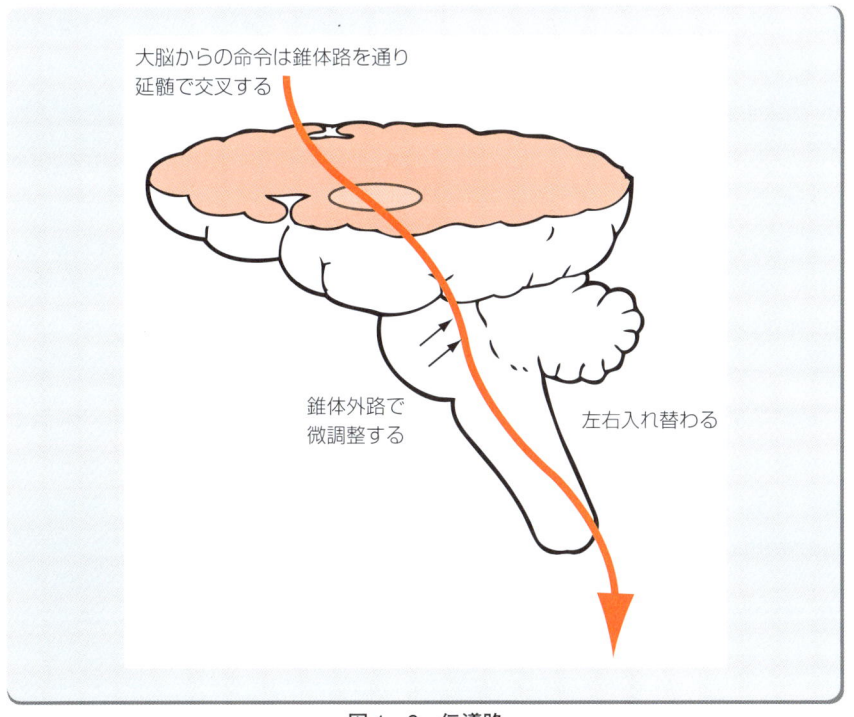

図1—9　伝導路

うと反対の左側の手足が動かなくなる，つまり麻痺してしまうのはこのためである（図1-9）。

すべての運動の命令はこの錐体路を通るのであるが，ただ命令が出ただけでは，たとえば，紙コップを握れと命令されても力の入れ具合がわからないとガラスのコップと同じくらいの力で握ってしまうので紙コップはつぶれてしまう。この力加減や微妙な動きを伝えるために錐体路に入れ知恵をしているのが錐体外路と呼ばれるもので，大脳の奥にある基底核と呼ばれる部分や視床，脳幹部の黒質，赤核，オリーブ核などの神経細胞の集まっている場所が関わっている。

こうして錐体路を通る運動の命令と錐体外路による微調整の結果，私たちは何の支障もなく日々の生活ができるのであるが，もし錐体外路に何かの異常が発生してしまうと，筋肉の動きは命令通りにいかなくなってしまう。有名なパーキンソン病などがこの錐体外路の異常によるものである。

パーキンソン病
錐体外路の障害がおきると筋肉の緊張の調節ができず手足がふるえたり，異常に筋肉が固くなってしまったりする。歩行も自分の思ったとおりに歩けなかったり止まれなかったりする。この典型的なものがパーキンソン病である。

❺ 高次脳機能

先述したように大脳には新皮質と古皮質という2種類の皮質，つまり神経細胞の集まっているところがある。古皮質はいわゆる本能に関わる部分となるので，これは生物においては共通の能力となる。これに対して私たちは新皮質の脳で占める割合が非常に多いため，生物界の頂点に立つことができたといっても過言ではない。新皮質にはもちろん手足を動かす（運動野）とか，皮膚の感覚を感じる（体性感覚野），見る（視覚野），聞く（聴覚野），嗅ぐ（嗅覚野），味わう（味覚野）などの特別な領域があるのだが，逆にそれ以外の新皮質は，人間がその特殊な能力を発揮するための高次元の機能をもつ部分ということになるのである。

この高次機能をもつ部分を連合野という。知能・認知・記憶・判断・思考・創造・意思などを担う部分で皮質における様々な感覚や推理など各々の情報をお互いにやり取りして結論を出すための機能と考えればよい。たとえば，道を歩いていて水溜まりがあったとする。以前水溜まりを踏んだとき予想より深く足がはまってしまった……そんな記憶を蘇らせて深さを推測したり，水溜まりを避けて通ったりなどの行動をとらせるわけである。火を使うことから，道具を使う，言語でコミュニケーションをとるなど，この高次機能なくして私たちの文化は存在し得なかったのである（図1-10）。

記憶
記憶は重要な高次機能で，大脳辺縁系の海馬にその中枢がある。記憶は一端この海馬に集められその後各々の情報によって連合野に運ばれて固定の記憶となる。したがって，海馬が障害されると新しい記憶が脳内に入らないことになり，それが認知症の一因と考えられている。

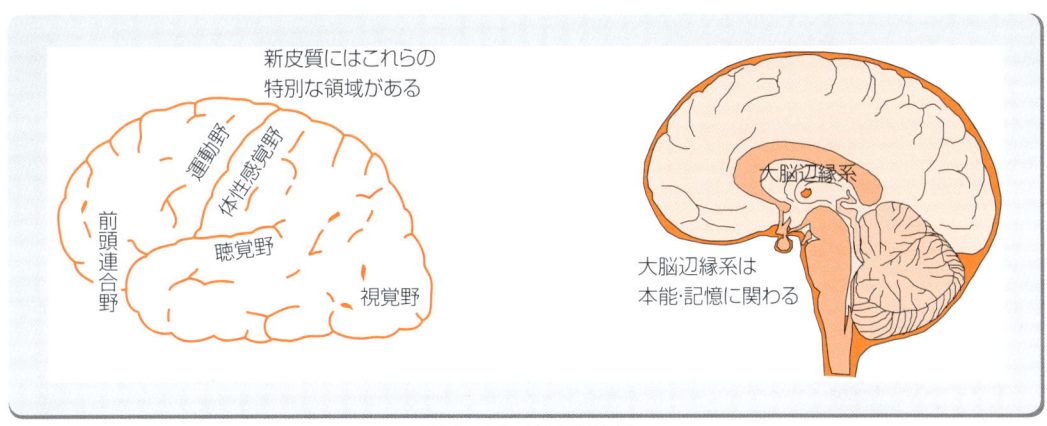

図1—10　高次脳機能

3 血液および循環

① 血液成分とその機能

　血液というのは血管の中を通っている赤い液体である。誰でも一度や二度はどこか出血して自分の血液を見たことがあると思う。血液の最大の仕事は全身の細胞に酸素や栄養を送り込むことである。その血液の通る管が血管であるから，全身隅々まで血液を送れるということは，血管がそれだけ全身にいきわたっているということである。そもそもこの血液は元は血漿という水のようなものである。この血漿の中に血球という特別な機能をもった3種類の成分を入れると血液のでき上がりとなる。

　1つ目の成分を赤血球という。赤血球は内部にヘモグロビンという鉄を主体にした部分があって，ここに酸素をくっつけて全身に酸素を運ぶ役割をしている。酸素をくっつけたヘモグロビンは赤いので，赤血球も赤くなる。血液が赤いのは実はこの赤血球の色というわけである。この赤血球自体が少なくなったりヘモグロビンの材料となる鉄が不足すると貧血になってしまう。

　次の成分は白血球である。白血球は体内に入り込んだ細菌や異物を排除するための成分である。赤血球に比べて非常に大きな細胞で，体内のどこかで細菌が入り込むと細胞分裂して増殖し，そこに集まって細菌を食べてしまう。これを貪食といい，集まってきた白血球はそこで熱を出したり，腫れたり，時には膿を出したりする。この白血球による反応を炎症という。リンパ球という免疫に関わる要素もこの白血球の仲間である。

　3つ目の成分は血小板といって血液を凝固つまり固まらせる作用をしている。怪我などをすると血管に傷がついてしまうために出血してしまうのであるが，多少の出血ならば自然に血が止まって後でカサブタになってくる。あれは

ヘモグロビン
　ヘム鉄とグロビンというタンパク質からできているのがヘモグロビンである。イカなどの軟体動物は鉄ではなく銅を用いたヘモシアニンというものをもっている。シアンとは青のことであり，イカなどの血液（リンパ液）は青色をしている。

第1章 人体の構造と機能

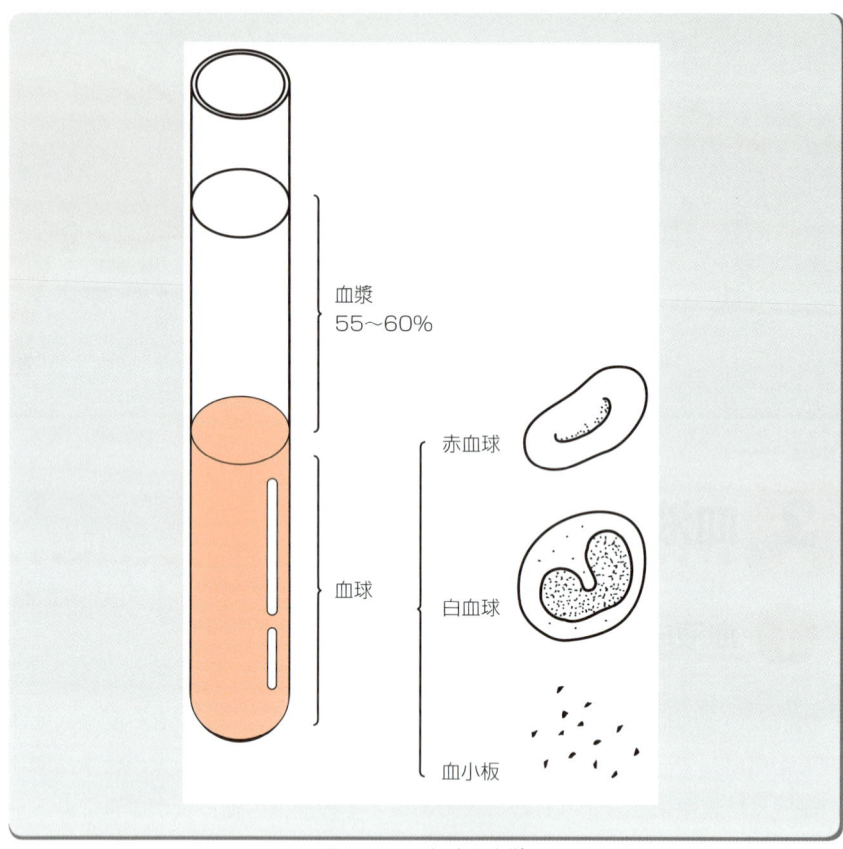

図1−11 血球と血漿

血小板が血液を固まらせた結果でき上がってくるものである。血液を固める作業には血小板のほかにいくつかの血液中の特殊な成分が必要になっている。11種類の成分が確認されているが、その8番目か9番目が不足して血液が固まらなくなってしまう病気を血友病と呼んでいる（図1-11）。

② 心臓の構造と機能

血液は血管の中を運ばれていくわけであるが、勝手に流れているわけではない。このポンプの役割をしているのが心臓である。心臓は胸の真ん中よりやや左寄りにある。左右上下合わせて4つの部屋からできていて、全身に血液を送り出しているのは、左下側の左心室と呼ばれるところである。血液は体重の13分の1、大体5リットル（l）くらいあるわけだから、かなりの力で送り出していることになる。

心臓のポンプで押し出された血液は、動脈という壁の厚い血管の中を通って全身の細胞に運ばれる。そこで待っている細胞は、様々な仕事をした後なので酸素が使われて、二酸化炭素が溜まってしまっている。一方の心臓から送られ

血友病
　性染色体であるX染色体上にある、血液凝固因子の第Ⅷ因子、第Ⅸ因子をコードする遺伝子に変異が入ることによって引きおこされる。劣性遺伝子であるため、血友病患者のほとんどが男性であり、女性は全血友病患者の1％以下である。

一酸化炭素
　不完全燃焼などで発生する一酸化炭素は、酸素に比べてヘモグロビンへの結合力が250倍もある。そのため一酸化炭素がヘモグロビンと結合してしまうと酸素が結合できず、酸素欠乏をおこしてしまうのである。

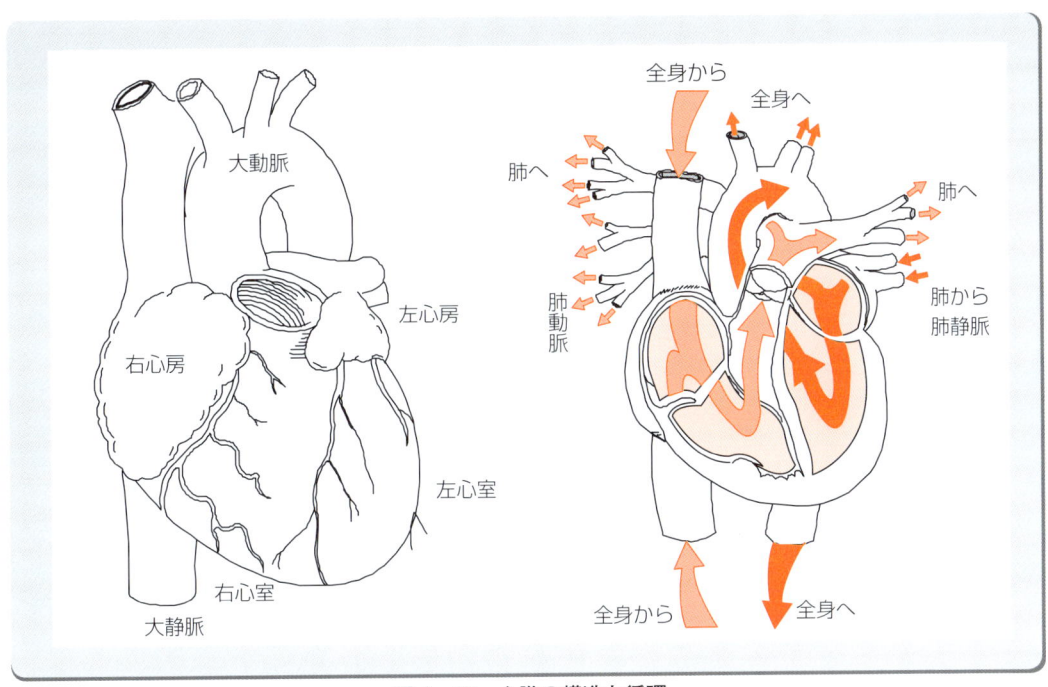

図1—12　心臓の構造と循環

てきた血液は酸素を十分にもっているので，その細胞に酸素を与えて替わりに二酸化炭素をもち去っていくのである。二酸化炭素が多くなった血液は，今度は静脈という壁の薄い血管の中を通って心臓の右上側の右心房に帰ってくる。右心房から右心室に運ばれた血液は右心室のポンプの力で肺に運ばれ，肺から左上の左心房に戻り左心室へと運ばれる。こうして血液は心臓を中心に全身をくるくると循環することによって細胞に酸素を与え続けている（図1-12）。

❸ 血液とリンパの循環

　血液はこのように心臓を中心にした循環経路を通っている。心臓を出た血液は動脈を通り全身の細胞へ運ばれていく。細胞に達した血管は毛細血管と呼ばれる非常に壁の薄い血管を通り，この毛細血管の部分で様々な物質が細胞と血液の間で交換されるわけである。毛細血管での物質交換が終わると血液の流れる管は静脈に変わる。静脈にはもはや心臓ポンプからの直接の圧力はかからないため，逆流を防ぐための一方通行の弁の働きにより心臓までゆっくり流れていくのである（図1-13）。

　この血液に対してリンパ液というものがある。リンパ液はリンパ管を通って最終的に静脈の中に注ぎ込まれる。血液のようにポンプももたず，全身を循環することもない。細胞と細胞の隙間にある組織液が自然にリンパ管に流れ込んでくるものである。リンパ管には途中にいくつかのリンパ節（リンパ腺）があ

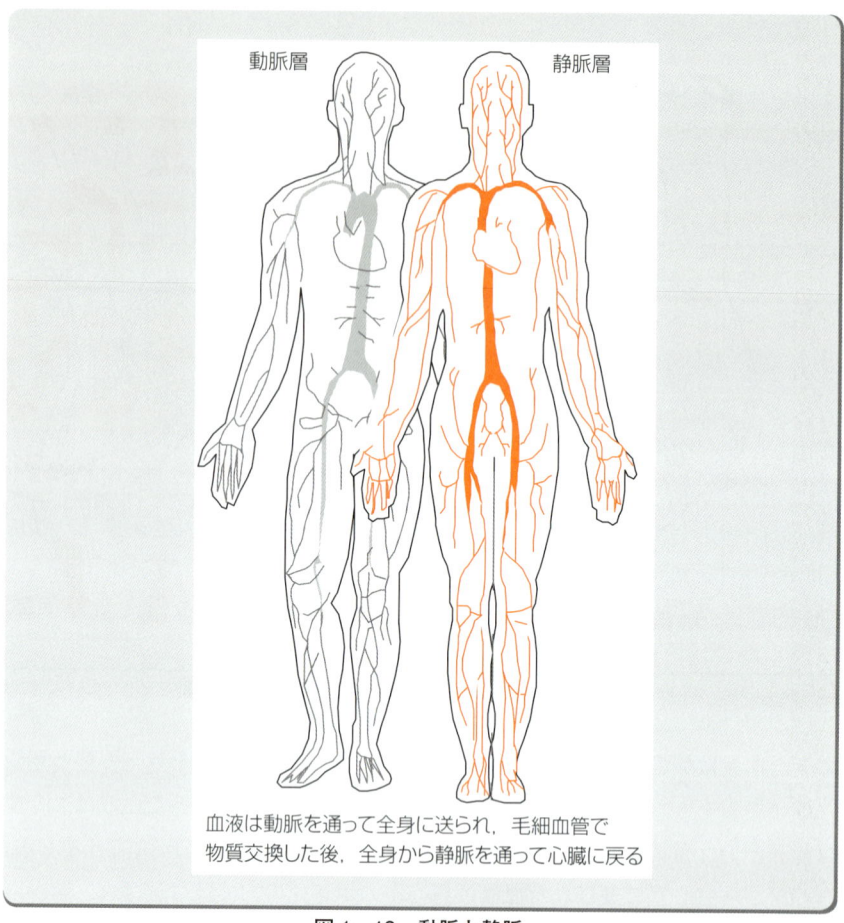

図1—13 動脈と静脈

り，リンパ球はここで作られている。からだに病原ウイルスなどが侵入するとリンパ節は盛んにリンパ球を作り出すために，周辺のリンパ腺が腫れてくるわけである。

4 循環の調整機序—血圧との関係

　心臓は全身に血液を送り出すポンプであるが，いつも一定の働きで血液を送り出しているわけにはいかない。運動をすれば酸素の消費量が増えるわけであるから，いつも以上に多くの血液を送り出さなければならないし，睡眠中などはあまり多くの酸素を必要としないため，日中より少ない血液を送り出せばよいことになる。この血液の送り出す量を決める心拍出量や心臓の収縮する回数である心拍数は自律神経とホルモンによって調節されている。自律神経は交感神経と副交感神経というお互いに反対の作用で働くシーソーのようなものである。交感神経が緊張すると心臓は心拍数が多くなり心拍出量も増加するため，たくさんの血液を送り出すことができる。一方の副交感神経が強く働けば心拍

リンパ球
　リンパ球にはT細胞とB細胞がある。T細胞は体内に侵入した抗原を直接攻撃するがB細胞は入り込んだ抗原の特性を記憶して抗体を産生する。この記憶した特性は残るため再度同じ抗原が侵入すると直ちに抗体を産生できる。この機構を免疫と呼ぶ。

数も心拍出量も減少するわけである。つまり睡眠中などは副交感神経が働いているわけである。ホルモンとしてはアドレナリンやノルアドレナリンなど多くの物質が体内で産生されて同じように心臓の動きを調整している。

心臓から送り出された血液は動脈という管の中を通るわけであるが，強い力で押し出されてくるため血液は動脈の壁を外に向かって押し広げるように圧力をかけている。この圧力を血圧と呼んでいる。心臓が収縮しているときのこの圧力を収縮期血圧（最大血圧），収縮を終えて心臓が拡張しているときの圧力を拡張期血圧（最小血圧）という。当然のことながら，心臓からたくさんの血液が送り出されれば血圧は上がることになる。血圧はこのように心臓が収縮する力によってその高低が左右されるが，血管自体もこの血圧を調整している。

血圧を発生させる動脈はその壁に筋肉をつけている。その筋肉は寒さやストレスによって緊張し収縮するために，動脈自体が狭くなって血液が通りにくくなり，抵抗が増えるために血圧が上がってくるのである。ストレスや冬の寒い日などに血圧が高くなってしまうのはこのためである。

アドレナリン
カテコールアミンの１つ。交感神経のα，β両方の受容体を刺激する。アメリカではエピネフリンと呼ばれている。

ストレス
ストレスとはホメオスタシスによって一定に保たれている生体のバランスが崩れた状態または原因である。様々なストレスがあるが最近では，PTSD（心的外傷後ストレス障害）など多くの社会問題にもなっている。

4 呼　　吸

① 呼吸器の構造と機能

呼吸器とは呼吸するためのすべての臓器の総称である。呼吸とは空気を肺に吸い込んでそれを再び吐き出すことであるが，吸い込んだ空気と吐き出す空気は全く別のものとなる。空気が体内を通過する経路を気道と呼ぶ。最初の入り口は鼻か口であるが，どちらから入った空気でも咽頭で一緒になる。実際は口から入る食事や飲み物もこの咽頭までは空気と同じように入り込んでくる。咽頭の先には喉頭があり，喉頭の入り口には喉頭蓋という開閉する蓋があり，空気は喉頭に入れるが食物などは自動的に喉頭蓋が閉まるために，喉頭には入れず食道に流れ込むようになっている。

喉頭の先は気管である。気管は掃除機のホースのように蛇腹構造になっている。気管は胸の中間あたりで左右に分かれる。左右に分かれた気管は気管支となり肺の中に入る。さらに気管支はその後何回も枝分かれして最後は盲端，つまり行き止まりになりその部分を肺胞と呼ぶ。つまり吸い込まれた空気はこの肺胞で行き当たって元の道を戻り口や鼻から体外に出ていくわけである。

私たちの細胞は常に酸素を必要としその酸素は血液によって運ばれているが，常に新しい酸素を細胞に供給し，細胞から集めた二酸化炭素を体外に捨てなければならない。血液に新しい酸素を渡し，二酸化炭素を排出する行為が呼吸であり，血液と空気の間で酸素と二酸化炭素の受け渡しをする場所が肺胞で

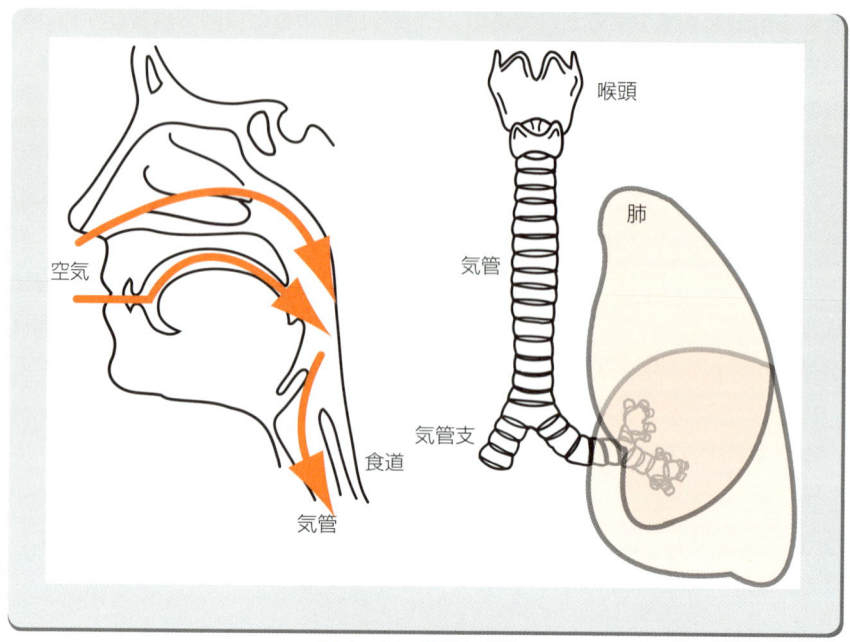

図1—14　気道の流れ

ある。つまり，吸い込まれた空気の中の酸素は肺胞で血管の中に移動し，逆に血管の中の二酸化炭素は肺胞の中の空気に戻されるのである。これをガス交換と呼ぶが，結果的に吐き出す空気は吸った空気に比較すると酸素が少なく二酸化炭素が多い空気になっているわけである（図1-14）。

ガス交換
　ガス交換は直径0.1〜0.2mmの肺胞内で行われる。肺胞の数はおよそ3億ともいわれているが，こうした肺胞という薄い膜を通してガス交換を行うのは直接空気と血液が接触すると血小板の働きで血液が固まってしまうからである。

❷ 呼吸運動

　呼吸というのは1つの運動である。当然のことながら，肺が動かなければ肺の中に空気は吸い込まれてこないのである。空気を吸い込むためにはまず肋骨の周囲にある外肋間筋という筋肉が収縮しなければならない。この筋肉が収縮すると胸は前後左右に大きく開くことになる。次いで胸と腹の境である横隔膜という筋肉が収縮して下に下がる。境目が下がるわけであるから当然胸は下に大きく開くことになる。こうして胸が大きく開くと当然肺胞は周囲の圧力が下がるために容積が大きくなり，結果として肺の中に空気が吸い込まれてくるわけである。

　外肋間筋や横隔膜は筋肉の収縮によって胸の大きさを広げたわけであるが，あくまで筋肉の収縮であるためその後は必ず弛緩つまり筋肉が緩むわけである。筋肉が緩めば胸は再び元の大きさに戻ってしまうため，肺胞は小さくなり中の空気が押し出されていくわけである。この筋肉の収縮による空気の出入りが連続して行われていくのが呼吸運動ということになる。

4. 呼　吸

❸ 肺　容　量

　肺活量というものを測定したことがあるだろう。大きく空気を吸って思い切り吐き出してどれくらいの空気を肺から出せるかを測定する検査であり，男性で3～4 l，女性で2～3 l くらいである。しかし，通常の呼吸ではこのような最大の呼吸をするような機会はめったにない。通常の呼吸は1回400～500ml である。呼吸数は普通毎分15回前後であるから1分間に出入りする空気の量は6～8 l 程度といわれている。

　実際に呼吸によってガス交換されている空気はというと，実は300ml 程度なのである。1回400～500ml の呼吸をしているのであるから残りはどこへ行ってしまったのかというと，口から肺胞の手前までにその空気はとどまっているわけである。ガス交換をできるのはあくまで肺胞の中にいる空気のみであるから，とどまっている空気はガス交換はされていないことになる。この空気の量を死腔量という。死腔の空気は外気と同じだけ酸素を含んでいるわけであり，この酸素を利用したのがマウスツーマウスという人工呼吸法である。自分が吸い込んだ空気がすべてガス交換してしまっていたらマウスツーマウスされている人間に酸素を与えられなくなってしまうということである（図1-15）。

死腔量
　およそ150ccの死腔量は換気と関わらないため，1回の換気で実際にガス交換を行えるのはこの死腔量を差し引いた分である。効率よく換気するためには遅くて深い呼吸ということになる。深呼吸の必要性はこんな計算からも理解できる。

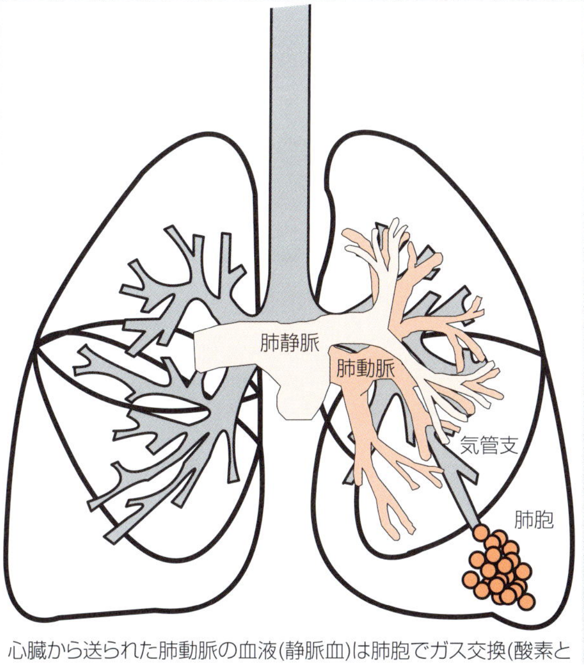

図1-15　肺の基本構造

心臓から送られた肺動脈の血液(静脈血)は肺胞でガス交換(酸素と炭酸ガスの交換)され酸素を豊富にもつ血液(動脈血)となって肺静脈を通って心臓に戻される

4 呼吸の調節機構

呼吸するということは，筋肉の収縮によって肺に空気を吸い込むことが前提となるが，実際に吸い込むことを意識して呼吸することはないはずである。もしそうなら，眠っている間に呼吸は止まってしまうかもしれないのだ。呼吸は脳の延髄にコントロールセンターがあり，意識しなくても肺が小さくなれば息を吸わせ，息を吸って肺が大きくなれば吸うのをやめさせて息を吐かせるようになっているのである。結果として私たちは，特に意識をせずに一定のリズムで呼吸ができるのである。これだけなら心臓と同じように感じられるが，呼吸は心臓と違って自分で止めることもできるのだ。喋っているとき，水の中に潜ったときなど自分の意思で呼吸をコントロールできるのである。このとき呼吸は延髄のコントロールではなく，大脳からの命令によって動いたり止まったりしているのである。

さらに，運動している場合などは酸素の消費量が急激に増加することになり，この場合は血液中の酸素の量が減っていることを感知するセンサーがあり，呼吸の回数を早くすることによってより多くの酸素を取り込めるようにするという調節機能ももっているのである。

延髄のコントロールセンター
吸気によって肺が膨らむとその情報が脳の延髄に伝えられる。延髄は息を吸って肺が大きくなったことを知って呼気を促すのである。大脳からの指令で呼吸を止めても次第に炭酸ガスが血液中に増加し，それを今度は血管のセンサーが感知して再び呼吸を促すのである。

5 消化と吸収

口腔内消化

私たちは生活のためのエネルギーやからだを作る材料を食物や飲み物から取り込んでいる。食物は口から入り肛門から便となって排泄されるまで，一方通行で送られていく。この経路を全体で消化器と呼ぶ。食物はそのままではからだの中に取り込めないため，炭水化物，タンパク質，脂質というそれぞれの栄養素に分解される。この分解に関わる作業を消化といい，各栄養素を体内に取り込む作業を吸収という。

最初の消化活動は口腔内，つまり口の中で行われる。食物は口に入ると最初に噛み砕かれる。これを咀嚼（そしゃく）というが，消化には体内で産生される化学的消化液とのスムーズな反応が必要なため，咀嚼されることによって食物は小さな塊に分けられ，消化液との混ざりがよくなるように処理される。さらに口腔内では唾液による第一の消化がなされる。唾液の中にはプチアリンという消化酵素があり，デンプンのような大きな分子構造をもつ炭水化物を麦芽糖のような小さな分子に分解するのである（図1-16）。

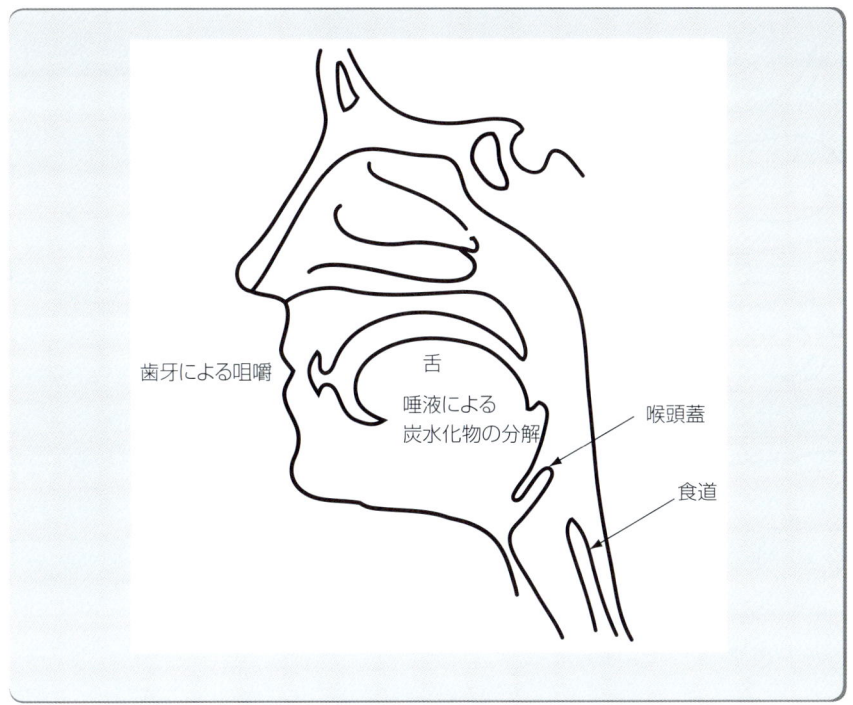

図 1—16　口腔内の消化

2　嚥　　下

　口腔内消化が終わった食物は咽頭に流れ込むが，そのとき呼吸器の項目で触れたように喉頭の喉頭蓋が閉じ，食物は食道へと送られる。これを嚥下という。嚥下は延髄の中枢でコントロールされる無意識の行為であり，嚥下反射と呼ばれる。嚥下された食物は食道で蠕動運動と呼ばれる筋肉の働きで下へと押し下げられ胃の中へと運ばれる。食物で5～6秒，飲み物で1秒程度で食道は通過するが，この食道では消化活動は行われない（図1-17）。

3　消化管における消化

　消化活動の主体は胃から十二指腸までの間で行われる。したがって，消化液・消化酵素はこの間で食物を完全に吸収可能な栄養素の状態まで分解するのである。胃では胃液という消化液が分泌される。ただし，胃液は1つの成分ではなく複数の機能をもっている。1つはペプシンと呼ばれる消化酵素でタンパク質を分解する働きをし，1つは塩酸という強い酸の性質をもつ。この酸はペプシンが働くために必要であり，胃の中は通常 pH 1～2 という強い酸性状態で保たれる。もう1つの成分は粘液である。この粘液は胃の酸による強い酸性状態から胃自体を守るために必要なものである。

蠕動運動
　歯磨きのチューブを押して進めるような運動。この運動によって食物は胃の中へと運ばれていく。重力によるものではないので逆立ちをしても無重力の中にいても嚥下したものは胃の中に送られていくのである。

pH
　水素イオン指数。物質の酸性，アルカリ性の度合いを示す数値であり，ペーハーと読む。純水は pH=7 であり，これを中性と呼ぶ。pH が小さくなればなるほど酸性を示し，逆に pH 値が大きくなればなるほどアルカリ性を示している。

図1—17　正常な嚥下と誤嚥

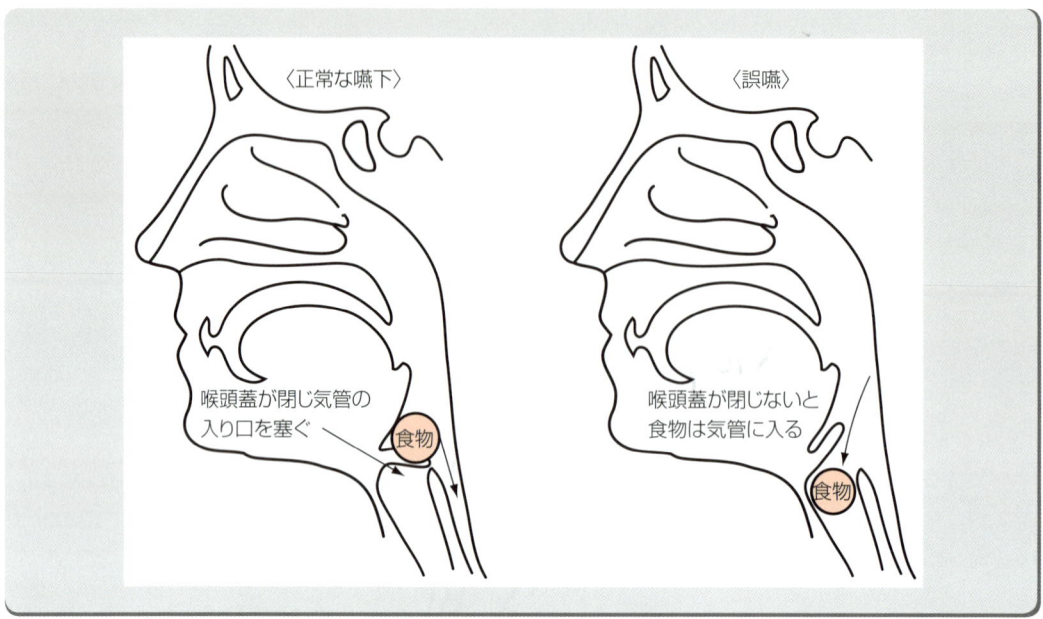

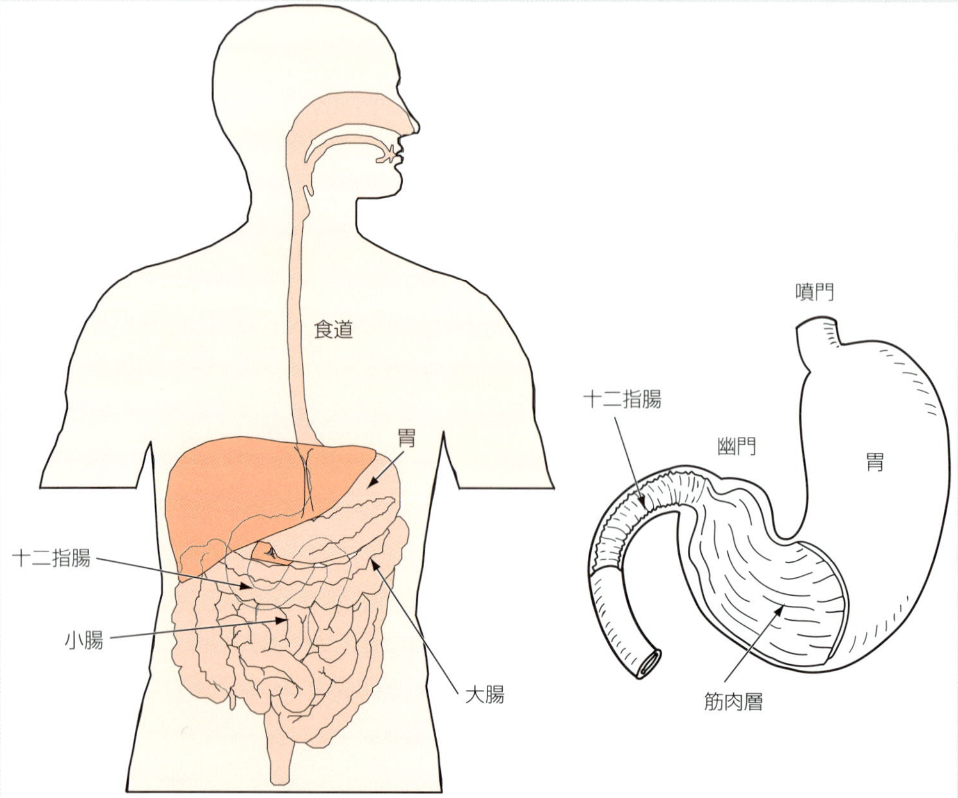

図1—18　消化管の基本構造

5. 消化と吸収

そもそも胃は筋肉組織に囲まれた器官であり、強い収縮力をもっている。さらに胃の入り口は噴門、出口は幽門と呼ばれ、どちらも筋肉によって強く閉鎖される。そのため胃の中に入った食物は胃の中で強い筋肉運動によって胃液と十分に混ぜ合わされ、粥状（じゅくじょう）に変化されるのである。

胃を超えると十二指腸に到達する。十二指腸には肝臓、胆のう、膵臓の3つの器官から出る管が1本になって顔を出している。つまり十二指腸は腸自体から分泌される腸液と、3つの臓器から分泌される消化液の作用によって最終段階の消化をされ、炭水化物はブドウ糖、タンパク質はアミノ酸、脂質はカイロミクロンに分解される（図1-18）。

④ 消化管における吸収

小腸は十二指腸、空腸、回腸の3つからなっているが、空腸から先が栄養素の吸収の主体となる。小腸は内部に絨毛（じゅうもう）と呼ばれる多数の襞（ひだ）がある。これは少しでも多くのものを吸収するため栄養素との接触面積を増やすために存在する。絨毛に接した栄養素はそこから吸収され血管の中に運び込まれ、全身へと送られていく。ビタミンや無機質（ミネラル）のような成分もすべて小腸で体内に吸収されていくのである。全長は約6〜7mに及び、1秒間に2.5cmという速度でゆっくりと大腸に向かって運ばれていくのである（図1-19）。

アミノ酸
タンパク質の材料で、アミノ酸が100個配列するとタンパク質になる。体内で産生できる非必須アミノ酸と体内で産生できない必須アミノ酸に分けられている。

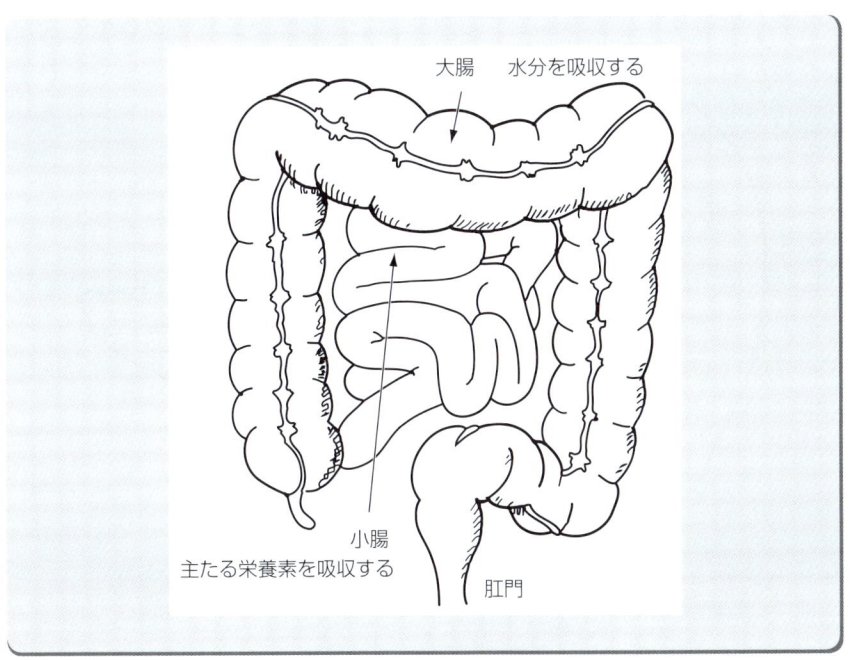

カイロミクロン
脂質は水に溶けないためリポタンパクというタンパク質と結合した状態で血液中を運搬される。カイロミクロンは特に食事由来の中性脂肪と考えてよく、大量の中性脂肪を摂取するとカイロミクロンが増加する。

図1-19 吸収の主要経路

5 排便の機序

大腸に到達した食物は小腸でほぼすべての栄養素を吸収された残り物のようなものである。大腸は全長1.5m程度であるが小腸に比べ倍近い太さをもっている。小腸のような絨毛もなく主な目的は排泄であるが、水分を吸収する作用をもっている。吸収された水分は体内で再利用されるものであり、水分を失ったこの残り物は便となって肛門より排泄されるのである。これらすべての経路において食物繊維は消化吸収の対象とならないため、そのまま排泄されることになる（図1-19）。

水分の吸収
大腸で水分の再吸収が進むと便の水分が不足するため便が固くなり便秘の原因となる。一方水分の再吸収が少ないと下痢となってしまう。

6 膵臓の働き

十二指腸における消化活動になくてはならないのが膵臓である。膵臓から分泌される膵液は栄養素すべてを分解することが可能である。炭水化物にはアミラーゼ、タンパク質にはトリプシン、脂質にはリパーゼが消化酵素として働くのだが、さらに重炭酸ナトリウムの成分をもつため、胃液による酸性度の高い消化物の中和も行うことができるのである（図1-20）。

膵臓は同時にランゲルハンス島という特別な細胞からインスリンやグルカゴンというホルモンを分泌するがこれについては後述する。

ランゲルハンス
パウル・ランゲルハンス（Paul Langerhans, 1847年7月25日～1888年7月20日）。
ランゲルハンスは1869年にベルリン病理学研究所でインスリンやグルカゴンなどを産生する膵臓の細胞であるランゲルハンス島を発見した。

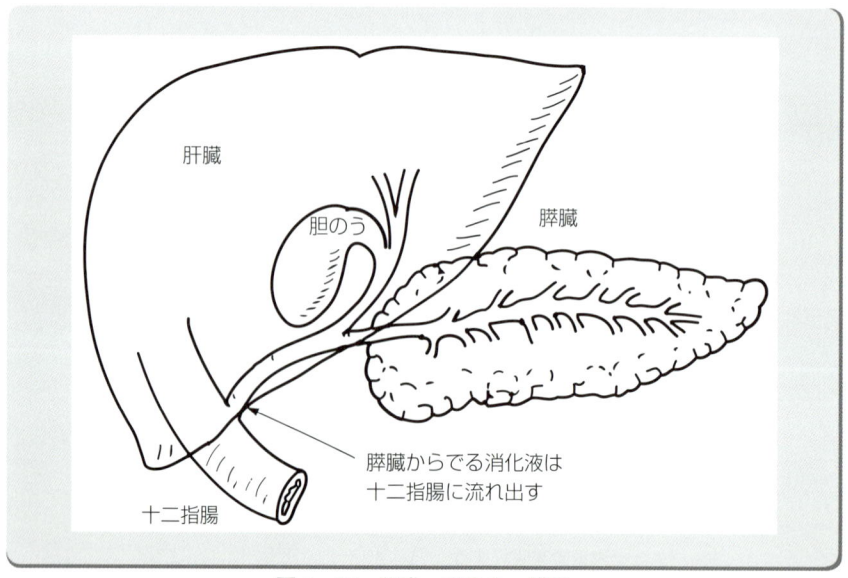

図1-20　肝臓・胆のう・膵臓

5. 消化と吸収

7 肝臓の働き

　肝臓は重さ1.2kgにも及ぶ最大の臓器である。障害にも強く予備能力が大きいことから沈黙の臓器とも呼ばれている。肝臓で作られる胆汁は直接消化する能力はもたないが，脂肪の消化吸収や脂肪に溶けるビタミンA・D・E・Kや鉄，カルシウムの吸収を促すのに必要である。この胆汁は一回肝臓を出て一度胆のうに貯蔵され，消化が必要なときに胆のうから十二指腸に注ぎ込まれるのである（図1-20）。

　また肝臓は体内の有害物質の解毒や体内に吸収された栄養素を貯蔵しておく働きをしている。赤血球のヘモグロビンの本体である鉄も肝臓に蓄えられている。鉄が不足したときにレバーを食べるというのはこうした肝臓の貯蔵機能からいわれることなのである（図1-21）。

肝臓の予備能力
　肝臓は再生能力が強く70％を切り取っても再生するといわれる。そのため比較的生体臓器移植に適した臓器といえる。肝臓の障害が80％を超えると肝臓は機能不全に陥るが，障害による影響の発現が遅く無理がたたる可能性も高い。

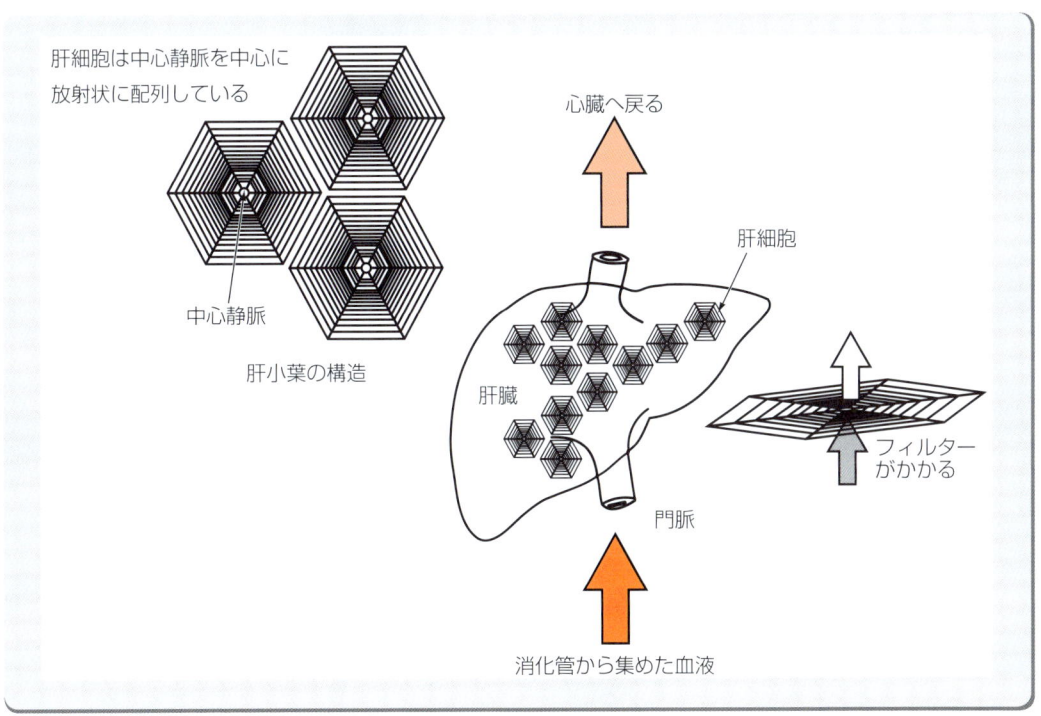

図1—21　門脈の経路

6 尿の生成とその排泄

1 腎臓の構造

　私たちは生活上で様々な活動をするが，その際たくさんのエネルギーを消費している。ものを燃やせば空気が汚れるように，体内でも不要なものが日々大量に作られている。腎臓はこうした不要なものを体外に排泄するために尿を作る臓器である。腎臓はからだの背部に左右一組で存在している。腎臓には尿を作るための腎小体と呼ばれるものが無数に存在している。腎小体は糸球体とボウマンのうからできている。糸球体は体内の不要物を運び込むための血管でボウマンのうはそれを濾すフィルターのようなものである。コーヒーをドリップするのと似ているが，コーヒーはポットに溜まったほうが必要だが，腎臓ではポットに溜まったほうが不要なものであり，尿の元になるもの（原尿）である。

　ボウマンのうの先は尿細管という管になっていて周辺の腎小体からきた尿細管は集合管という管に集められる。原尿はこの集合管に入った状態で初めて尿になるのである。この腎小体から集合管までの経路をネフロンといい，腎臓の基本単位としている。ネフロンは片側の腎臓に約100万ほどあるが，部分的に集まって腎乳頭に開口している。さらに，腎乳頭はいくつか集まって腎盂を作り尿管へ移行する。尿管は左右から膀胱に入り込み，尿道を通して排泄されるのである（図1-22）。

尿
　尿は体内で解毒された代謝産物や分解産物を排泄するためのものであるが，体内環境を一定に保つためにナトリウム(Na)や塩素(Cl)なども調整のために体外に排泄する。また水素イオンやアンモニアを排泄することにより体内のpHを保つ働きもしている。

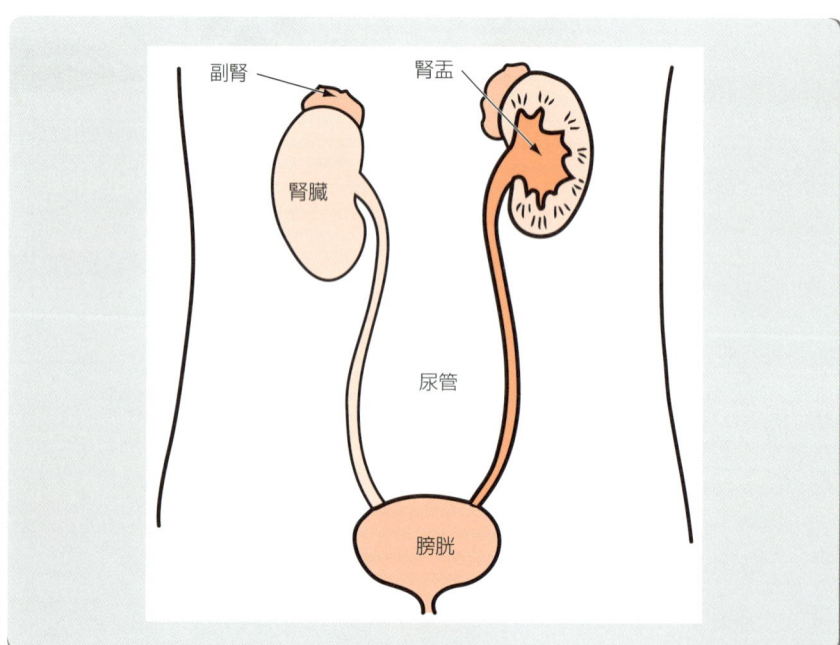

図1-22　尿路の構造

❷ 尿が作られるまで

　原尿が尿になる過程はすべてネフロンの中で行われている。糸球体の構造はそこに入り込んでくる輸入細動脈と出ていく側の輸出細動脈，その両者の間の毛細血管の塊でできている。入り込んできた動脈は次の毛細血管の層で分子の小さなものだけが外側に押し出され，ボウマンのうの先へと進められる。分子の大きなものははみ出すことなくそのまま輸出細動脈に入り全身に戻っていく。ボウマンのうを超えた水分と分子の小さなものは原尿として近位尿細管に入る。ここで水分の80％は再吸収されアミノ酸やビタミンなども再吸収される。次にヘンレのわなというループに入り，水分はさらに6％再吸収されナトリウムもここで再吸収される。次いで遠位尿細管で水分は9％，集合管で4％再吸収され，結果，全経路で99％の水分が再吸収されることになる。原尿は1日に150～200ℓ作られるが99％の再吸収の結果1日の尿量は1.5～2ℓになるわけであり，ボウマンのうを通過した物質のうち，尿素，尿酸，クレアチニン，アンモニアなどが再吸収されずに尿の中に排泄されることになる（図1-23）。

分子量の大きなもの
　糸球体を通過できるのは分子量7万以下の小さな物質であるため分子量の大きい糖・タンパク質・血球などは通過できずそのまま輸出細動脈に運ばれる。この濾過機能に異常があると尿に糖やタンパク質・血球が洩れていくことになる。

尿素・尿酸・クレアチニン
　尿素はタンパク質の代謝産物・尿酸は核酸の代謝産物・クレアチニンは筋肉のエネルギー物質であるクレアチンの分解産物である。アンモニアはタンパク質の代謝の結果不要になった窒素を排泄するためのものである。

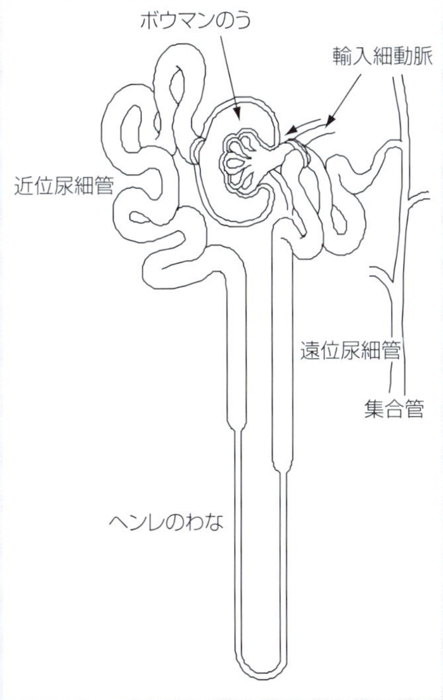

図1-23　ネフロン

❸ 細胞外液の組成と量の調節

1）体液量と血圧の関係

腎臓は単に体内の不要なものを排泄しているだけでなく，ホメオスタシスの維持そのものにも大きく関わっている。体内の水分のうち細胞外液は血圧を左右する重要な因子である。血液中のナトリウムは常にほぼ一定の濃度に保たれていなければならないため，ナトリウムが増加すれば細胞外液も増加し，その濃度を薄めて調整するのであるが，その結果，血液の量が増加するため血圧は上昇する。また，何らかの理由で血圧が低下した場合，腎臓からレニンという物質が分泌され血管を収縮して血圧を上昇させる機能をもっている。

ナトリウム
腎臓の濾過には血液の圧力が必要である。そのため血圧が低下すると糸球体傍細胞からレニンという物質が分泌され血管を収縮させ、副腎のアルドステロンはナトリウムの再吸収を高め体内の水分量を増やして血圧を高めるのである。

2）電解質調節ならびに体液 pH の調節

尿としてナトリウム，カリウムなどの電解質の排泄量を調整するのも腎臓の役目である。腎臓の上部には副腎という臓器がついていて，そこから分泌されるアルドステロンというホルモンはナトリウムの再吸収とカリウム排泄を促進し，電解質のバランスをとる。また pH つまりからだの酸塩基平衡を保つ作用ももっている。通常ヒトの pH は弱アルカリ性の 7.4 程度に保たれているが，生活によるエネルギー消費の結果，体内で産生された H^+ つまり水素イオンが増加するとからだは酸性に傾いてしまう。腎臓はこうした現象に対して H^+ を尿に排泄することによって pH を正常に保てるようにしているのである。

3）水分の出納

このように腎臓は尿を排泄することによって体内の不要物を捨て去ると同時に，電解質，pH の調整を行っているのであるが，同時に体内の水分量そのものも調整することになる。暑い日にたくさん汗をかけば体内の水分は減ってしまっているので尿の量を少なくし，大量に水分を摂取した後などは尿量を増やして過剰な水分が体内に残存しないようにするわけである。このバランスを調整するのは脳の下垂体から分泌される抗利尿ホルモンである ADH（バゾプレシン）である。ADH が分泌されるとネフロンでの再吸収が亢進し尿量が減少するようになっているのである。

❹ 膀胱の働き

膀胱は尿管から運ばれてきた尿を一時蓄えておく場所である。通常は 500cc ほどの尿が蓄えられている。膀胱自体は筋肉の豊富な臓器で排尿は膀胱の筋肉の収縮によって行われる。尿は膀胱から尿道へ送られるが，膀胱出口にある膀胱括約筋というバルブによって排尿はコントロールされる。尿道は男性で 16

～18cm，女性で3～4cmであり，女性で極端に短い。そのため女性は尿道周囲の感染をおこしやすく膀胱炎を発生しやすいのである。

5 排尿の機序

尿は膀胱内部の尿量が一定量に達すると排出される。一般的に尿量が300～400ccになると内部の圧力が上昇していることを感じ，尿意を感じるのであるが，これは膀胱の壁が大きく広げられたことを感知するセンサーが働いて排尿を促すのである。一方，出口にある膀胱括約筋は大脳によるコントロールを受けているため，尿意があっても意識的に排尿するまでは尿は排泄されない。

尿量
膀胱はその内圧によって排尿を促す。通常は300～400ccの尿量で膀胱内圧は100mmH$_2$Oに近づき排尿を促す。ところが就寝中などは膀胱の緊張が低下するため膀胱内圧が上昇せず大量の尿を膀胱に蓄積できる。そのため起床直後に大量の尿を放出するという現象がおきるのである。

7 内分泌系の働き

1 視床下部

私たちの体内のすべての臓器，組織はそれぞれ独立した存在ではなく，お互いに関わりをもちつつ安定した相互関係を維持している。この相互関係を保つには自律神経による調整とホルモンによるコントロールが必要である。ホルモンは産生，分泌される器官がそれぞれ決まっており，それらを内分泌器官という。脳の大脳辺縁系にある視床の下方に視床下部がある。ここは自律神経の中枢にあたるが，この視床下部はその下にある下垂体に対してホルモンの分泌，合成を促すように自分自身もホルモンを分泌している。視床下部は大脳および全身の状態を相互に判断し，最適の体内環境を維持するように下垂体に指令を出していることになる。この視床下部と下垂体は一連の仕組みとして視床下部・下垂体系と呼ばれている（図1-24）。

2 下垂体

全身にある内分泌器官や臓器に対して統合的な指令を下すのが下垂体である。下垂体は構造的に前葉・中葉・後葉に分けられる。前葉は成長を促す成長ホルモン，乳腺の分泌を促す乳腺刺激ホルモン，甲状腺や副腎にホルモン分泌を促すためのホルモンを分泌する。この前葉は全身におけるホルモンの分泌が低下した場合などにホルモン分泌を亢進させる働きがあり，逆に産生が増加しすぎると抑制するという自動制御機能をもっており，これをフィードバックと呼んでいる。中葉からは皮膚のメラニン産生を促すインターメジンというホルモンが分泌される。後葉からは子宮を収縮させるためのオキシトシン，腎臓の

インターメジン
メラニン細胞を刺激してメラニンを分泌し皮膚を紫外線の影響から保護する働きをするが，一方松果体から分泌されるメラトニンは皮膚を白くする働きをしている。メラトニンは小児期以降退化するため日焼けの色が抜けるまでの時間は小児期のほうが速い。

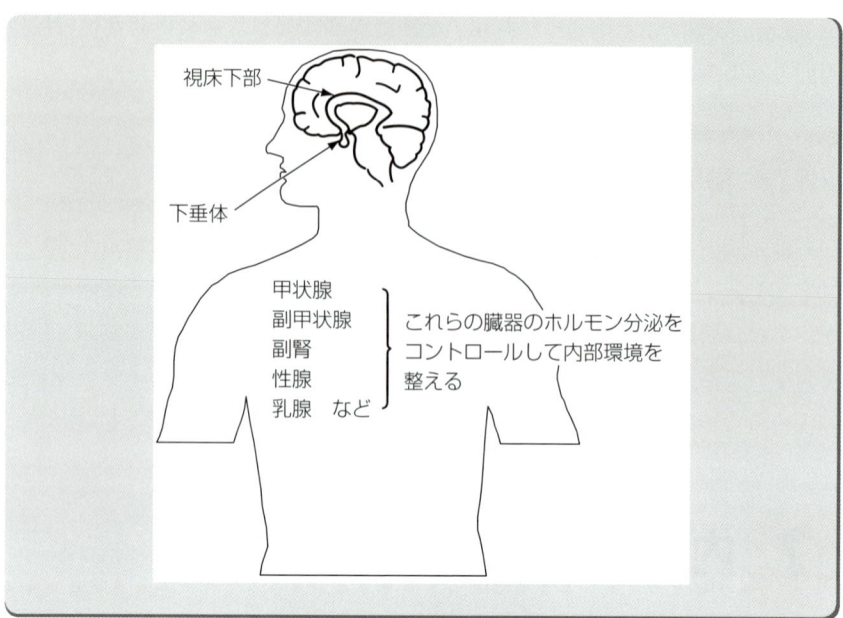

図1—24 主な内分泌構造

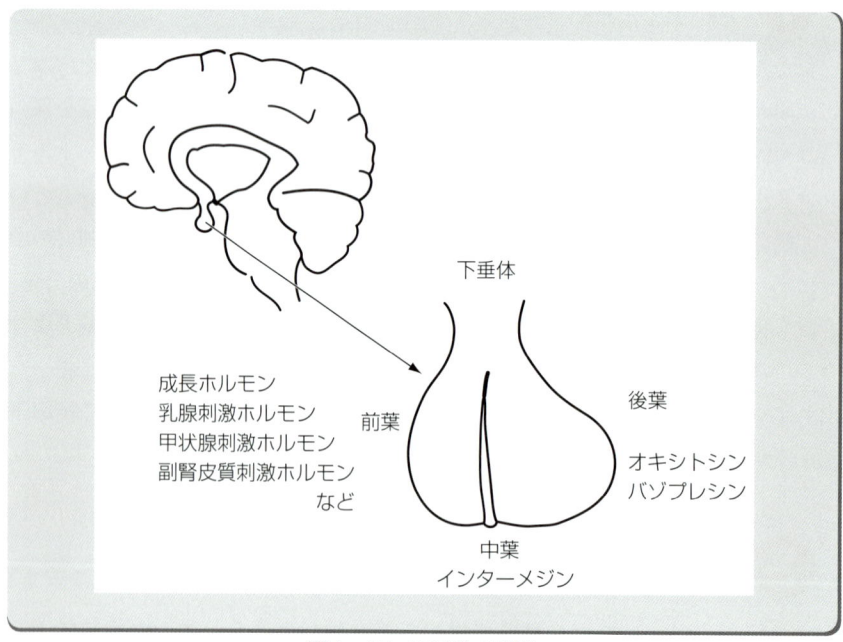

図1—25 下垂体の構造

尿細管からの水の吸収を亢進させるバゾプレシンが分泌される。このようにホルモンは種類によって反応する相手の器官は決定されている。この目的となる器官を標的臓器と呼んでいる（図1-25）。

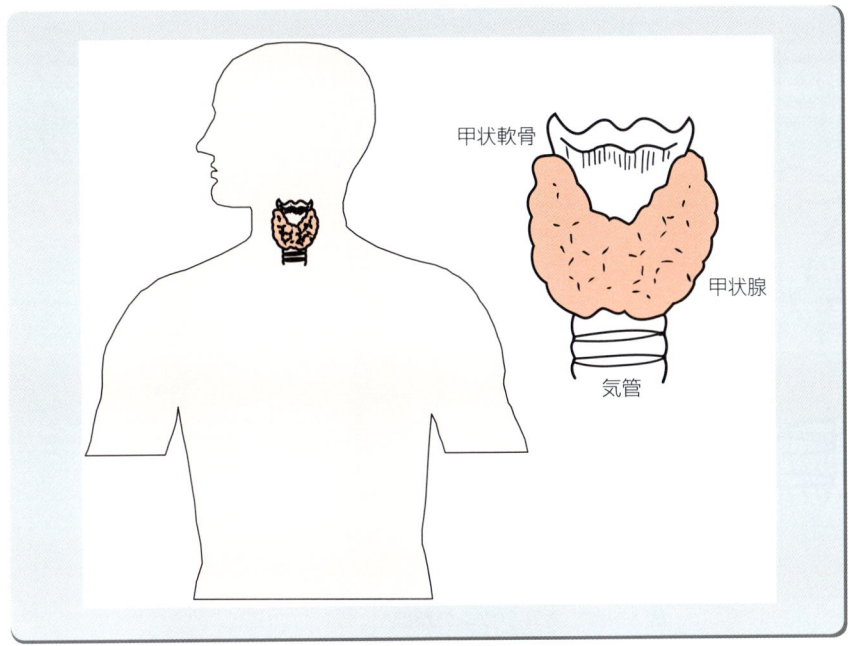

図1—26 甲状腺

❸ 甲　状　腺

　甲状腺は気管の前面に張り付いた蝶ネクタイのような形をした内分泌器官である。ここではサイロキシン，カルシトニンの2種類のホルモンが分泌される。サイロキシンは細胞の新陳代謝を高め神経の成長・分化を促し，さらに腎臓に作用して尿の再吸収を抑制し，不要物の排泄を亢進させる。このサイロキシンはヨードとアミノ酸からできている。摂取された海草のようなヨード質はすべてこのサイロキシンの合成に使われる（図1-26）。

　一方のカルシトニンは血液中のカルシウム濃度を低下させる働きがあり，骨の分解を抑制してカルシウムが増加しないようにし，さらに尿からのカルシウム排泄を増加させる。結果として尿量は増加するため細胞外液は減少し，腎臓からのレニンの分泌は増加する。

❹ 上 皮 小 体

　甲状腺の裏側に張り付いた豆粒大の器官であり，全部で4個ある。ここから分泌されるホルモンはパラトルモンであり，カルシトニンの反対に血液中のカルシウム濃度を増加することが目的である。骨の分解を亢進しカルシウムやリンを血液中に放出させ尿細管からのカルシウムの再吸収を促す。

　カルシトニンとパラトルモンは相互に調整しながら体内のカルシウムとリンの濃度を一定に保つ働きをしているのである（図1-27）。

サイロキシン
　全身の細胞に作用して細胞の代謝を亢進させる。トリヨードサイロニン（T3）とサイロキシン（T4）の2種類があり，生理活性は，T3のほうが強いが，血中を循環する甲状腺ホルモンのほとんどはT4である。甲状腺の機能亢進にバセドウ病があるが，極度の代謝亢進がその特徴となる。

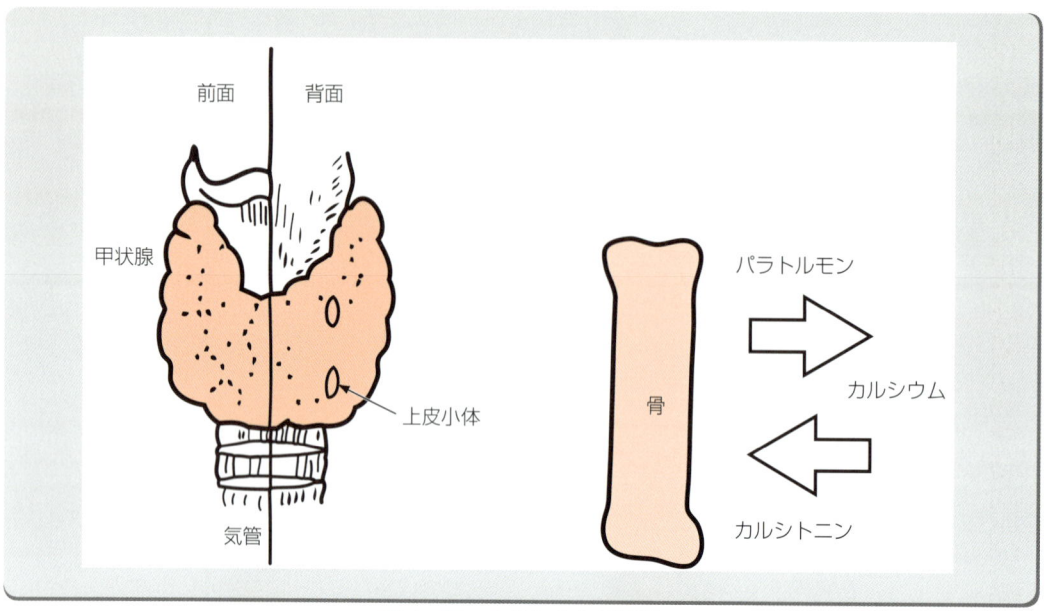

図1-27　カルシウムの調節

❺ 膵　　臓

　膵臓は消化酵素としての膵液のほかにランゲルハンス島という特殊な細胞からインスリンとグルカゴンというホルモンを分泌している。インスリンは食事によって吸収されたブドウ糖を細胞内に移動させエネルギーとして利用させる働きをし，グルカゴンはブドウ糖を血液中に増加させる働きをしている。
　この両ホルモンのバランスで血液中のブドウ糖濃度つまり血糖は一定に保たれるが，何らかの理由でインスリンの分泌が十分でなくなった場合には血糖が増加し，過剰な糖は尿から排泄されるようになってしまう。この状態を糖尿病というのである（図1-28）。

ブドウ糖
　動植物の活動の主体となる単糖類。食物より摂取した炭水化物はブドウ糖の形で血液に吸収され，通常はエネルギー源としてTCAサイクルに運ばれる。使用されなかったブドウ糖は肝臓でグリコーゲンとして貯蔵されたり脂質回路を逆転して皮下脂肪となる。

❻ 副腎髄質・皮質

　副腎は腎臓の上に乗っかったような形で存在するが，髄質と皮質の2層に分かれている。副腎髄質からはアドレナリンやノルアドレナリンなどのカテコールアミンが分泌される。カテコールアミンは交感神経を刺激する働きを行う。一方の皮質からは男性ホルモン，尿細管でのナトリウムの再吸収を促すアルドステロン，タンパク質を糖質に変換させ，また体内のアレルギーや炎症を軽減させる糖質コルチコイドを分泌する。この副腎皮質ホルモンは強いストレスの際などに人体を守るために働くものであり，視床下部・下垂体系から分泌される副腎皮質刺激ホルモンACTHによって分泌は亢進される（図1-29）。

副腎皮質ホルモン
　精神的・身体的ストレスが加わるとACTHが分泌され副腎から糖質コルチコイドの分泌量が増加する。その結果ストレスによる血糖の低下や抵抗力の減弱に耐えるのであるが，こうした時期が長期間継続すると身体はやがて消耗期に入ってしまう。

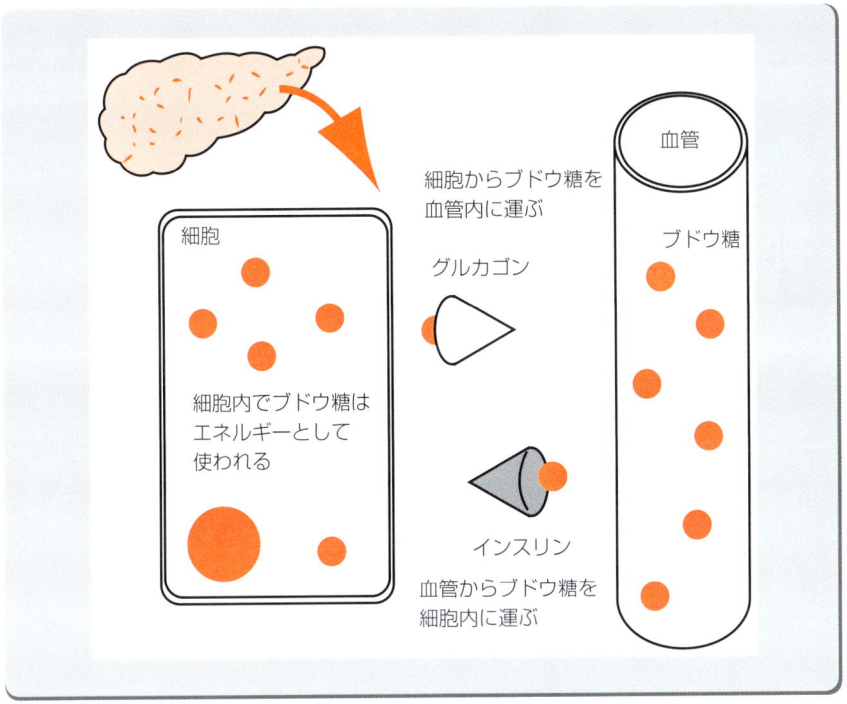

図1—28　血糖（ブドウ糖）の調節

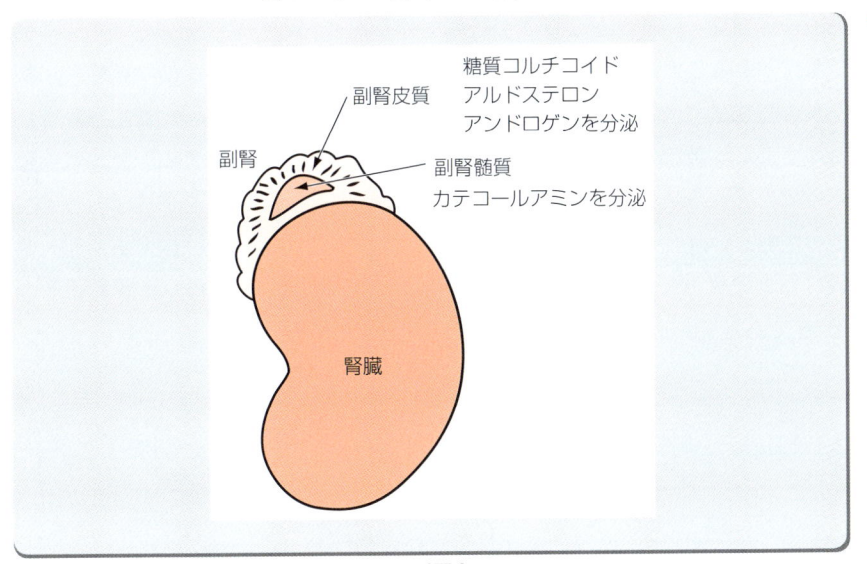

図1—29　副腎とホルモン

糖質コルチコイド
　副腎皮質ホルモンの一種である糖質コルチコイド，すなわちステロイドホルモンは炎症を抑える作用があるので，様々な病気の治療薬として使用されている。

7　生殖器

　生殖器におけるホルモン産生は男女で当然のことながら異なってくる。男性では睾丸から男性ホルモンであるアンドロゲンをテストステロンという形で分泌する。アンドロゲンは精子を作ったり筋肉や骨の形成を促していわゆる男性らしい体型を作るものである。一方女性は卵子内部に作られる卵胞から女性ホ

第1章 人体の構造と機能

プロゲステロン
　黄体ホルモンであるプロゲステロンは，妊娠が成立すると黄体の萎縮がおこらないためそのまま出産まで分泌を続ける。このプロゲステロンの持続的分泌とエストロゲンの分泌低下がマタニティブルーという感覚を作るともいわれている。排卵前後に精神的に不安定になったり過食になったりするのはこの2つの女性ホルモンの作用による。

ルモンが分泌されるが，卵胞ホルモンであるエストロゲンと黄体ホルモンであるプロゲステロンが周期をもって分泌される。この周期が女性の性周期であり，その周期は黄体が萎縮しプロゲステロンの分泌が低下すると月経がおこって終了する。この周期は閉経まで繰り返されるのである。

8 運動器系

1 骨

　私たちは地球の重力に逆らって四足歩行から二足歩行になり起立した姿勢で生活しているが，これはすべて骨，つまり骨格と立ち上がるための起立筋によってなし得ているのである。骨の性質は硬く柔軟であるという相反するものである。硬くなければ支えにならないが硬いだけでは簡単に折れてしまうので，そこに柔軟さが求められるわけである。硬さを作る成分は無機質でおもにリン酸カルシウムであり，柔軟さを作っているのは有機質でタンパク質と多糖体である。また骨は中心部に骨髄という部分をもち，ここは造血の場になっている。血液の赤血球・白血球などはこの骨髄で作り出される。血液疾患ではこの骨髄に障害があることが多く，骨髄移植の必要性はこのことによるものである。

タンパク質・多糖体
　骨の中のタンパク質はコラーゲンでそのコラーゲンの間を多糖体が埋めている形になっている。コラーゲンとは膠原線維であり，動物の骨を煮込んでにかわを取ったりコラーゲンの多いスープを作れるのはこのためである。

　骨の形成は日々行われている。骨は約95日の周期で破壊され新生されているのである。破壊は破骨細胞によって行われ，その結果骨のカルシウムは血液中に放出される。同時にこのカルシウムは骨芽細胞という骨を形成する細胞によって新しい骨になるのである。基本的にはこのサイクルは一定であるが，高齢になるに従って形成と破壊のバランスが崩れ，破壊が進行した状態が骨粗鬆症である（図1-30）。

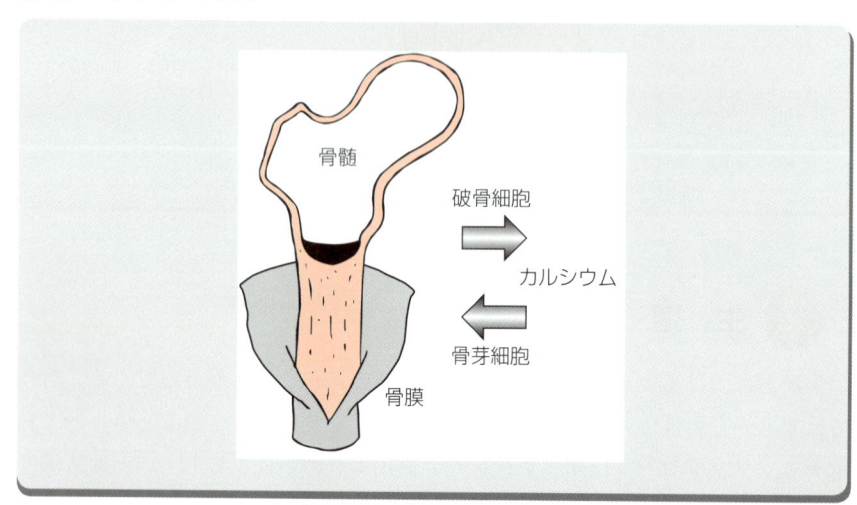

図1-30　骨とカルシウム

❷ 全身の主な骨格

からだには 206 個の骨があり，その骨に筋肉が付着して関節を支点に運動という行為を行っている。脳を保護するのは頭蓋骨であり，脊髄を保護し起立させるのが脊椎である。肺・心臓を保護するのは肋骨を中心とする胸郭といい，生殖器を保護するのは骨盤であり，立位を保つための大腿骨の保持もしている。生活におけるおもな運動は手足の骨によって行われている。こうして考えれば腹部を保護する骨がないことになる。腹部は腹筋によってある程度の保護はされているが，硬い骨の保護はないため外傷による損傷の可能性も高く，また腹部の大きさも非常に柔軟に変化できることになるのである（図1-31）。

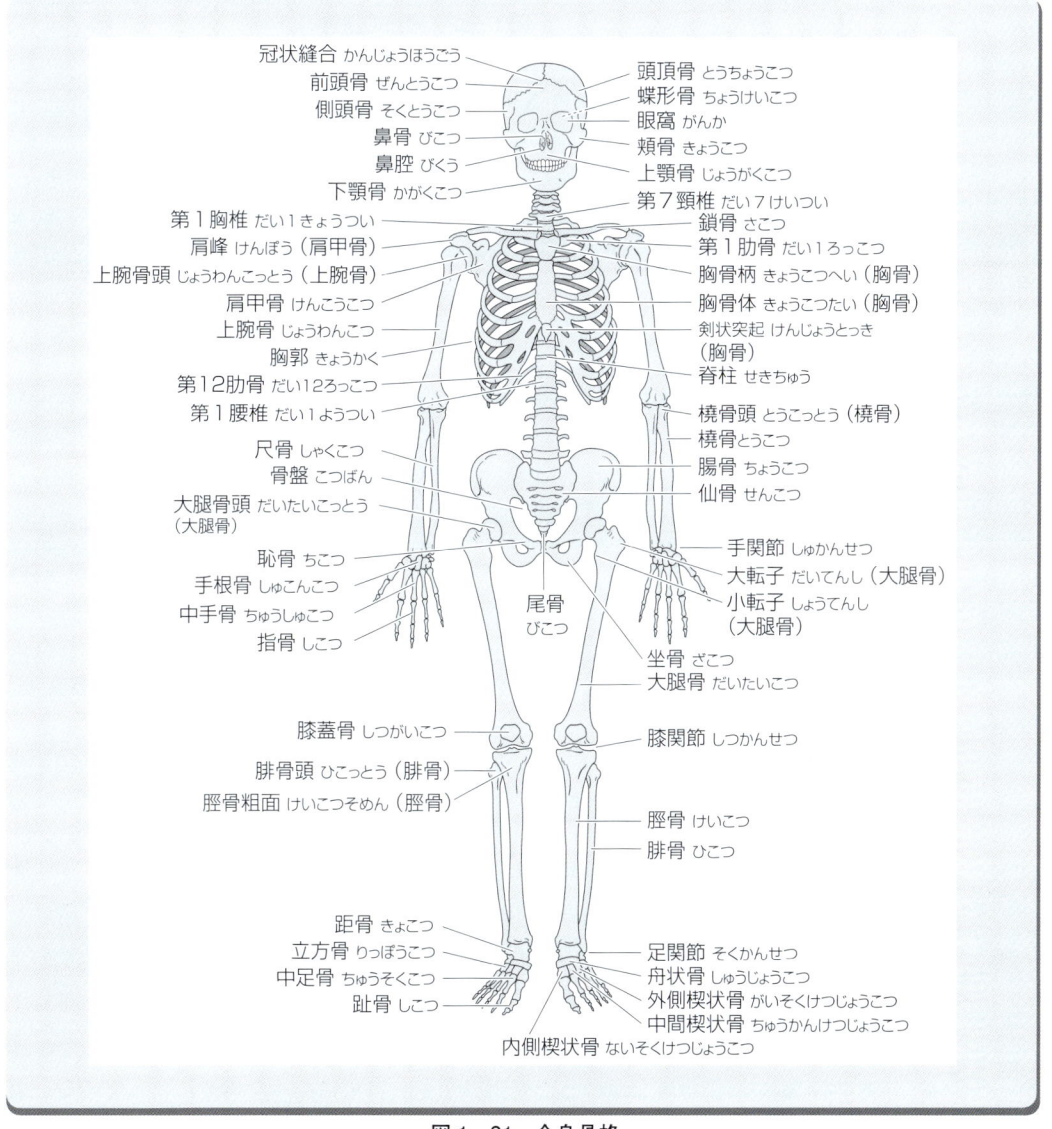

図1—31　全身骨格

第1章　人体の構造と機能

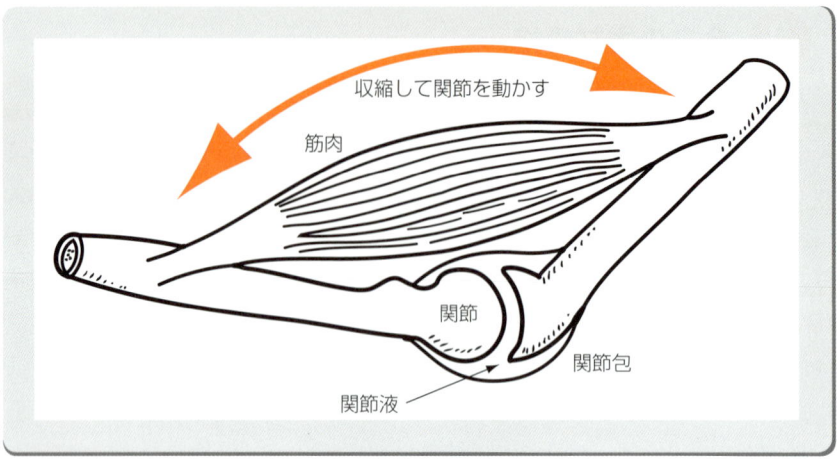

図1—32　関節の構造

❸ 骨と骨をつなぐ関節

関節
　関節には動かないものもあり，骨盤や頭蓋骨などは関節で骨同士が接合していたが最終的には不動関節となっている。一般の関節の中にはヒアルロン酸のムコ多糖体を含む関節液が充填されており関節面の摩擦係数は限りなくゼロに近いほどスムーズになっている。

　骨はからだの形態の維持だけでなくすべての動作の根本になるものである。骨はそれ自体に可動性はないため骨同士を関節という特殊な連結方法で接続させ，その連結した骨に付着した筋肉が収縮することによってその骨を動かしているのである。関節にはいくつかの種類があり，ボール＆ソケット型の肩関節，指のような蝶番関節，肘のような車軸関節などである。いずれにしろ，こうした関節はよりスムーズな動きを作るために関節部を関節包という袋で被い，内部に関節液を溜めている。この関節液が潤滑剤になるのである。さらに関節同士の接触面はガラスのような構造になっているためより滑らかな動きが可能になるのである。ただし，この表面のガラス様の部分は血液の流れがないため外傷に弱く，再生が難しいのである。また，関節には可動範囲が決められており，その範囲を超えれば骨折，脱臼などをおこすことになってしまう。さらに関節には頭蓋骨の縫い目のようなつなぎの部分や骨盤・背骨のように自由自在に動かない不動関節と呼ばれるものも存在するのである（図1-32）。

❹ 全身の骨格筋

筋肉の種類
　筋肉の中にはミオグロビンというヘモグロビンのような酸素と強い結合力をもつタンパク質でその量が多いと筋肉は赤筋と呼ばれ持続性の強い筋肉であることを示す。一方，ミオグロビンの少ない筋肉は白筋と呼ばれ瞬発性の強い筋肉となる。

　筋肉にはいくつかの種類があるが，通常手足を動かしたりする骨格筋が代表的なものである。骨格筋は別名横紋筋と呼ばれている。これに対して平滑筋と呼ばれているものは主に内臓の筋肉などを指している。骨格筋は実に体重の半分を占める巨大な臓器であり，熱を産生することにより私たちの体温を維持するとともに，生活におけるすべての動作・行為の主体である。この骨格筋は非常に細い筋細繊維を束にした筋繊維がさらに束になった構造になっている。実際に収縮しているのはこの筋細繊維であり，その本体はアクチンとミオシンと

いう2種類のタンパク質である。この2種類のタンパク質によって筋肉は収縮し、熱を作り関節を動かしているのである。

⑤ 骨格筋の運動

　筋細繊維のアクチンとミオシンは各々が交互に並んだ配置になっている。筋肉の中のミトコンドリアで作られた ATP は ADP とリン酸に分解され、その時発生するエネルギーがこのアクチンとミオシンをお互いに内側に滑り込ませるのである。この結果、筋肉の長さは短くなりこれが筋肉の収縮ということになる。筋肉の収縮は収縮を命令した神経からの電気信号によっておきる。この信号は筋肉に到達しカルシウムを放出させ、このカルシウムによって筋肉は収縮動作をおこすのである。収縮した筋肉からはカルシウムが離れていくため自然に収縮を解いて弛緩していくのである。この弛緩にも ATP は必要であり、筋肉運動は大量の ATP を消費することになる。そのため筋肉の収縮には筋肉内の ATP だけでなくクレアチンリン酸、筋肉内のグリコーゲン、皮下脂肪と様々なエネルギーの供給経路を必要としていくのである（図1-33）。

ATP と ADP
ATPがADPに分解されリンが離れるとエネルギーが生まれ、そのエネルギーで筋肉は収縮するが筋肉のミトコンドリア内のATPは少量である。そこで筋肉内のクレアチンリン酸がそのリンを離して大きなエネルギーを作り、そのエネルギーが最初のATPから離れたリンとADPからATPを再合成するのである。

筋肉運動
　クレアチンリン酸から離れたリンを再度クレアチンリン酸に戻すために筋肉のグリコーゲンが分解して乳酸になるときに発生するエネルギーが使われる。こうして筋肉は再び収縮力を得るわけであるが、その際発生した乳酸が筋肉の疲労を作ることになる。乳酸は肝臓に運ばれて再びグリコーゲンに合成されるが、このためには休息の時間が必要になる。

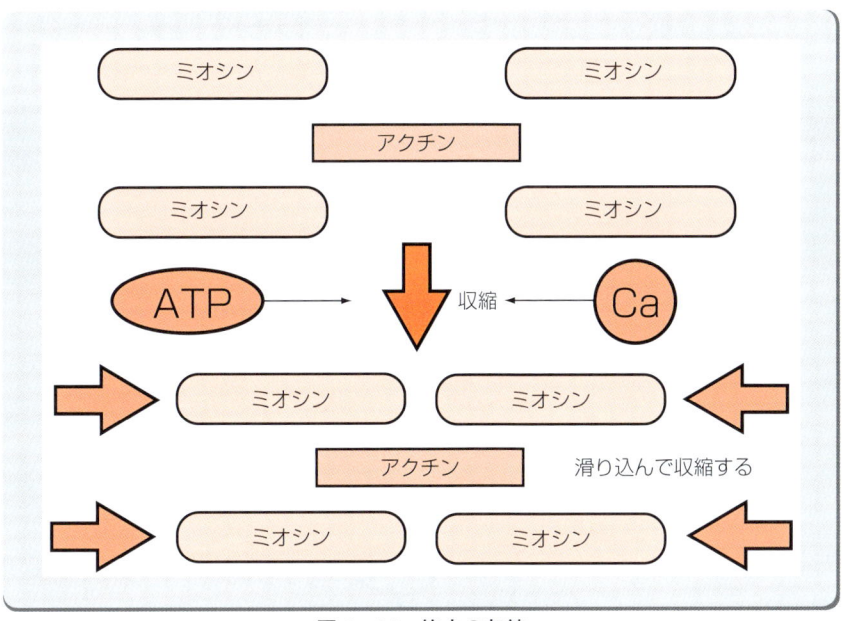

図1—33　筋肉の収縮

9 感覚器系

1 五感

　五感とは，視覚・聴覚・嗅覚・味覚・触覚の5つである。これらの感覚は本来は様々な外敵から身を守るために必要な太古からの機能であった。敵や獲物を見つけ，その存在を聞き分け，からだに不都合な食物の臭いや味を感じ，皮膚に伝わるすべての感覚を研ぎ澄ましていたわけであるが，現代ではこれらの機能はかなり衰えてしまっている。しかし，外部の環境の変化や異常を感知しそれに対処していくためには今もって重要な働きをしている（図1-34）。

　五感を感知するにはそれぞれ専門の器官がある。眼・耳・鼻・舌・皮膚である。これらには専門の受容細胞つまり感覚細胞があり，その細胞が感知した内容は大脳のそれぞれの領域に信号として送られ判断されるのである。ただし，皮膚が感知する触覚には実際は痛覚・温度覚・振動覚・圧覚などいろいろなものがあるが，眼や鼻と違って脳にいたる固有の神経路がなくすべて同じ末梢神経を通って脳の体性感覚野に入るため，正確に判断する強度を超えてしまうとすべての感覚は最もシンプルな構造の痛みとして感じられてしまう。熱いお湯などがかかったとき一瞬熱いと気がつかず痛いと感じるのはこのためである。

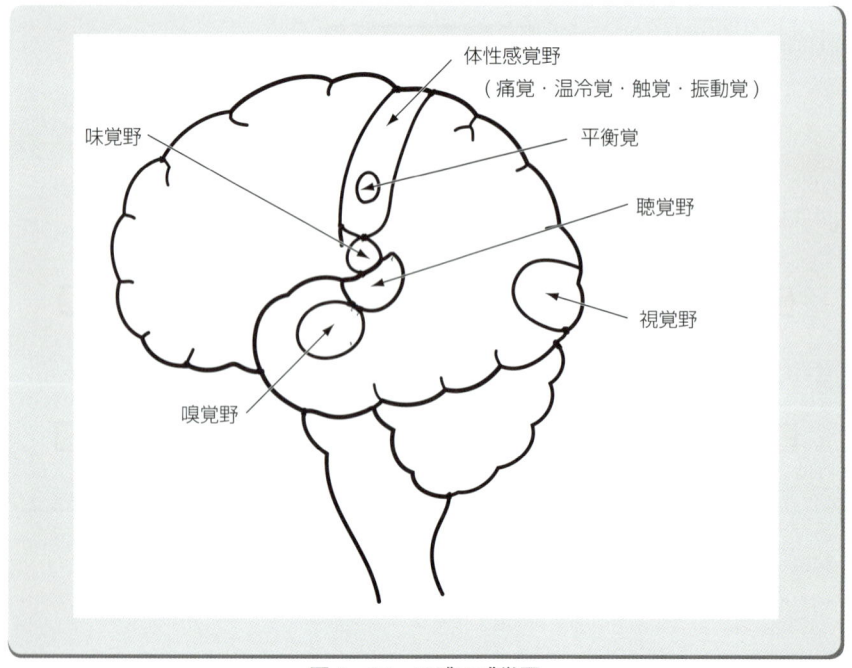

図1-34　五感の感覚野

❷ 特殊感覚受容器

1）視　　覚

　視覚を感知する受容器官は眼である。視覚は光を情報源とするため眼球にはレンズ，つまり水晶体がある。ここで集められた光は眼球奥の網膜という視細胞の集まった場所で像を結び，その情報は視神経を通して脳の後頭部にある視覚野に送られるのである。カメラや双眼鏡にもピントを合わせる装置があるように眼球では毛様体がレンズを薄く延ばしたり厚みをもたせたりするのである。また絞りに当たるのが虹彩である。虹彩はレンズの前にあり，絞り込んで光の入り具合を調整するのである。周囲の光が強いときは狭く，周囲が暗いときには大きく開く。いわゆる瞳孔といっているものであり，外から見れば光を当てれば瞳孔は狭まり，暗いところでは大きく開く。暗い場所で写真を撮るときにストロボを焚くと赤目になるのは開いた瞳孔の奥の網膜が映ってしまうためである（図1-35）。

光
　光とは粒子と波の性質を併せもつ量子であり，その双方の特性をもっている。波長の長い光を赤外線，短い光を紫外線という。網膜で感知できる光はその間にある可視光線の部分だけであるため我々は紫外線を見ることはできない。

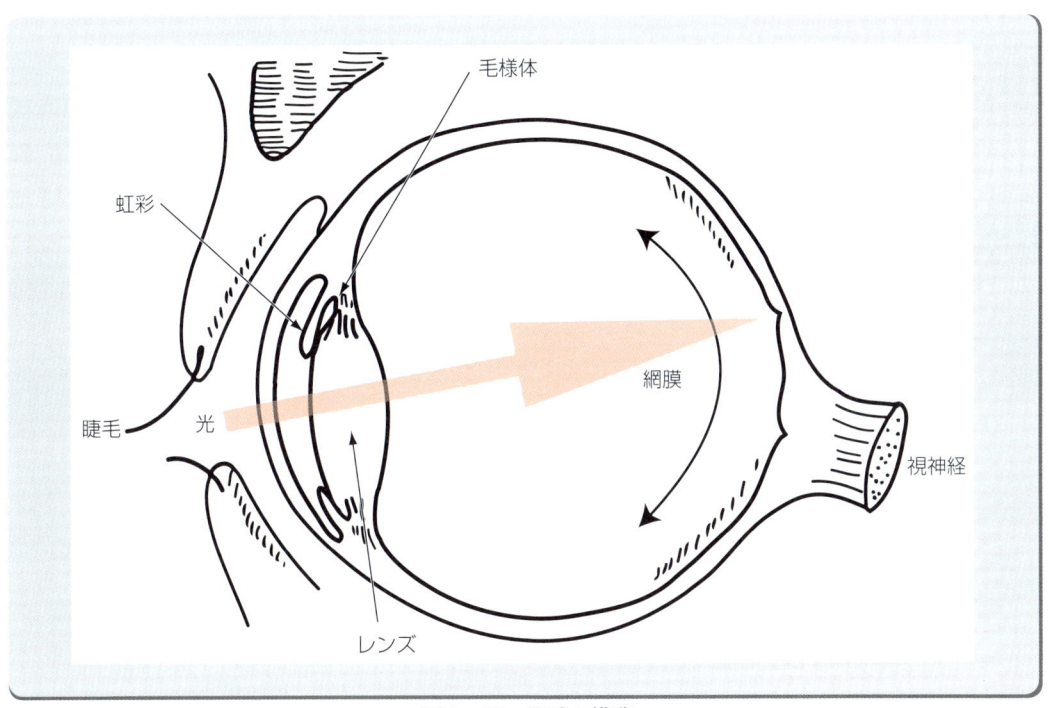

図1—35　眼球の構造

第1章 人体の構造と機能

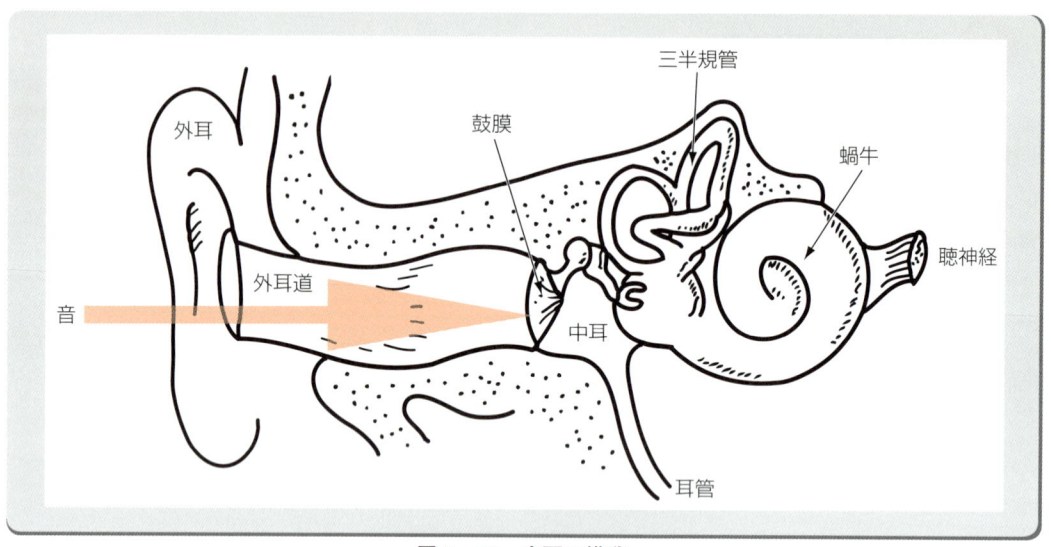

図1―36　中耳の構造

2) 聴　　覚

音波
音とは空気中を伝わる弾性波であり，周波数が大きくなると超音波，小さくなると低周波となる。我々はその中間の可聴周波数の音を聞いていることになる。可聴周波数は20〜20,000Hzで通常は1,000〜4,000Hzで日常生活を行っている。

聴覚は，音つまり音波を耳で集音して鼓膜で増幅し，蝸牛で電気信号に変換して聴神経から聴覚野に情報を伝えるという仕事をしている。耳つまり外耳は基本的には集音が目的であるが，左右にあることによりステレオ効果で音の発信源の遠近感を感知する目的がある。集められた音は外耳道を通ることによりトンネル効果で音を反響増幅し鼓膜に伝える。鼓膜は太鼓の皮のようにさらに音を増幅し，内側に接する耳小骨のテコの作用でさらに増幅された振動は骨迷路の蝸牛内に伝えられ，内部に蓄えられたリンパ液は蝸牛の長い経路の中で大きく振動し，電気信号に変えられるわけである。この増幅により耳は非常に小さな音も聞き取ることができるわけである。

さらに耳の内部にある骨迷路には三半規管という直角に交わった3つのリンパを溜めたループが存在する。この三半規管は各々がXYZ軸にあたり，からだの傾きを内部のリンパ液の傾きで感知し感覚野に情報を送るのである。この傾きの情報は小脳とともに私たちの平衡感覚を作る重要な働きをしているのである（図1-36）。

3) 嗅　　覚

臭い物質
嗅覚は臭い物質が鼻の奥の臭神経に直接結合しなくとも感知することができる。皮膚につけた臭い物質や血中に溶け込んだ臭い物質は血管を通して臭神経を刺激できるのである。ビタミン剤などを飲んだときに臭いを感じるのはそのせいである。

嗅覚は鼻の粘膜にある受容体に臭い物質が接することによって情報を得ている。嗅神経は他の感覚器と異なり，ほぼ脳に接している直達系の感覚である。感知するのはあくまで臭いを作る微粒子であり，眼や耳のように光や音のようなエネルギーではない。

また嗅覚は順応が非常に早く，短時間で臭いに慣れて嗅ぎわけができなくなったり，精神的な影響や体調などで異なった臭いとして感知してしまうこと

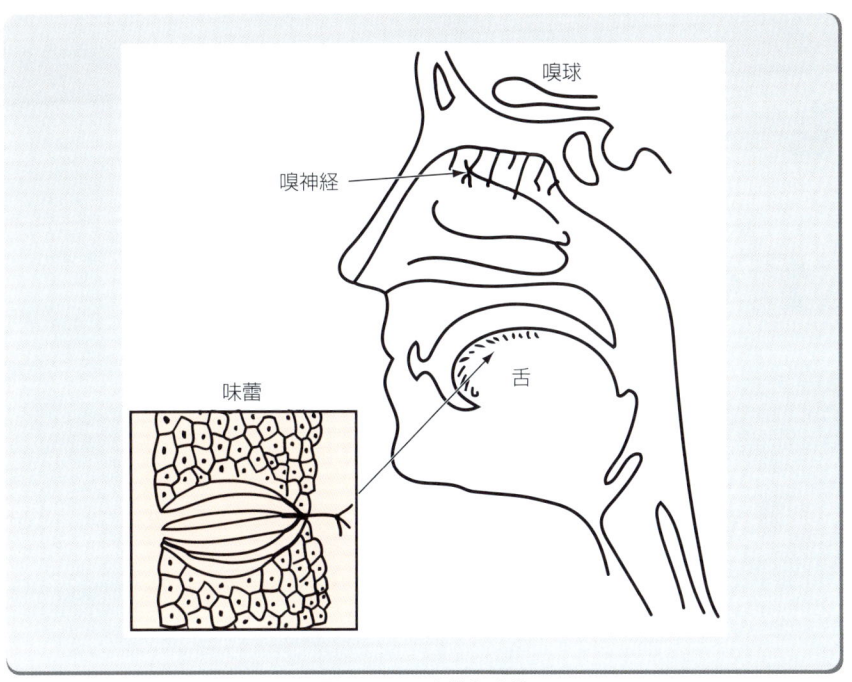

図1—37 嗅覚と味覚

がある。あくまでも原始的な感覚器であるため，機能の正確さは個体やコンディションによって大きく変わってしまうのである（図1-37）。

4）味　　覚

　味覚の主体は舌であり，舌の表面にある味蕾の中にある味細胞によって感知される。味細胞に接した食物の成分の水に溶けている物質またはイオンが電気信号として味覚野に到達して味を感じるわけである。かつては舌の部位によって味覚の感知する種類は異なるとされていたが，最近では味の局在は舌にはないと考えられている。味覚は年齢とともに衰え，40歳ごろから感受性が低下する（図1-37）。

第2章 老　　化

1 老化とは

老化とは，生物が生を受けてから，発育→成長→成熟と経過した後の，成熟のピークから死ぬまでの不可逆的，連続的な種々の変化を総称している。

1 生理的老化

生理的老化とは，加齢により必然的に生ずる生理的変化で，老化現象の本態である。それは出生したものすべてにおいて，避けられない変化で，たとえば，時間の経過で生体の細胞が減少し，臓器の萎縮が認められることなどである。それぞれの変化は，発症時期やその進行度には個体差があり，必ずしも直線的ではない。

2 病的老化

病的老化とは，何らかの長年の病態が存在することで，本来の生理的老化が年齢以上に進行した状態である。それは老化を進めている因子を改善することで，避けることが可能なものといえる。

高血圧，糖尿病，脂質異常症などの病態が続くことで，動脈硬化が年齢を上回る状態になり，臓器の機能低下が認められる変化は，病的老化と評価される。

それはそれぞれの年齢により評価は異なり，特に超高齢者では，生理的老化にオーバーラップすることがある。

脂質異常症
2007年，日本動脈硬化学会は従来の「高脂血症」を「脂質異常症」に変更した。

3 疾　　病

老化により出現する疾患は数多くあるが，代表的な病態としては，動脈硬化に起因する脳血管障害（脳出血，脳梗塞），虚血性心疾患（狭心症，心筋梗塞），免疫能の低下により発症する悪性腫瘍，眼科疾患での白内障，整形外科疾患の変形性脊椎症，変形性関節症，消化器疾患としては萎縮性胃炎，呼吸器疾患としては肺線維症や肺気腫，泌尿器科疾患としての前立腺肥大，頻尿，尿失禁など

があげられる。

その他小児の特有な病気以外は，多くの病態が加齢現象と関連している。詳細は後述される（第3章「代表的な疾患と症状」）ので，その発症原因を老化現象の観点から注目することで，理解される。

2 高齢者とその疾患の特徴

❶ 高齢者の身体的・精神的・社会的特徴

近年の高齢化においては，一般に高齢者あるいは老年者といっても，60歳代から80歳代またはそれ以上と，かなり幅があるため，単一的に述べることはできない。

最近の老年学会などでは，便宜上65～74歳を前期高齢者，75～84歳を後期高齢者，85歳以上を超高齢者と分類し，種々の研究結果が発表される傾向にある。

1）身体的特徴

頭髪や姿勢などの形態的な変化としての老化は，老化現象として生ずるが，それらの変化が生理的な加齢変化の範囲内か，年齢に比し上回る状態なのかを鑑別する必要がある。

年齢以上に老化現象が進行した身体状況が観察される場合には，他の同年代の人より進行している症状を呈する疾患が考慮される。たとえば，姿勢障害が先行するときには，パーキンソン病や変形性脊椎症などを考慮するなどである。

その他前述した老化に関連する各疾患で，高齢者でその罹患率が高いことは，ある面では高齢者の身体的特徴といえる。

2）高齢者の精神的特徴

精神的特徴を考慮する場合に，前期高齢者では老いを考えながらも，さらなる10年の展望が考えられる。しかし後期高齢者や超高齢者では現実の老化現象あるいは喪失体験のみ強く感じられ，その精神状態は複雑で，時に高齢者特有のうつ病や妄想などの精神症状を生ずる原因となる。

また高齢者では身体病が様々な精神症状を生ずることは，日常の診療でよく遭遇される。その精神症状の代表的な病態としては，幻覚やせん妄である[1]。

3）高齢者の社会的特徴

多くの高齢者は，身体的な衰えや病気を契機に，社会や家庭で，自分が築い

てきた立場や役割を後進に譲る状況が生ずる。

そのような種々の喪失体験で，立場や人間関係の再構築が必要になり，それがうまく移行できない状況が生じたときに，人間関係の均衡が崩れ，被害妄想，心気症状，攻撃的な行動などの問題に発展することがある[2]。

❷ 高齢者の疾患の特徴

1）非定型的症状

高齢者の特に後期高齢者以後は，それぞれの疾患の経過や症状が，単一に生じていることは少なく，老化現象や何らかの基礎疾患の影響で，症状が非典型的に発症し経過することを，念頭に置く必要がある。

（1）循　環　器

虚血性心疾患の症状として，胸痛，胸部圧迫感が典型的な症状であるが，高齢者では無痛性で，呼吸困難，脱力感，めまいなどで発症することも多い。したがって，症状が典型的でなく，安静時の心電図が正常であっても，高齢者の場合には，ホルター心電図，負荷心電図，心筋シンチグラムなどの検査まで実施し，診断する必要がある。

高齢者では明確な症状のない不整脈や弁膜症が多く，慢性の心不全が潜在的に存在し，軽度の息切れや動悸程度で，単なる老化現象と思われ経過していることがある。

（2）呼　吸　器

肺炎は日本人の死亡率の第4位であるが，高齢者ではその率が高くなる傾向があり，85歳以上の超高齢者では第2位と高率である。特に高齢者の肺炎では，誤嚥性肺炎が多く認められる。その臨床経過としては発熱，咳，痰の肺炎の典型的な症状が遅れ，誤嚥時には目立った症状もなく，ややむせたと感じる程度で，レントゲン写真や血液所見でも当初は明確な異常所見はなく，その半日～1日後くらいに，急な熱発，酸素飽和度の低下，炎症所見の上昇などにより，肺炎と診断される。

単なる風邪の延長と思われる咳や痰，微熱などが長びいていることの原因が，実は数十年前の肺結核の再燃であることがあり，そのような高齢者の慢性肺結核が，近年多くなっている。

（3）消　化　器

高齢者では消化器における潰瘍や癌などの消化器症状としての腹痛は，軽度のことが多く，病態の進行度と症状の乖離が認められる。体重減少と貧血のみで，進行した胃癌が存在することもある。

高齢者が胃もたれや心窩部痛（しんかぶ）を訴える原因としては，胃上部が胸腔内に入り込むヘルニアである食道裂孔ヘルニアの頻度が多いため，食事摂取時や食後の

体位には，日常より注意する必要がある．

突然の吐血や下血が，心筋梗塞や脳梗塞の予防としての抗血小板薬や抗凝固剤の服用で，胃や腸では軽度の粘膜びらん程度で，大きな出血を発症していることが経験される．

高齢者に多い消化器症状の1つとしての便秘は，それぞれ自分なりの対策をもっている．しかし硬便や検査のバリウム，最近増加傾向にある大腸癌などが原因で，突然に腸閉塞の病態を生じていることもある．したがって，頑固な便秘には，検査も含め，適切な医療的アプローチが必要である．

(4) 神 経 系

脳血管障害（脳梗塞，脳出血など）は主に高齢者の疾患であるため，その点から考慮すると，非特異性の症状はないといえる．しかし脳腫瘍や硬膜下血腫など一般的に他の年代層でも認められる病態では，高齢者ではその年代に，比較的特異な症状を呈することがある．

高齢者では脳萎縮が存在するため，脳内の占拠性病変では，本来は生ずる頭蓋内圧亢進症状（頭痛，悪心，嘔吐，うっ血乳頭）や典型的な神経症状が，病初期では認められないことがあり，単なるせん妄程度で，認知症の出現などと診断されることもある．

高齢者では足腰の弱さや状況認知の低下などより，転倒することが多く，骨折や頭部外傷の併発も高頻度である．またそれに伴い硬膜下血腫も多く，外傷時のCTや診察で所見のない状態でも，数週後より食欲不振や体動困難など非特異的な症状で慢性硬膜下血腫が認められることがある[3]．特に基礎疾患に認知症を有する場合には[4]，そのような経過の症例を，より多く経験する．

(5) 整形外科

高齢者では骨粗鬆症が進行していることにより，容易に骨折を発症する．物をもち上げる動作のみで脊椎圧迫骨折，平坦な場所や自宅の畳などのささいな転倒で大腿骨頸部骨折，ふらつきやよろけで手をついたときに上腕骨近位端骨折や橈骨遠位端骨折を生じている．これらが老人の4大骨折と呼ばれている．

2) 多臓器不全

多臓器不全（multiple organ failure：MOF）とは，何か重篤な疾患に罹患し改善しない経過で，その後に中枢神経，心臓，肺，肝臓，腎臓，消化管，凝固系などの複数の臓器・臓器系が，連続的にあるいは同時に機能不全に陥る病態である．

高齢者では各臓器に病的問題はない状態でも，それぞれの予備能力は低下している．そのため，たとえばそれほど重篤でない肺炎などでも，治療が難航しその病態が遷延していると，心臓や腎臓は軽度の負担で，容易に病的機能低下

うっ血乳頭
眼底鏡で眼球の中を見ると視神経の集まりである視神経乳頭がある．脳圧が高まると，この部位がむくむことをいう．

を生じ，多臓器不全の状態になる。

3）老年症候群

老年症候群とは疾患単位の病態を述べているのではなく，老化現象の身体的および精神的諸症状を全体的にとらえ，生理的機能低下と廃用症候が重なって生ずる，多くの臓器が関与した症候群である。

老年症候群の具体症状としては，認知症，せん妄，うつ病，不眠，骨折，腰痛，関節痛，失禁，褥瘡（じょくそう），誤嚥，便秘，脱水などがある。

老年症候群の原因疾患は複数であり，それらが互いに影響し，さらに各臓器の加齢変化が加わって，高齢者に特徴的な症状が出現している状態が，この症候群の発症機序である。

高齢者の診療では，各疾患単位のアプローチも必要であるが，この老年症候群の併発を考慮し，複数の科の医師，看護師，ケースワーカー，理学療法士，作業療法士，栄養士などが関わり，多方面からの検討が重要である。

4）廃用症候群

廃用症候群とは原疾患の有無や程度にかかわらず，不活発な安静状態が，長期間続くことによって生ずる心身の様々な不都合な諸症状を総称している。

高齢者の場合，病態が重症化しやすく，意欲低下などを合併することが多いため，安静臥床の時間が長くなり，高齢者の医療や介護では常に，廃用症候群の予防を種々の面より配慮する必要がある。

実際例としては，運動不足や関節運動欠如による筋萎縮や関節拘縮，体重負荷欠如による骨萎縮，骨の脱灰（だっかい）や尿路感染からの尿路結石，臥床継続による起立性低血圧，同一姿勢保持による静脈うっ滞が原因の静脈血栓症，同部位の長時間圧迫の褥瘡，膀胱留置カテーテル，おむつの長期使用による排尿排便失禁，日常生活からの隔離，孤独などからの精神的・心理的荒廃などがあげられる。

廃用症候群への対策としては，病態が許す限り，その基本は早期離床，自発的・他動的運動で，早期からの理学療法や作業療法，心理療法の開始である。

3　生活習慣病

厚生省（現・厚生労働省）は，1956年から使用されてきた「成人病」という用語を，1996年10月から「生活習慣病」と変更し，種々の生活習慣の注意を喚起している。

生活習慣病とは，生活習慣（食生活，運動，ストレス，飲酒，喫煙など）の問題が主な発症原因とされる糖尿病・脂質異常症・高血圧・高尿酸血症・肥満など

の総称で，これらは動脈硬化を進行させ，虚血性心疾患や脳血管障害などを併発する頻度を高くするものである。

① 動脈硬化

　動脈硬化症病理所見の定義としては，動脈壁の内膜が肥厚し，弾性線維や平滑筋細胞からなる中膜が変性し，本来動脈壁がもっている弾力性の減退とともに，石灰沈着などにより硬化を生じたものであるとされている。

　しかし本来，動脈の老化と動脈硬化は，重複することも多いが，基本的には異なる概念である。動脈は，内膜・内弾性板・中膜・外膜で構成され，動脈硬化症とは内膜の肥厚病変を伴う粥状硬化を生じている状態で，老化による主な変化は内弾性板や中膜でコラーゲンやカルシウムの増加，エラスチンの変性で壁が硬くなる状態のことである[5)]。

> **エラスチン**
> 線維状のタンパク質で，コラーゲンと同様に柔軟組織を形成している。

　動脈硬化発症機序の第一段階としては，動脈の内腔表面を構成する内皮細胞の障害である。次の段階として，中膜の血管平滑筋細胞が内皮細胞の変化によって刺激され，分化型から脱分化型へ形質変換し，動脈硬化を促進させる病的細胞に変化する。

　老化変化はこの内皮細胞のバリア機能の低下や増殖再生不能などをもたらし，動脈硬化の発症，進展を促進すると考えられている。

　動脈硬化の危険因子としては，高血圧，脂質異常症，糖尿病，肥満などであるが，老化に伴いそれらの動脈硬化に対する影響度は，統計的に低下する傾向にある。高齢者では血管の生理的，病的加齢変化をすでに生じていることが多いため，その年代で危険因子をどの程度に管理すべきか，検討を要する問題である。

② メタボリックシンドローム

　軽症でもいくつかの動脈硬化の危険因子が重複することで，動脈硬化性疾患の発症頻度が高くなることがいわれはじめ，1999年，この病態をWHOがメタボリックシンドロームと命名した。日本においても内科系8学会が統一して，動脈硬化性疾患である心筋梗塞や脳梗塞などの危険因子の数々を総称して，内臓脂肪を基本とする複合型リスク症候群を，日本人におけるメタボリックシンドロームとして，2005年4月に公表している。

　その診断基準は，必須項目となる内臓脂肪蓄積（内臓脂肪面積 $100cm^2$ 以上）のマーカーとして，ウエスト周囲径が男性で85cm，女性で90cm以上であることに加え，①血清脂質異常（中性脂肪［トリグリセリド］値150mg/dl以上，またはHDLコレステロール値40mg/dl未満，LDLコレステロール値140mg/dl以上），②血圧高値（最高血圧130mmHg以上，または最低血圧85mmHg以上），③高血糖（空

腹時血糖値110mg/d*l*）の3項目のうち2つ以上を有する場合であると規定している。また，現状で脂質異常症，高血圧，糖尿病に対する薬剤治療を受けている場合は，具体的な数値が上記の基準以下でも，それぞれの項目を有するものと評価する。

厚生労働省は2006年5月，40〜74歳の中高年世代5,700万人のうち2,000万人近くがメタボリックシンドロームとその予備群で，特に中高年男性では2人に1人が該当するという推計を発表している。

③ 高血圧

高血圧は加齢により増加し，65歳以上の高齢者の約60%が罹患しており，その受診率はあらゆる疾患のうち第1位である[6]。

1）高齢者高血圧の特徴と症状

収縮期圧の上昇が著しく，拡張期圧は50歳代で平坦化し，さらに高齢ではやや下降し脈圧が大きくなる。このような収縮期高血圧は，動脈硬化に基づく大動脈の伸展性，弾力性が低下することによる。

種々の状況の変化で，血圧の動揺性があり，時には過度の血圧低下もある。血圧の日内変動は大きく，夜間血圧は通常は軽度低下しているが，過度に低下する例（extreme dipper）やまったくしない例（non-dipper）がある。その他起立性低血圧や食後血圧降下を生じやすい傾向，早朝の昇圧（morning surge），白衣高血圧の増加などが指摘される。

これらの現象は，心血行動態や神経系，体液性の血圧調節機構の加齢変化に起因するものである。

2）高齢者高血圧の診断

高齢者においても高血圧の基準は140/90mmHg以上としているが，実際は心血管障害の増加を生ずるポイントとしては，この血圧よりやや高い値とする疫学研究結果が，数多く報告されている。研究によっては収縮期血圧が140〜150mmHg程度で，疾患リスクが最低とするものもある[7]。

上述したように，高齢者では血圧が種々の場面でかなり変化，動揺するため，安易に高血圧と診断し，早急な降圧治療を行うことは禁物である。

日常診療では家庭血圧測定が重要であり，可能であれば朝起床直後と就寝前，安静座位で2回測定し，その結果を診断および治療に反映させる必要がある。

3）高齢者高血圧の治療

60歳あるいは70歳以上の高血圧（160/90mmHg以上）の高齢者において，高

血圧の治療を行うことで，心血管系疾患（特に脳血管障害）の発症が，有意に抑制されている研究結果が数多くあり，その治療の必要性は証明されている[8]。

まずは無理のない程度に生活習慣（減塩，運動，減量，嗜好品など）を改善し，効果が認められない場合は，薬物療法によるアプローチが必要である。

❹ 肥　　満

肥満はその状態のみでは，糖尿病，高血圧，脂質異常症などと違い，医療的な処置として，経口薬などの治療がないため，重症な肥満以外は，軽視される傾向がある。しかし実際はノーマンらが肥満（上半身肥満），耐糖能障害，高血圧，高中性脂肪血症の4つを"死の四重奏（deadly quartet）"と提唱しているように[9]，1つの疾患としてとらえるべき病態である。

近年，日本人においても肥満は急増しており，しかも，日本人の中高年では欧米人に比べ，肥満の程度は軽度ながら生活習慣病などの合併率が高頻度である。そこで日本肥満学会では，日本人独自の肥満判定基準と肥満症の概念を提言しており，BMI（肥満指数：体重（kg）／身長（m）^{2}）は欧米では30以上が肥満と判定されるが，わが国では25以上を肥満と判定している。

高齢者では基礎代謝や消費エネルギーの減少が生じており，肥満を考慮した場合，摂取量を低下させていく必要がある。しかし，実際は長年の食習慣から食事量を減量せず，またやせることが外見的に老化して見えるなどといい，カロリーオーバーのままでその状態が継続されることが多くある。

高齢者においても肥満は，糖尿病，高血圧，脂質異常症，変形性膝関節症や変形性脊椎症などを生ずる原因となるが，実際はそれらの疾患は，すでに発症していることが多く，それらの病態の悪化が問題となる。

❺ 脂質異常症

日本動脈硬化学会は，脂質異常症を種々のコレステロール（善玉コレステロールのHDLコレステロール，悪玉コレステロールのLDLコレステロール，中性脂肪）の数値で，その診断基準を設定している。しかし，脂質異常症に関連する脂質の数値は，生理的にも加齢により変動し，高齢者では脂質異常症の傾向が多く認められ，虚血性心疾患などを生ずる脂質の閾値は高いとされている。したがって，脂質異常症の治療を開始する段階も，それなりに考慮されるべきではある。しかし，どの年代でも動脈硬化はさらに進行するため，その治療は必要である。

高齢者では脂質やコレステロールの摂取量が少ない傾向にあるため，食事療法を厳重に実行する必要はなく，また運動療法も制限される病態が多いため，

それらの治療法は無理のない程度でよいとされる。超高齢者（85歳以上）においては、コレステロールが高い群では、癌や感染症による直接死亡が少なく、栄養状態がよいため、その余命が延長されることも確かである。

❻ 糖尿病

高齢者の糖尿病といっても、発症が若壮年期と高齢期で、その症状や治療はかなり相違する。ここでいう高齢者の糖尿病とは、65歳以上に発症する糖尿病で、その発症頻度は16%程度であり、その割合は加齢に伴い上昇し、80歳以上では20%という報告もある。

高齢者糖尿病でも診断基準は成人と同様だが、治療開始時期のガイドラインとしては、a）空腹時血糖 140mg/dl 以上、b）糖負荷後血糖 200mg/dl 以上、c）HbA1c 7%以上、d）網膜症や微量アルブミン尿を認める場合、とされている。

食事療法、運動療法を行い、効果不十分の場合に薬物療法という基本は年代を通じて同様だが、その内容や程度は高齢者の場合、身体状況や精神心理学的な老化変化により、様々である。たとえば、栄養指導は長い間の生活習慣をある程度尊重するとか、運動療法は心疾患や関節症などの合併を考慮するなどである。特に現状で増加傾向にある多疾患を合併した高齢者糖尿病は、抑うつ状態に陥りやすい因子を多くもっているため、その治療に際しては、精神科医との連携を視野に入れておく必要がある[10]。

4 早老症

高齢者疾患の発症には、遺伝因子と環境因子の関与があると考えられている。遺伝子により老化が進行する例として、ウエルナー症候群やコケイン症候群、ハッチンソン・ギルフォード症候群（プロジェリア）などの遺伝性早老症が報告されている。また常染色体異常に関連した早老症症候群としては、ダウン症候群もその1つである。"老化遺伝子が存在し、長寿は遺伝する"という発想から、早老症は老化現象を知る上で注目され、ウエルナー症候群やコケイン症候群では、その責任遺伝子が解明されている。しかし、これら遺伝子異常の発現メカニズムは不明であり、さらなる研究が必要である。

ウエルナー症候群は常染色体劣性遺伝で、欠損遺伝子は8番染色体の短腕上のDNAヘリカーゼ様ドメインをもつ遺伝子と解明されている。本症は日本やイタリアに報告が多く、発症頻度は日本では100万人に1～3人の割合である。思春期以後の白髪・禿頭、皮膚の萎縮・角化、30歳前後の白内障、その

DNAヘリカーゼ
DNAの二重ラセンを解き、一本鎖DNAにする酵素のこと。

他，声の変化，筋肉・脂肪組織の萎縮，足潰瘍，動脈硬化，骨粗鬆症，性腺機能低下，糖尿病などがみられる。平均死亡年齢は47歳で，主な死亡原因は悪性腫瘍，動脈硬化疾患である。

　コケイン症候群は常染色体劣性遺伝で，ウエルナー症候群と同様に遺伝的成因としては，DNAヘリカーゼの異常が発見されている。日本における最近の調査では112例の存在が認められている。症状は2歳頃より成長障害が認められ，小頭症を呈し，老人様の顔貌である。精神遅滞，進行性の神経障害（筋強剛，振戦，難聴など），光線過敏などがみられる。10～20歳で主に神経障害の進行に起因する肺炎，呼吸不全などで死亡する。

　ハッチンソン・ギルフォード症候群はギルフォードにより最初に報告され，プロジェリア症候群と命名された。しかしプロジェリアという語は，広義に早老症全般を指して用いられることが多くなっている。狭義のプロジェリア症候群は800万人に1人とされ，散発例で父親の平均年齢が高く，常染色体優性遺伝である。生後1年以内に発症し，全身の皮膚および皮下脂肪組織の萎縮，禿頭や水頭症様の頭蓋，骨形成不全や低身長などを示す。知能を含め中枢神経の異常はない。平均の死亡年齢は13.4歳で，粥状動脈硬化による心筋梗塞による死因が多く認められている。

　その他個々の早老症に関しても解明されつつあるが，老化遺伝子の全貌を明らかにするには，今後かなりの時間が必要であろう。

●引用文献

1) 竹中星郎：老いの心と臨床．精神科選書14，診療新社，1994，p.7-8
2) 竹中星郎：老年精神科の臨床．岩崎学術出版社，1996，p.13-22
3) 吉田亮一，大友英一：老年者における慢性硬膜下血腫．浴風会紀要 1993；71：269-272
4) 吉田亮一，大友英一：老年期痴呆患者における慢性硬膜下血腫．臨床神経 1986；26：395-400
5) 森聖二郎，斎藤康：加齢と動脈硬化の危険因子の考え方．新老年学〔第2版〕，東京大学出版会，2002，619-623
6) 厚生統計協会：健康状態と受診状況，生活習慣病対策．国民衛生の動向・厚生の指標（臨時増刊）1998；45：81-111
7) Kannel WB, D'Agostino RB, Silbershatz H:Blood pressure and cardiovascular morbidity and mortality rate in elderly. Am Heart J 1997；134：758-763.
8) 日本高血圧学会高血圧治療ガイド作成委員会：高血圧治療ガイドライン2004年版．日本高血圧学会，2004
9) Norman M. Kaplan :The Deadly Quartet Upper-Body Obesity, Glucose Intolerance, Hypertriglyceridemia, and Hypertension. Arch Intern Med 1989；149：1514-1520.
10) 板垣晃之：老年者糖尿病の特徴．Geriat. Med 1990；28：27-31

第3章 代表的な病気と症状

1 皮膚の病気

　高齢者によくみられる皮膚の病気の代表的なものには，疥癬，白癬，帯状疱疹，皮膚そう痒症，接触性皮膚炎（かぶれ），褥瘡（床ずれ）などがある。なかでも疥癬，褥瘡については，その対応が遅れることにより症状の悪化を招くことが多く，重点的に解説したい。

1 疥　　癬

1）疥癬について

　疥癬虫（ヒゼンダニ）というダニの一種が皮膚に寄生することでおこる感染症である。疥癬虫は皮膚に小さなトンネルを掘り，1日に2～3個産卵する。卵は3～4日で孵化し，10～14日で成虫になって約30日間生存する。人体外では温度が25℃で3日間，12℃では約2週間生存が可能であるが，50℃になると約10分で死滅する。

　その感染経路は患者との接触による直接伝播と，衣類，寝具などからの間接伝播とがある。いまだに高齢者の間で集団発生のみられる疾患であり，特に，高齢者施設や高齢者を多く収容する病院では早期に発見し，施設全体での治療，対応が必要となる。最近ではデイケア，ショートステイの利用が増加してきているので，それにより自宅にももち込み，家庭内でも蔓延することがある。

　皮膚症状としては，紅色丘疹（赤いブツブツ），小水疱（小さな水ぶくれ）が，わきの下，へその周り，陰部，指の間などの皮膚のやわらかいところを中心にできる。通常，強い痒みを伴う。高齢者に多い乾燥肌に伴う湿疹との区別が難しいことがあり，湿疹の治療としてだされたステロイド外用剤により悪化，難治化する。

2）治療方法

（1）クロタミトン（商品名：オイラックス軟膏®）外用

　毎日2回，頸部以下全身に症状のないところも含め塗布する。特にわきの下，陰部，指の間は丹念に塗る。少なくとも4週間は治療する。その後は医師の指示のもとに治療の中止，継続を決める。虫体には有効だが，虫卵には無効

である。痒みにも有効である。

（2）γ-BHC（ガンマ-ベンゼンヘキサクロライド）外用

1% γ-BHCを頸部以下全身に症状のないところも含め塗布する。8時間以上おいて洗い落とす。症状に応じて1週間後に追加する。原則として、幼小児、妊婦には使用しない。虫体、虫卵の両方に有効である。この治療の間に、(1) の治療を行うことが多い。

（3）安息香酸ベンジル外用

10～30%の割合でオイラックス軟膏®に混合したものを1週間に2～3回、頸部以下全身に塗布する。刺激感が少なく、小児や高齢者でも使用が可能とされる。

（4）イベルメクチン（商品名：ストロメクトール®）内服

2006年8月21日付けで「疥癬」の適応症追加が承認され、保険適用となった。1回200μg/kgを内服し、症状に応じて1週間以上あけて追加内服する。介護者の不足しがちな高齢者施設では特に有用な治療法ではあるが、爪疥癬では虫体、虫卵が残る可能性があり、外用療法との併用が奨励されている。

（5）抗ヒスタミン剤内服

痒みに対して投与される。

（6）ムトウハップ入浴剤

入浴のできる者は市販されているムトウハップ®を入浴時に使用してもらう。虫卵には無効である。皮膚が乾燥しやすくなる点に注意が必要である。

3）生活上の注意

（1）同居者の管理

感染の可能性がある場合は皮膚科に受診し、必要に応じて同時に治療する。患者と寝具や器具（血圧計など）を共用しないように注意する。

（2）衣類やシーツなどの管理

こまめに洗濯する。洗えない寝具などは日光干しするか、乾燥機にかける。

（3）ノルウェー疥癬に対する対応

基本的に患者は隔離とする。衣類、シーツなどの管理としては、洗濯する前に50℃のお湯に10分間つけたり、洗濯後乾燥機にかけたり、アイロンがけをするなどの対策を十分行う。患者の使用した室内についてはピレスロイド系（除虫菊系）エアゾールなどの殺虫剤を撒布する。

ノルウェー疥癬
ノルウェーの学者がハンセン病患者におこった角化の強い疥癬を報告したことからこの名称がある。免疫低下のある患者や湿疹と誤診されステロイド外用剤を使用された患者でおこる。寄生ダニ数が多く、感染力が強い。

❷ 真菌症

高齢者にみられる真菌症の多くは白癬と皮膚カンジダ症である。
白癬については高齢者では症状を訴えないことが多いが、診察すると足爪白

癬はよくみられる。場合により陰部やからだにも感染するため治療が必要である。足白癬（水虫）では角化の強いタイプが多く，爪は混濁し厚くなる。からだや陰部では環状もしくは弧状のわずかに盛り上がった紅斑を生じ，中心部は褐色調の色素沈着を生じる。からだにできた場合は湿疹と間違えられて処方されたステロイド外用剤により難治化することがある。

皮膚カンジダ症については，寝たきりの高齢者ではおむつを使用することにより陰部のカンジダの発症がよくみられる。紅斑，びらんがあり，一部が浸軟（ふやけている状態）していたり，小膿疱（ちいさい膿のふくろ）を認める。また，拘縮により常に屈曲した状態になっている手掌の中央部が白く浸軟している場合はカンジダ症であることが多い。

治療としては基本的には抗真菌薬の外用療法が行われる。近年，特に爪白癬で積極的に施行されるようになった抗真菌薬の内服（テルビナフィン［商品名：ラミシール®］，イトラコナゾール［商品名：イトリゾール®］）については，高齢者ではしばしば高血圧症などの基礎疾患に対して多くの内服をしているため，薬剤の相互作用について十分に確認をしてから内服を考慮する必要がある。また，年齢的な肝・腎機能の低下もあるため，定期的な採血による副作用のチェックを十分に行う必要がある。

生活上の注意としては，高齢者では入浴が十分に行われないことがあり，その場合は清拭を心がけるようにする。

❸ 帯状疱疹

水痘（水ぼうそう）にかかった後，神経節に潜んでいた水痘帯状疱疹ウイルスが疲れやストレスなどでからだの抵抗力が落ちたときに再活性化されて生じる疾患である。どの年齢でもおこるが，高齢者では加齢に伴う免疫低下から比較的多くみられる。通常は1回罹患するのみであるが，稀に2回罹患することがあり，その場合には悪性腫瘍など免疫低下を生じる他の要因の検索を考慮する必要がある。

臨床症状としては顔面やからだの片側に，周囲に赤みを伴う水疱の集簇を認め，病名のように，それが神経の支配領域に沿って帯状に配列する。その部分を中心に神経痛を伴う。時に痛みは周囲に放散し，広く生じることがある。また，痛みが皮膚症状に先立ってでてくることがあるので，からだの片側に持続性の痛みを認める場合には1～2週間くらい皮膚症状の出現に注意する必要がある。皮膚症状がなく痛みのみの時期には，それが頭に生じると偏頭痛，胸に生じると狭心症の痛み，腰部に生じると腰痛と間違われて治療が行われることもある。

治療としては抗ウイルス薬の全身投与を行う。顔面の帯状疱疹では髄膜炎を

合併し重症化することがあるため，入院のうえ，抗ウイルス薬の点滴を行うことが多いが，高齢者の場合には年齢的な腎機能低下があるため，薬剤量の調整が必要である。また，高齢者では帯状疱疹後に神経痛が残ることが多い。

生活上の注意としては，しばらくは休養をとるようにする。水痘にかかっていない人，特に赤ちゃんには水痘としてうつす可能性があるので接触を避けるようにする。

❹ 皮膚そう痒症

加齢に伴い，皮脂の分泌の低下や角質細胞間脂質や天然保湿成分の合成が減少することから，高齢者では皮膚の乾燥が進行し，バリア機能が低下する。そのため外界の刺激に敏感になり，痒みが生じやすくなっている。予防としては入浴時の石けんの過剰な使用は避け，場合によっては1日おきに使用するなど注意する。乾燥が進んでいる場合は入浴後に保湿剤を使用することが必要である。

❺ 接触皮膚炎（かぶれ）

高齢者では腰痛，関節痛に対して消炎鎮痛剤の湿布の使用が増えるため，それに伴う接触皮膚炎が時々みられる。湿布の形に紅斑を生じることから診断は比較的容易である。同様の成分の湿布の使用により繰り返し生じることから，接触皮膚炎をおこしたときは湿布の名前とともにその主成分についても確認しておき，同様の成分の湿布を用いないように注意する。

❻ 褥瘡（床ずれ）

1) 褥瘡について

寝たきりの高齢者において最も管理が重要となる疾患である。

ほとんどが仰臥位で圧迫の生じる仙骨部におこる。また，座位により仙骨部の下方に生じることもある。最初は紅斑（赤み）のみの状態からびらんができる。この頃の管理を怠ると潰瘍化し拡大する。場合により横に大きく掘れた潰瘍を形成し難治化する。時に筋肉，骨などに至る損傷や関節腔，直腸，膣などに及ぶこともある。

2) 褥瘡の治療における大切なポイント

低栄養や貧血は創傷治癒の遅延をもたらし，脱水は循環動態の悪化をもたらす。また，持続的な圧迫に伴う局所の循環障害の結果，組織の変性，壊死が生

じる。したがって全身の栄養状態の管理と局所の外力の除去が重要である。さらに，二次感染を合併することで症状の進行を認めるので，病変部を尿，便の汚染から防ぐよう，清拭を心がけるなどの管理も必要である。

3）局所処置

（1）壊死物質が付着している時期

壊死物質は外科的もしくはブロメライン軟膏®などによる化学的なデブリードマン（除去）を行う。厚く黒色の壊死物質が付着してなかなか除去が難しいときには，スルファジアジン銀（商品名：ゲーベンクリーム®）を外用しておくと壊死物質が周囲から分かれて除去しやすくなる。

（2）2次感染を認める時期

急性の感染徴候を認める場合は一時的に抗生剤の全身投与を考慮し，局所的には清拭や水道水による十分な洗浄と感染に強いゲーベンクリーム®，白糖・ポビドンヨード配合剤（商品名：ユーパスタ軟膏®）などの外用を行う。

（3）肉芽形成を促す時期

（1），（2）の状態が改善した後は肉芽形成を促すような外用剤，トレチノイントコフェリル（商品名：オルセノン軟膏®），トラフェルミン（商品名：フィブラストスプレー®）などを使用する。

（4）上皮形成を促す時期

ブクラデシンナトリウム（商品名：アクトシン軟膏®），アルプロスタジル アルファデクス（商品名：プロスタンディン軟膏®）やデュオアクティブ®などのドレッシング材を使用する。

（5）初期の紅斑の時期

除圧に努め，摩擦を避ける意味でテガダーム®などの透明なドレッシング材を使用し，創部の経時的な観察を行う。

（6）局所の除圧

適切な除圧マットレスなどの購入を考慮する。

2 脳・神経系の病気

高齢者の寝たきりの主な原因である脳血管障害や認知症は，脳や神経系の加齢変化やその結果としての疾患と関連しており，高齢者の日常生活動作（ADL）や生活の質（QOL）に大きく関わっている。高齢社会が進展するなかにあって，脳神経系の障害をかかえながら生活する人々の増加は必至であり，これまで以上に介護の質が要求されるようになり，病態の理解の有無が介護にも反映されるはずである。

また，神経の変性疾患や遺伝性疾患の多くは難病であり，まだ治療法が確立していないものが多い。神経系の理解のためには，解剖をよく知ることが重要であり，この領域独自の用語があるので，それらについても十分に学んでほしい。

I 症　　状

❶ 意識障害と認知症

1）意識障害について

意識とは人が覚醒しているときに，自分自身のことや周囲の状況をはっきりと認識できる能力のことをいう。脳や身体に重大な病気があると病的な意識のくもり（意識混濁）を生じ，注意力が落ちて周囲の出来事をよく把握できなくなる。たとえば，今，何日の何時頃で，自分のいる場所はどこなのかもわからなくなることがある。これを「時間や場所についての見当識障害がおこっている」という言い方をする。意識のくもりには，軽度のぼんやりしている程度のものから，刺激しないと覚醒しない場合，刺激しても覚醒しない場合など，軽いものから重いものまでレベルの違いがある。

見当識障害
意識障害のほかに認知症でも生じる重要な症状である。

上記の意識清明度の障害に加えて，せん妄という特殊な意識障害がある。せん妄とは，軽度の意識のくもりがもとにあり，注意力，判断力が落ち，見当識障害，錯覚，幻覚，妄想などを生じ，不安，精神運動興奮の状態を伴うものである。

高齢者は耐性（物事に耐える能力）が落ちているので，身体疾患への罹患や，ささいな心理的ストレスなどでも容易に意識障害が誘発されることがある。夜間せん妄は夕方から夜間にかけてせん妄状態になることであって，高齢者に多い。せん妄は認知症（後述）に重なることもある。

錯覚，幻覚，妄想の定義
錯覚とは実際に存在するものを別のもののように知覚することで，「壁のシミがお化けに見える」などのことを指す。
幻覚とは実際には存在しないものを存在するかのように知覚することであり，実際には存在しない物や人が見える幻視や，実際には存在しない声や音が聞こえる幻聴がある。
妄想とは「誰かに殺される，誰かが自分の物を盗む」など誤った内容の出来事を信じ込んで訂正できない場合を指す。
幻覚や妄想は様々な病態で出現し，せん妄以外にも，認知症や統合失調症などで生じる。

せん妄を含む意識障害は永続するものではなく，回復可能であり，1日の中でも症状が変動しやすいという特徴がある。

2）認　知　症

以前は痴呆と呼ばれていた。精神活動の基盤である大脳の器質的病変（脳やその構成要素である神経細胞が壊れる病気）によって記憶力が低下し，人格の変化を生じるような状態を指す。

認知症は意識障害と比べると症状が固定的であり，治りにくい。なぜなら脳を形作っている神経細胞は大人では細胞分裂能力を失っていて再生しないからである。そのためいったん破壊された脳機能の回復は通常困難である。しかし，認知症を生じる病気の中には適切な治療により，改善するものもある。

なお，認知症は正常に発達した知能が成人後に何らかの器質的な脳の病気で

障害されるものである。これに対し，幼小児期から何らかの原因で知的能力の発達が障害される場合には，知的障害ないし精神遅滞という。

認知症を引きおこす医学的原因はとても多い。頭部外傷後遺症，脳炎後遺症，脳血管障害，様々な変性疾患（脳の特定部位の神経細胞が，萎縮し消失していく病気など）などがあげられる。

現在では，高齢社会を反映して，65歳以上の老年期の認知症が圧倒的に多い。我が国で現在150万人存在する。その主なものはアルツハイマー型認知症と脳血管性認知症であるが，最近レビー小体型認知症もかなり多いことが指摘されている。

なお，老年期には健常者であっても脳の生理的老化による物忘れが生じることがあり，認知症による記憶障害とは区別する必要がある。

認知症の中心となる中核症状は記憶障害であるが，それに加えて様々な問題行動を生じる周辺症状を伴うことがある。介護者の負担となるのは，むしろ周辺症状であることが多い。

中核症状と周辺症状
中核症状には記憶障害のほか，見当識障害，高次脳機能障害（後述）があり，認知症では必ず生じる症状である。周辺症状とは自発性・意欲の低下，抑うつ状態，幻覚，妄想，せん妄，徘徊，異食，弄便，不潔行為，攻撃的行為，不眠などであり，これらは認知症に伴って生じる場合もあれば，生じない場合もある。

❷ 高次脳機能障害（失語，失行，失認）

人の脳は大脳，小脳，脳幹などから成っている。大脳は様々な精神活動と関連し，左右の2つの半球から成り立っており，さらに前頭葉，頭頂葉，側頭葉，後頭葉に分けられる。部位によって営まれる精神機能は異なっている。大脳の一部が損傷されると，その部位が関わっている精神機能が特徴的に障害されることがある。そのような症状を高次脳機能障害ないし神経心理学的症状という。主に失語，失行，失認があげられる。これらは認知症に伴って生じることもあれば，無関係に生じることもある（図3-1）。

1）失　　語

失語とは大脳の言語中枢の器質的病変によって言語の表出や理解が障害された状態である。咽頭（のど）の動きが悪くなる病気によって言語表出がうまくいかなくなる構音障害とは異なる。言語中枢の存在する大脳半球を言語優位半球という。多くの人では左半球が言語優位半球である。失語には，書字や読字の障害も伴うことが多い。その際，かな文字よりも漢字のほうが理解しやすい傾向がある。

（1）運動失語（ブローカ失語）
他人の言うことはある程度理解できるのに，自分からは発語できない。優位（左）半球の前頭葉の一部（ブローカ中枢，運動性言語中枢）の損傷が原因。

（2）感覚失語（ウエルニッケ失語）
言語の理解が悪くなり，母国語であるにもかかわらず，未知の外国語を聞い

2．脳・神経系の病気

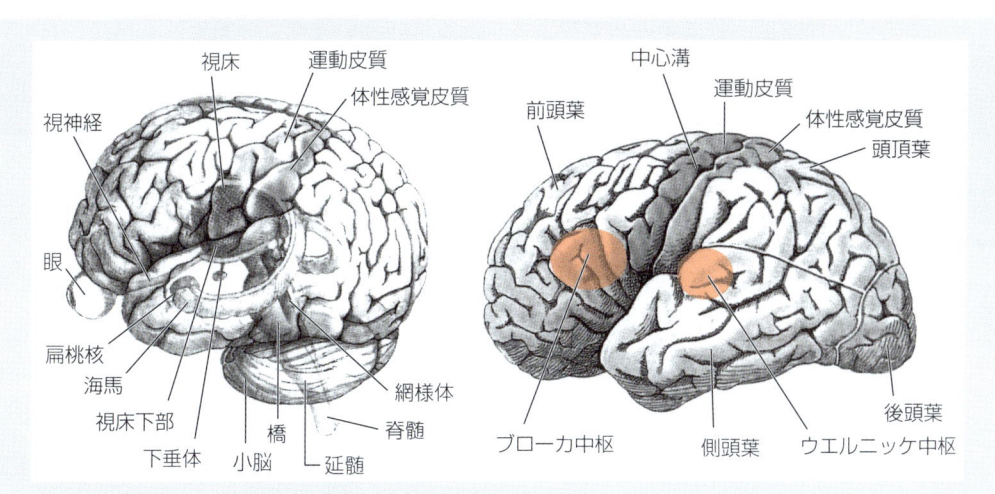

脳を左側から見た図。大脳は前頭葉，側頭葉，頭頂葉，後頭葉の4部分に分かれ，それぞれ高等な精神機能を分担して営む。運動皮質（領）から錐体路が発して反対側の随意的運動機能（自分の意志で身体を動かす）を支配している。体性感覚皮質（領）は身体の反対側の体性感覚を認知する。左前頭葉の一部のブローカ中枢は運動性言語機能を営み，左側頭葉の一部のウエルニッケ中枢は感覚性の言語機能を営む。視床は感覚の中継基地であり，海馬は記憶と関係する。脳幹（中脳，橋，延髄）は脳からの運動や末梢からの感覚の情報を伝える経路である。また，ここから12対の脳神経が出ている。呼吸，循環などの生命維持に重要な中枢もある。

図3—1　脳の構造

ているような状態になる。自発言語は可能だが，言い間違い（錯語）が多い。優位（左）半球の側頭葉の一部（ウエルニッケ中枢，感覚性言語中枢）の損傷が原因。

（3）健忘失語

物品の名称が思い出せない（換語困難）。病変部位は明確ではない。

2）失　　認

感覚を統合して対象を認識できないことを失認という。

（1）視覚失認

物を見ても何かわからないが，触ると何であるか認識できる。視覚中枢のある両側後頭葉の障害。

（2）相貌失認

家族のようなよく知っている人の顔を見ても誰なのかわからなくなる。その人の声を聞くと誰なのかがわかる。劣位（右）半球後頭葉の障害。

（3）視空間失認

物体が空間の中に占める位置が適切に把握できない。

　i　半側空間無視　　空間の左半側にあるものが無視され，食事のとき左半分の位置にあるものを食べ残したり，身体を左側にある物にぶつけたりする。劣位（右）半球頭頂葉の損傷。

　ii　地誌的障害　　よく知っている道や居場所がわからない。劣位（右）半

失　行
麻痺がなくてもある一定の行動ないし行動がうまくできないこと。次の5つがある。
①肢節運動失行：高度の麻痺がなくても運動の拙劣化をおこし，ボタンをかけるといった行動がうまくできない。失行のある肢の反対側の運動野（後述）近辺の障害。
②観念運動失行：動作を自動的に行えても，命じられるとできない。優位（左）半球の頭頂葉下部の障害。
③観念失行：ハサミで紙を切るなどの日常の物品（道具）を使用した動作がうまくできない。優位（左）半球頭頂葉の広い病変。
④構成失行：図形の模写ができない。優位（左）半球あるいは劣位（右）半球の頭頂葉の損傷。
⑤着衣失行：着脱衣のみ困難になる。劣位（右）半球の頭頂・後頭葉障害。

59

球頭頂・後頭葉の病変による。海馬傍回という部位の重要性も指摘されている。アルツハイマー型認知症でおこりやすい。

(4) 病態失認

(左側)片麻痺の患者が自分の麻痺を認めようとしないこと。その結果，リハビリの導入に支障になることがある。劣位(右)半球頭頂葉の障害。

❸ 運動障害

1) 錐体路の障害

随意運動(自分の意志で身体を動かす)に関与する神経機構は，大脳皮質から下行する上位運動ニューロン(錐体路)，脊髄前角細胞から始まる下位運動ニューロン，その支配を受ける筋肉からなる(図3-2)。なお，ニューロンとは神経細胞のことである。

大脳の前頭葉と頭頂葉の間に中心溝という溝があり，その前，すなわち前頭葉の後部を中心前回といい，ここに運動野が存在する。大脳皮質運動野にある神経細胞を上位運動ニューロンと呼び，この軸索(線維)は内包，中脳，橋を通り，延髄の錐体という場所で反対側へ交叉する。錐体で交叉した軸索はさらに脊髄側索という部位を下行して脊髄の前角細胞という次の神経細胞に接続する。これを皮質脊髄路ないし錐体路と呼ぶ。脊髄前角細胞は下位運動ニューロンとも呼ばれ，その軸索が脊髄からでて末梢神経となり直接に筋肉を支配する。こうして左側の大脳運動野は右側の手足を，右側の運動野は左側の手足を随意的に動かす働きをもっている。

以上の経路は自分の意志によって(随意的に)手足の運動をおこすように働く。したがって，この経路のいずれの障害によっても，自分の意志で筋肉を動かそうとしてもそれができなくなる運動麻痺をおこす。

上位運動ニューロン障害による麻痺と，下位運動ニューロン障害による麻痺の症状には違いがある(表3-1)。

上位運動ニューロン障害では筋の緊張が亢進(痙縮)し，筋萎縮は目立たない。麻痺は広汎で特定の筋肉に限局しない。

また，錐体路(上位運動ニューロン系)が障害されると，腱反射の亢進や病的反射の出現などが生じる。これを錐体路症状という。腱反射とは腱にハンマーで急な伸展を加えると，その筋肉が反射的に収縮することをいう。病的反射は正常では存在せず，病気になると出現する反射である。足底を尖った物でこすると足の拇趾が背屈するバビンスキー反射が，病的反射の代表である。

脳卒中などの片麻痺(身体の半身におこる麻痺)は上位運動ニューロンの障害による。前述のように，錐体路は延髄の錐体で反対側に交叉するので，延髄より上の脳損傷ではその反対側の麻痺を生じる。つまり，左側の脳損傷によって

内包
大脳基底核や視床の間にある場所。ここを運動や感覚に関わる情報を伝える神経線維の束が通っている。

2. 脳・神経系の病気

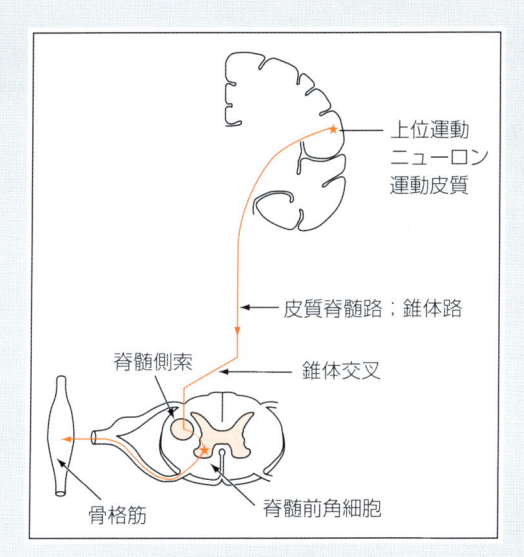

上位運動ニューロンは前頭葉中心前回の運動皮質（領）の神経細胞に始まり，その軸索（線維）は内包，中脳，橋を走行し，延髄錐体で反対側に交叉する。交叉した軸索は脊髄側索の皮質脊髄路（錐体路）を下行し脊髄前角細胞に連絡する。上位運動ニューロンには運動皮質（領）から脳幹の脳神経運動核に線維を送る皮質延髄路も含まれる。下位運動ニューロンは脳幹の運動核細胞や脊髄前角細胞である。この軸索は脳幹や脊髄から出て骨格筋を支配する。

図3—2　上位運動ニューロンと下位運動ニューロン

表3—1　上位運動ニューロン障害と下位運動ニューロン障害の症状の相違

	上位運動ニューロン障害	下位運動ニューロン障害
筋緊張	亢進	低下
麻痺の様相	痙性麻痺	弛緩性麻痺
筋萎縮	目立たない	著明
線維束性収縮	なし	あり
腱反射	亢進	低下
病的反射（バビンスキー）	あり	なし

右側の手足の麻痺（片麻痺）が生じることになる。また，麻痺側の腱反射亢進，病的反射の出現がみられる。

他方，下位運動ニューロン障害による麻痺では筋の緊張は低下し，筋萎縮があり，線維束性収縮という細かな筋肉のふるえを生じる。麻痺は特定の筋に限局することが多い。その際，腱反射は低下する。

大脳皮質運動野から下行する上位運動ニューロンには，脳幹の運動神経核に軸索を送る皮質延髄路という経路も含まれる。延髄（球ともいう）にある運動性の脳神経核は咽頭（のど）や舌の随意的な動きを支配している。延髄の損傷でこれらの脳神経の働きが損なわれると咽頭や舌の動きが悪くなり，構音障害（口がもつれてうまく話せない）や嚥下障害（飲み込みが悪くつかえる）を生じる。

これを球麻痺という。

　これらの脳幹の運動性神経核は左右の大脳運動野から両側性に支配されている。したがって，一側性の皮質延髄路障害では咽頭の麻痺症状はおこらないが，両側性の皮質延髄路障害では構音・嚥下障害をおこす。これを仮性球麻痺（球麻痺に似ているが，延髄自体の損傷によるものではないという意味）といい，多発性脳硬塞などでおこる。

2）錐体外路系と小脳

　上記の錐体路系に加えて，錐体外路系と小脳も運動機能調節に関与している。

　錐体外路系は大脳基底核という大脳の深部にある神経細胞のかたまり（線状体［尾状核，被殻］，淡蒼球，黒質，視床下核）であり，この部位は自分の意志とは無関係に（不随意的に）運動機能を調節している。ここが障害されると，自分の意志とは無関係に身体が動きすぎてしまう舞踏病（速い不随意運動）や，アテトーゼ（遅い不随意運動）という症状，あるいは反対に身体が動きにくくなるパーキンソン症状（無動［身体の動きにくさ］，固縮［筋肉のこわばり］，振戦［ふるえ］）を生じることがある。また小脳障害では麻痺がないにもかかわらず随意運動を円滑に行えず，姿勢やバランスを保持できない運動失調を生じる。

❹ 感覚障害

　身体の皮膚などで感じとる感覚を体性感覚という。体性感覚には表在覚（触覚，痛覚，温度覚）と深部覚（位置覚，振動覚）がある。位置覚は閉眼させて自分の手足の位置がどのあたりにあるかを述べさせて調べる。振動覚は振動する音叉を骨部分にあてて調べる。表在覚も深部覚も末梢神経を介して脊髄に入り，次いで反対側に交叉して視床，さらには内包を経由してから，感覚領に到達して知覚される。大脳の前頭葉と頭頂葉の間に中心溝という溝があり，その後ろ，すなわち頭頂葉の前部を中心後回といい，ここに体性感覚領が存在する。右半身の体性感覚は左大脳の感覚領で知覚し，左半身の感覚は右の感覚領で知覚する。

　したがって，左側の脳損傷があると右側半身の体性感覚障害を生じる。たとえば，左半球に脳卒中をおこすと右半身のしびれ感や感覚鈍麻を生じ，風呂に入ると右半身でのお湯の熱さがわからなくなる。また，視床が損傷されると反対側の半身に痛みを生じることもある。

II 病　　気

❶ 老年期認知症

1）アルツハイマー型認知症

(1) 原因など

　根本的原因は不明である．大脳神経細胞の変性疾患．大脳の神経細胞が破壊され消失していき，大脳の萎縮を生じる．β-アミロイドという異常で有毒なタンパク質が脳内に蓄積して，神経細胞を破壊していくことが発症に関係しているとの説が有力である．一部のアルツハイマー病では原因遺伝子も発見されている．高齢になるほど発症が多くなり，65歳以上の高齢者の約5％，100万人ほどと推計される．数は少ないが40歳位から発症する人もいる．以前はこの初老期発症の場合をアルツハイマー病と呼んでいたが，現在は発症年齢を問わずにアルツハイマー病と呼ぶ．

(2) 症　　状

　物忘れなどの症状がいつとはなしにはじまるが，生理的物忘れとは異なり，緩徐に進行して最終的には高度の認知症になることが多い．記憶は最近のことからさかのぼって，だんだんに昔の記憶まで失われていく．海馬という記憶に関係する場所の損傷が認知症の強い記憶障害と関係している．

(3) 治　　療

　i　薬　物

　ア．記憶障害への治療薬：脳内の記憶に関係する神経伝達物質であるアセチルコリンを増やす薬剤（ドネペジル［商品名：アリセプト®］）を使用すると，初期であれば進行を遅らせることができる．しかし症状の進行を停止させることはできない．最近はβ-アミロイドの蓄積を減少させるような薬物開発が行われており，期待がもたれている．

　イ．周辺症状（興奮，暴力行為，妄想［もち物が盗まれたと訴える物盗られ妄想など］，うつ状態，不眠）への薬物療法：抗精神病薬（元来は統合失調症の治療薬），抗うつ薬，睡眠薬，漢方薬（抑肝散）などの使用によりかなり改善することがある．

　ii　心理療法やケア

　ア．感情面への配慮：知的能力は低下しても感情面での反応は保たれているので，人格の尊厳に配慮することが何より重要である．

　イ．生活面のケア：様々な生活上の工夫で患者をサポートすることが必要である．日めくりカレンダーの使用，トイレの場所を「便所」と大きな字ではっきりと示す，徘徊の多い人には衣服に住所・名前の札をつけるなど．

　ウ．回想法，音楽・絵画療法などの心理療法が有効な場合がある．回想法と

アルツハイマー
　Alois Alzheimer（1864～1915）
　20世紀初頭のドイツの精神科医でアルツハイマー病の最初の症例報告を行った．人名のついた病名は数多いが，アルツハイマー病は人名のついた病気の中で最も多数の患者がいる病気である．

アルツハイマー病の経過
　第1期：物忘れが目立つ．電話で話した内容をすぐ忘れてしまう．女性だと家事ができなくなり，味付けがおかしくなる．字がうまく書けなくなる．
　第2期：場所や時間がわからなくなる．つまり見当識の障害をおこす．徘徊を生じ，迷子になる．言語理解や表現能力が低下し，まとまった作業能力が低下する．
　第3期：日常生活全般に介護を必要とする．家族の名前や顔がわからない．トイレや着替えができなくなる．アルツハイマー病では初期，中期には身体的障害は目立たないが，最終的には寝たきりとなり，衰弱，肺炎などで死亡する．

は患者は新しいことは記憶できないが，古い記憶は残っているので，昔使用していた物品などをきっかけにして古い記憶を呼びおこし，患者同士でなつかしい思い出を語り合うことで感情や意欲を保ち向上させ，認知症の進行を抑えようとする試みである。また，音楽や絵画を通して自己表現や非言語的な感情交流を促し，よい効果をあげることもある。

2）脳血管性認知症

(1) 原因など

脳の動脈硬化が原因で，脳硬塞（脳の血管が詰まる），脳出血（脳の血管が破れて脳内に出血する）などの脳血管障害（後述）をおこし，認知症を生じるものである。脳の血流が障害されて脳の一部が壊死することによる。

(2) 脳血管性認知症の症状

物忘れ，記憶障害が中心症状であるが，アルツハイマー病のような全般性のものではない。いわゆる，まだら認知症がみられる。まだら認知症とは家族が誰かがわからなくなるが，財産がどれくらいあるかは覚えているなど，知的能力の低下にむらがあることを指す。

また脳血管障害によって脳が部分的に損傷されているので，手足の麻痺，感覚障害，仮性球麻痺（嚥下困難，構音障害），神経心理学的症状，尿失禁などを併せもっていることがある。

ささいな刺激ですぐに泣き出したりすることを感情失禁というが，これは脳血管性認知症に特徴的である。意欲，自発性の低下，抑うつ症状，せん妄などもおこしやすい。

(3) 治療や予防

脳硬塞の場合は血栓をおこしにくくする抗血小板薬（アスピリンなど）などを使用する。

動脈硬化をおこしやすい危険因子の治療が重要。高血圧，糖尿病，肥満，脂質異常症などの生活習慣病の予防，治療が肝要である。

脳血管障害の患者は寝たきりになりやすいので，理学療法などのリハビリが必要である。

周辺症状の治療，心理療法やケアについてはアルツハイマー型認知症の項目を参照。

3）レビー小体型認知症

(1) 原因など

最近，アルツハイマー病と脳血管性認知症に次いで多い認知症であることが明らかにされ，注目されるようになった脳変性疾患である。

進行性の認知症に加えて，パーキンソン症状（動作が遅くなる，筋肉がこわば

脳血管性認知症の種類

①脳卒中による大病変：太い血管の梗塞や，大きな血管の大出血がおこり，脳の広い範囲が障害される，いわゆる脳卒中に伴うもの。しかし，すべての脳卒中症例で認知症を生じるのではなく，認知症を合併しない人も多い。

②多発梗塞性認知症：1つでは症状をおこさないような小梗塞が多発することによって生じる認知症。

③白質の循環障害（ビンスワンガー病）：脳の表面（皮質）には神経細胞の細胞体が多く，肉眼でも灰色に見えるので灰白質という。内側に入った部分は神経細胞から出る神経線維（軸索）が多く，白く見えるので白質という。その白質に行く細い血管が徐々に詰まって，その結果認知症を生じるもの。

④海馬，視床の病変：海馬や視床という部分は記憶形成に重要な役割を担っているので，これらの部分では小さな血管障害であっても，強い記憶の障害を生じる。

る，手がふるえる，小刻み歩行となる）や，ありありとした幻視（亡くなった両親が立ってこちらを見ているなど具体的であり，その内容をよく記憶している）を生じる。認知症の程度は固定的でなく変動するという特徴がある。また転倒が多い。

（2）治　療
　記憶障害にはドネペジルを使用する。パーキンソン症状にはパーキンソン病の治療薬（後述），幻視などの精神症状には副作用の少ない非定型抗精神病薬（クエチアピン［商品名：セロクエル®］など）を使用する。

4）その他の認知症
（1）ピック病
　原因不明の脳変性疾患であり，40歳代から50歳代の初老期に発病。人格と関連している前頭葉，側頭葉に限局した萎縮を生じる。そのため初期には独特な人格変化を顕著に生じる。たとえば，周囲の人へ真面目な対応をしようとせず人をくったような態度を示す。あるいは万引きなどを繰り返しても平然としている。初期には認知症は目立たないが進行すれば認知症となる。根本的治療法はない。

（2）進行性核上麻痺
　頭部の背屈姿勢，眼球運動障害（特に下方視障害）とそれが原因の歩行障害が目立つ。固縮（筋肉のこわばり），動作緩慢，小刻み歩行などパーキンソン病に類似しているが，パーキンソン病治療薬は無効であり，パーキンソン病とは異なる原因不明の変性疾患である。仮性球麻痺（構音障害，嚥下困難）や認知症を生じやすい。

（3）慢性硬膜下血腫
　脳は重要な臓器なので，表面から頭蓋骨，硬膜などで覆われ守られている。硬膜と脳実質の間には静脈がある。高齢によって徐々に脳が萎縮すると，その静脈が伸展され，ちょっとした頭部打撲などの後に，静脈が切れて徐々に出血し，硬膜下に血腫を形成して脳実質を圧迫することにより発症する。不活発，認知症様となる。脳外科的に手術で血腫を除去すれば回復する，治療可能な認知症である。

（4）正常圧水頭症
　くも膜下出血，頭部外傷，髄膜炎などに続発することが多いが，原因が特定できない特発性のこともある。中年以後の歩行障害（よちよち歩き），尿失禁，認知症が3大症状。脳室内や脳の周囲にある髄液の吸収障害が原因で，溜まった髄液によって脳が圧迫されて発症する。溜まった髄液を脳から腹腔などへ流し出すシャント手術をすると回復することがある。治療可能な認知症である。

レビー小体病
　レビー小体型認知症では，病理学的に神経細胞内にレビー小体という円形の構造物が出現する。レビー小体が脳幹部に蓄積するとパーキンソン病（後述）となり，大脳皮質に溜まるとレビー小体型認知症になると考えられている。現在は両者を合わせてレビー小体病ともいう。レビー小体内にはαシヌクレインというタンパク質が蓄積していて，それが神経細胞を障害すると考えられている。
　レビー小体という病気の概念を提唱したのは，日本人研究者の小阪憲司である。

❷ 脳血管障害

　脳血管障害とは，脳の動脈の虚血または出血により脳の一部分が損傷された状態をいう。突然に発症することが多く，脳卒中と呼ばれる。脳血管障害の死亡率は悪性腫瘍，虚血性心疾患に次いで第3位である。脳血管障害は生命の危険に加えて，生存しても何らかの後遺症や認知症を残すことがあり，今後も増加が予想されるQOLに関わる重要な疾患である。

　脳卒中急性期では，緊急に，できれば発症3時間以内に適格な医学的治療を受けることが重要であり，まずは救急病院に搬送する必要がある。その間，安全な場所に寝かせ，気道を確保する必要がある。片麻痺がある場合には，麻痺側を上にして身体を横に寝かせるとよい。

　高齢者の寝たきりの原因の40％は脳卒中である。したがって，寝たきり防止のための早期からのリハビリも重要である。

1）脳出血

　脳実質内への動脈からの出血が脳出血である。原因として高血圧が最も多い。高血圧性脳出血は被殻に最も多く，次いで視床に多い。

　脳出血は日中活動時に発症しやすく，頭痛，嘔吐があり，意識障害を生じることが多い。被殻出血でも視床出血でも内包（ここを錐体路や感覚経路が通っている）が障害されることが多いので，病巣反対側の片麻痺や感覚障害を生じる。小脳出血では激しいめまい，嘔吐をおこし，運動失調を生じる。橋出血では急速な意識障害と四肢麻痺を生じ，生命の危険が強い。

　小脳出血や脳幹出血で急性期に脳幹を圧迫して死亡する恐れのある場合や被殻出血では血腫除去のために外科手術を行うことがある。内科的には脳圧亢進予防のため脳浮腫の治療（グリセロール液の点滴など）を行う。

2）くも膜下出血

　脳動脈瘤の破綻によるものがきわめて多い。脳を包んでいるくも膜の下に出血が広がる。吐き気，嘔吐を伴う突発性の激しい頭痛で発症する。頸部を前屈させると抵抗がある項部硬直という症状が出現する。

　再出血予防のため，外科的治療として脳動脈瘤の根元を金属のクリップで挟むクリッピングなどがある。再出血をおこすと生命予後が悪くなる。

3）脳梗塞

　脳に行く動脈が詰まる虚血によって生じる脳組織の壊死を脳硬塞という。虚血性脳血管障害の成因には血栓と塞栓がある。血栓形成の大きな原因はアテローム硬化である。また，不十分な心拍出量や循環血液量の低下などで梗塞が

発生する血行力学性の機序によることもある。脳塞栓とは栓子によって脳動脈が閉塞することをいう。

（1）アテローム血栓性梗塞

皮質の直径15mm以上の梗塞。比較的大きな動脈の血管壁の内側にコレステロールなどが溜まり，粥種（アテローム）という塊ができる。これが動脈硬化であるが，この粥状硬化があり，動脈内腔が狭くなり血栓が形成され閉塞して梗塞が生じる。アテローム血栓性梗塞は数日かかってゆっくり階段状に進行することが多い。

主要な脳血管が詰まった場合の症状を簡単にまとめると，前大脳動脈閉塞では主に前頭葉が障害され，認知症，人格変化，自発性の欠如，吸引反射（口唇をこすると口を尖らす反射），強制把握（手掌をこすると把握する反射），反対側の片麻痺などの出現をみる。中大脳動脈主幹部閉塞では前頭葉，頭頂葉，側頭葉にまたがる広範な障害をおこし，意識障害，反対側の片麻痺や感覚障害，同名半盲，失行，失認を生じる。右半球病変では半側空間無視や病態失認をおこし，左半球病変では失語を呈する。後大脳動脈閉塞で主に後頭葉が障害されると，視覚失認（物を見ても何かわからない）などを生じる。脳底動脈主幹部閉塞では回転性めまいや悪心，嘔吐を発症して昏睡となり，四肢麻痺，縮瞳，血圧・体温の上昇，呼吸異常をおこし，早期に死亡する。

治療は，抗血小板療法として低用量のアスピリンが症状の進展や再発の予防に用いられるが，胃潰瘍などの既往に注意が必要である。最近，脳梗塞の超急性期（発作後3時間以内の症例）治療に血栓溶解剤である組織プラスミノーゲン活性化因子［tPA］という薬剤が使用されるようになり好成績をあげている。

アテローム血栓性梗塞の予防としては，動脈硬化の危険因子である肥満，高血圧，脂質異常症，糖尿病の予防が重要である。

（2）心原性塞栓性梗塞

心房細動などの不整脈があると心臓内（左心房内）に血栓を生じ，それが飛んで，栓子となって突発的に脳の動脈を閉塞する。かつて心房細動の多くはリウマチ性心疾患によるものであったが，近年は加齢によるものが増加している。健常な動脈が突然閉塞されるので，大梗塞を生じやすい。再発予防のために抗凝固療法としてワルファリンを投与する場合がある。

（3）ラクナ梗塞

脳深部の15mm以下の小梗塞である。脳実質の中の細い末梢の動脈である穿通枝におこることが多い。高血圧が原因のことが多い。当初は目立った症状はなくても，多発すると脳血管性認知症を生じる。

（4）一過性脳虚血発作（TIA）

脳の虚血により，一過性の神経症状を呈するが，脳梗塞に至らない発作。発作は24時間以内（大部分は2〜15分が多い）に回復するが，脳卒中の前駆症状

主な脳の動脈
脳は左右の内頸動脈と椎骨動脈の4本で灌流されている。内頸動脈は中大脳動脈と前大脳動脈に分かれ，主に大脳の前3分の2を灌流している。左右の椎骨動脈は合流して脳底動脈を形成し，脳幹と小脳を灌流する分枝を出した後，左右の後大脳動脈に分かれて大脳後部を灌流する。

同名半盲
右目も左目も同側（たとえば左側）の視野が欠損すること。通常，一側の大脳の損傷によって反対側の視野の欠損がおこる。

として重要である。

内頸動脈系 TIA では，片側性の運動麻痺，感覚障害，失語，失認などがみられ，20 〜 40％が脳梗塞に移行すると報告されている。椎骨脳底動脈系 TIA では，四肢や顔面の様々なかたちの脱力や感覚障害，脳神経症状を伴うことが多い。

治療には抗血小板薬（アスピリン，クロピドグレルなど）が使用され，心原性塞栓にはワルファリンによる抗凝固療法が選択される。

❸ 変性疾患

1) パーキンソン病

50 〜 60 歳代の発症が多く，脳の変性疾患としてはアルツハイマー病に次いで多い。錐体外路系の，特に黒質線状体系というドパミンを神経伝達物質として使用している神経細胞の変性が生じることが原因。しかし，なぜそのような変性がおこるかまだよくわかっていない。中脳黒質の神経細胞内にレビー小体という構造物がみられることが多い。

無動症（身体の動きにくさ，仮面様の表情のない顔，前屈姿勢，すくみ足という歩き出しにくさ，小刻み歩行など），固縮（筋肉が固くなり，検査する人が患者の手首や肘関節をもって動かすと，ガクガクと歯車のような抵抗がある），振戦（安静時の手のふるえ），姿勢保持障害（身体のバランスが悪くなり，転びやすかったり，歩き出すときに突進歩行になる）が主症状。うつ状態になることも多い。かつてパーキンソン病では認知症を生じないといわれていたが，治療法の進歩によって延命する人が増え，その結果，認知症発症も目立つようになった。これは前述のレビー小体型認知症と関連している。

パーキンソン病では脳内のドパミンという神経伝達物質が減少して神経学的症状を生じているので，欠損しているドパミンを補充する治療薬（L-ドーパという薬は投与されると神経細胞内でドパミンに変化し，ドパミンが増える。ドパミンを受けとる受容体を直接刺激する薬剤もある）が用いられ有効なことが多い。しかし，これらの投与量が多すぎると手足や口が勝手に動いてしまうジスキネジアという症状や，幻覚妄想を生じることがある。また薬剤を急に中断すると悪性症候群（高熱や強い固縮）をおこすことがある。

そのほか，脳外科的に錐体外路の一部を凝固させる，あるいは電気刺激するなどの定位的脳手術治療法もある。

パーキンソン病以外でパーキンソン症状を呈する病態があり，それらをまとめてパーキンソニズムという。

パーキンソン病を患った著名人
ヒットラー，前ローマ法王ヨハネ・パウロ2世，ハリウッド俳優マイケル・J・フォックス，元ボクサーのモハメド・アリなど数多い。

パーキンソン
James Parkinson (1755 〜 1817)
英国の医師。1817年にパーキンソン病について，初めて報告した。

パーキンソニズム
これには前述の進行性核上麻痺や後述のシャイ・ドレーガー症候群などがある。さらに大脳基底核のラクナ梗塞の多発や線条体黒質変性症が含まれる。線条体黒質変性症はパーキンソン病に酷似しているがパーキンソン病治療薬が有効ではなく，パーキンソン病や進行性核上麻痺とは異なる変性疾患である。また抗精神病薬（統合失調症治療薬）の副作用で生じることもあるが，最近使用されるようになった非定型抗精神病薬ではこの副作用は少ない。

2．脳・神経系の病気

2）脊髄小脳変性症

運動失調（筋力はあるが，協調運動が損なわれて振戦や千鳥足歩行などを生じる）を主な症状とする原因不明の変性疾患の総称で，有病率はわが国では人口10万人あたり約10人と推定されている。以前は病変部位による分類が行われたが，近年，原因遺伝子が次々と同定されるようになり，新しく遺伝性と非遺伝性の分類がなされるようになっている。約40％が遺伝性であるとされ，常染色体優性遺伝が大部分を占める。

（1）非遺伝性脊髄小脳変性症

i　オリーブ橋小脳萎縮症（OPCA）　中年以降に緩徐に発症。特に橋・小脳系の変化が強い，原因不明の変性疾患である。

起立歩行時の失調などの小脳症状，振戦，固縮，無動などの錐体外路症状がみられ，後に起立性低血圧や膀胱直腸障害などの自律神経症状を呈する。

ii　晩発性皮質小脳萎縮症（LCCA）　50〜70歳代の発症で，OPCAよりも高齢の男性に多くみられ，OPCAよりも進行はゆっくりである。下肢，続いて上肢の運動失調，書字障害などがみられる。アルコール中毒や悪性腫瘍（肺癌）との関連が深い。

iii　シャイ・ドレーガー症候群　自律神経症状が目立つという特徴がある。中年の発症が多く，進行性である。インポテンツ，起立性低血圧，膀胱直腸障害，発汗異常などの自律神経症状とパーキンソニズム，小脳症状（失調症状，構音障害など）が認められ，進行する。起立性低血圧が高度になると失神を伴うことがある。

（2）遺伝性脊髄小脳変性症

フリードライヒ失調症　10歳前後に発症し，進行性である。ふらつきや，速く走れないなどの歩行障害や，位置覚の障害が原因となる脊髄性運動失調がみられ，20歳代で歩行不能となる。凹足，脊椎側彎を高率に合併する。死因は心疾患が多い。

3）運動ニューロン疾患

運動ニューロンのみが系統的に，選択的・進行性に冒される原因不明の変性疾患である。この代表が筋萎縮性側索硬化症である。運動ニューロンには上位運動ニューロンと下位運動ニューロンがある。運動ニューロン疾患のうち筋萎縮性側索硬化症では必ず上位運動ニューロンと下位運動ニューロンの障害がある。

筋萎縮性側索硬化症（ALS）

40〜50歳代が発症年齢のピークである。男性に多くみられ，罹患率は4〜6人/10万人である。上位運動ニューロン，下位運動ニューロンともに変性・脱落がみられる。

多系統萎縮症
シャイ・ドレーガー症候群，OPCA，線状体黒質変性症などを，小脳，錐体外路系，自律神経系という多系統の変性が共通して生じる疾患群としてまとめて，多系統萎縮症と呼ぶことがある。

運動ニューロン疾患あれこれ
脊髄性進行性筋萎縮症は脊髄の下位運動ニューロンのみ，進行性球麻痺では延髄の下位運動ニューロンのみの障害をおこす。しかし，これらも含めて筋萎縮性側索硬化症ないし運動ニューロン疾患と呼ぶことも多い。かつて米国で鉄人の異名があった野球の名選手，ルー・ゲーリックがこの病気で亡くなったのでルー・ゲーリック病ともいう。世界的理論物理学者ホーキングも長年，この病気を患っている。

上位運動ニューロンが障害されると錐体路徴候としての腱反射の亢進，病的反射などを生じる。また強制泣き，強制笑いがみられる。これはささいなきっかけで，またはきっかけもなしに情動を伴わずに発作的かつ不随意的に，泣いたり笑ったりするようにみえる表情を生じることである。

下位運動ニューロン障害では線維束性収縮（筋肉表面が細かく収縮すること），筋力低下，筋萎縮，嚥下障害，構音障害，咀嚼筋力低下が認められる。

発症は緩徐で，筋力低下が手からはじまり，種々の程度に腱反射亢進などの錐体路症状や，嚥下困難，構音障害などの球麻痺症状が出現する。ALSでは出現しにくい症状があることも重要であり，これを4大陰性徴候と呼び，次の症状を指す。膀胱直腸障害がない，眼球運動障害がない，感覚障害がない，褥瘡がない。有効な治療法はなく，最終的には呼吸筋の麻痺による呼吸障害に対して人工呼吸器を使用する例が多い。

4 末梢神経疾患

種々の原因によって末梢神経に病変が生じることを末梢神経障害ないしニューロパチーという。原因として，末梢神経そのものの病変によるものや，全身性疾患の随伴症状として現れるものがある。

(1) 多発ニューロパチー

末梢神経の広範な障害により生じる臨床症状の総称。左右対称性に四肢末端に症状が強く，体幹に近づくにつれて軽度となるような筋力低下と，感覚障害および腱反射の減弱をみる。感覚障害の場合，四肢末端で手袋や靴下をつけたような分布を示すため，手袋靴下型感覚消失という。原因は多種多様で，ウイルス感染後，代謝障害，膠原病，中毒などがあげられる。

(2) 単ニューロパチー

単神経の支配領域に感覚障害や運動麻痺がおこる。

3 心臓と血管系および血液の病気

1 高血圧

血圧とは，心臓から出た血液が血管壁に対して作り出す圧力で，心室が収縮したときの収縮期（最高）血圧と心室が拡張したときの拡張期（最低）血圧がある。日本高血圧学会の血圧分類（表3-2）では，収縮期血圧140mmHg以上，かつ/または拡張期血圧90mmHg以上を高血圧と定義している。

高血圧には原因が明らかでない本態性高血圧と，腎臓や内分泌器官などの他

3. 心臓と血管系および血液の病気

表3—2　成人における血圧の分類

分類	収縮期血圧（mmHg）		拡張期血圧（mmHg）
至適血圧	＜120	かつ	＜80
正常血圧	120〜129	かつ/または	80〜84
正常高値血圧	130〜139	かつ/または	85〜89
Ⅰ度高血圧	140〜159	かつ/または	90〜99
Ⅱ度高血圧	160〜179	かつ/または	100〜109
Ⅲ度高血圧	≧180	かつ/または	≧110
（孤立性）収縮期高血圧	≧140	かつ	＜90

出典）日本高血圧学会：高血圧治療ガイドライン 2014

臓器疾患が原因でおきる二次性高血圧に分類される。高血圧症の9割以上が本態性高血圧である。

高血圧は初期の段階では無症状のことが多く、高血圧が進行し、心臓・脳・腎臓・眼などの臓器に合併症が発生すると、それらの症状が出現してくる。

高齢者高血圧の特徴として、

①収縮期血圧の上昇に比して拡張期血圧の上昇が緩慢なため脈圧（血圧の差）が大きいこと

②血圧が動揺しやすく朝方に高いこと

③血圧を下げすぎると、めまいやふらつきなどの症状が出現したり、脳梗塞の危険が増すこと

などがあげられる。

血圧は白衣高血圧（普段の血圧は正常なのに病院では高値）という言葉が示すように、精神的緊張や時刻により変動する。したがって血圧測定の際には、血圧の日内変動を考慮し精神的に安定させ、何回か繰り返し測定した後に、血圧値を判定することが大切である。

高血圧を放置すると、動脈硬化が促進され、心臓（心不全、心肥大）、脳（脳卒中）、腎臓（腎不全）、眼（眼底出血）などの臓器に合併症が出現し、日常生活の質低下や寿命にも多大な影響を及ぼす。

高血圧治療は、臓器合併症の予防とその進展阻止を目的に行われる。そのため、血圧の数値だけでなく臓器障害、心血管病の危険因子の有無を含めて治療方針が決定される。2014年の日本高血圧学会の治療ガイドラインでの降圧目標を表3-3に示す。

また、生活習慣の修正項目を表3-4に示す。

これらの生活習慣の改善によっても適正な降圧が得られないときには、薬物療法を適用する。降圧剤は血圧が調整できたなら減量や中止できるので、臓器合併症への移行を阻止するためにも適宜服薬することが大切である。また、定期的に臓器障害の評価（眼底、心機能、脳動脈硬化、腎機能検査）を行い、早期発見して治療に結びつけること（二次予防）も重要となる。

動脈硬化促進の危険因子
加齢、高血圧、高コレステロール血症、糖尿病、喫煙、肥満、運動不足、ストレスなど

心臓血管系疾患の危険因子
3大危険因子である高血圧、喫煙、高コレステロール血症に、肥満、糖尿病、高尿酸血症、運動不足などの因子も加わる。

第3章 代表的な病気と症状

表3―3 降圧目標

	診察室血圧	家庭血圧
若年，中年，前期高齢者患者	140/90 mmHg 未満	135/85 mmHg 未満
後期高齢者患者	150/90 mmHg 未満（忍容性あれば 140/90 mmHg 未満）	145/85 mmHg 未満（目安）（忍容性あれば 135/85 mmHg 未満）
糖尿病患者	130/80 mmHg 未満	125/75 mmHg 未満
CKD患者（タンパク尿陽性）	130/80 mmHg 未満	125/75 mmHg 未満（目安）
脳血管障害患者 冠動脈疾患患者	140/90 mmHg 未満	135/85 mmHg 未満（目安）

注）目安で示す診察室血圧と家庭血圧の目標値の差は，診察室血圧 140/90 mmHg，家庭血圧 135/85 mmHg が，高血圧の診断基準であることから，この二者の差をあてはめたものである。

表3―4 生活習慣の修正項目（生活習慣の複合的な修正はより効果的である。）

1.	減塩	6g/日未満
2a.	野菜・果物	野菜・果物の積極的摂取[*1]
2b.	脂質	コレステロールや飽和脂肪酸の摂取を控える 魚（魚油）の積極的摂取
3.	減量	BMI（体重（kg）÷[身長（m）]^2）が25未満
4.	運動	心血管病のない高血圧患者が対象で，有酸素運動を中心に定期的に（毎日30分以上を目標に）運動を行う
5.	節酒	エタノールで男性20～30 mL/日以下，女性10～20 mL/日以下
6.	禁煙	（受動喫煙の防止も含む）

[*1] 重篤な腎障害を伴う患者では高K血症をきたすリスクがあるので，野菜・果物の積極的摂取は推奨しない。糖分の多い果物の過剰な摂取は，肥満者や糖尿病などのエネルギー制限が必要な患者では勧められない。

出典）日本高血圧学会：高血圧治療ガイドライン 2014

❷ 虚血性心疾患

心臓の表面を走行し心筋へ血液を供給する血管である冠状動脈（図3-3）が動脈硬化をおこし，それが原因となって発生する血流障害による疾患である。動脈硬化とは，加齢による血管の硬化（生理的老化）に，高コレステロール食や運動不足などの不適切な生活の影響が加わり，動脈血管内部に様々な物質が沈着して血管の内腔狭窄と弾性低下をおこす状態をいう（図3-4）。食生活の欧米化に伴い増加しており，虚血性心疾患や脳卒中などの原因となる。

虚血性心疾患には，血管が狭窄して心筋への血液が不足しおこる狭心症と血管の閉塞により血液が途絶し心筋が壊死する心筋梗塞がある。さらに狭心症は動作で誘発される労作性狭心症と冠動脈の攣縮による血流低下が主因の安静時狭心症に分けられる。

動脈硬化の種類
動脈硬化は発生メカニズムと発生部位によりアテローム（粥状）硬化，細動脈硬化，メンケルベルグ（中膜）硬化の3種類に分けられるが，患者数が多く生活習慣病として問題にされるのはアテローム硬化である。

1）狭 心 症

1～5分程度の前胸痛（長くとも10分以内）や胸部圧迫感が出現するが，硝

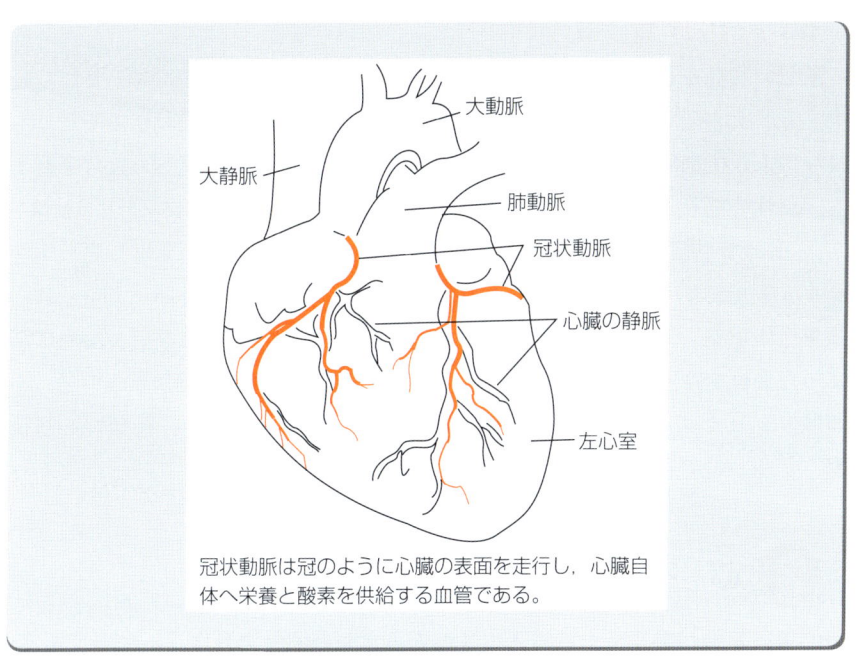

図3－3　心臓と冠状動脈

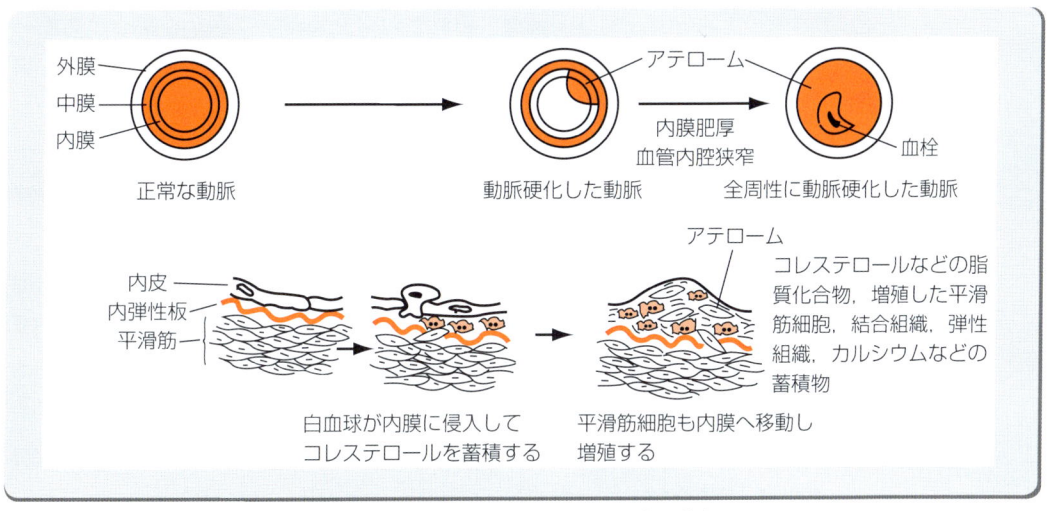

図3－4　アテローム動脈硬化の発生の仕組み

酸剤のニトログリセリン舌下錠（舌の下にある血流から吸収され血管を拡張させる薬剤）が著効する。タバコ，肥満，高血圧や糖尿病，脂質異常症が危険因子とされ，これらのコントロールが一次予防となる。さらに，発作予防のため症状と動脈硬化の程度で薬物療法（β遮断剤やCa拮抗剤）が併用される。薬物療法でコントロールできない高度な狭窄には，心筋梗塞への予防のため，冠動脈再建手術（狭窄のない血管をつなぐ手術）や経皮的冠動脈形成術（血管の狭窄部位を拡張する手術）を行う。

2）心筋梗塞

激しい胸痛や絞扼感（持続時間が30分以上と長い），顔面蒼白，冷汗などで発生する。狭心症で有効であったニトログリセリンは無効で，代わりにモルヒネ投与により梗塞痛をコントロールし，酸素消費量を下げて心臓への負荷を抑える。急性心筋梗塞では，心臓収縮力が著しく低下し，ショック（全身の循環不全），重篤な不整脈，心不全（心臓のポンプ機能異常），心破裂が発生し死亡率が高く（30～50％）なる。したがって，至急（発生6時間以内がgolden time）に心臓集中治療室（CCU）をもつ医療機関へ入院させなくてはならない。治療は詰まった血栓を除去するための手術である。高齢者の心筋梗塞では，心不全，不整脈，ショックなどが初発症状として現れ，痛みを訴えない「無痛性心筋梗塞」が多いので見落とさないように十分な観察が必要である。

❸ 心 不 全

心臓は組織が必要とする酸素や栄養素を含む血液を全身に送る臓器である。心不全とは，その心臓のポンプ機能が低下するために心拍出量（心臓が押し出す血液量）が減少し，全身の臓器・組織への血液供給ができなくなった状態をいう。加齢とともに発症率は増加する。原因は虚血性心疾患，弁膜疾患（心臓内の弁），高血圧，不整脈や，心臓以外では脱水，感染性疾患，肺性心（慢性肺疾患による心負荷），甲状腺機能亢進症などがある。心不全の症状には，易疲労感，呼吸困難（夜間），起座呼吸などの左心不全症状や，浮腫や肝腫大，腹部膨満などの右心不全症状（表3-5）が出現する。高齢者は日常の活動性が低いため，心不全の自覚症状が現れにくい。元気がない，食欲低下などの非定型的な症状が前面に出るので注意が必要である。

治療は心臓の負担を減らすために，臥床安静，減塩（1日6～8g以下）である。そのうえに病態により様々な薬剤（尿をたくさん排出させる利尿剤，心臓の収縮力を高めるジギタリス製剤，心臓の負担を和らげる血管拡張剤など）が使用される。

表3—5　心不全症状

左心不全症状	呼吸困難，頻脈，起座呼吸注），咳漱，血圧低下，チアノーゼ注）
右心不全症状	浮腫（顔面や下腿），食欲不振，腹部膨満，乏尿など

注）起座呼吸：起きて前屈み姿勢でする呼吸をいう。臥位では静脈還流増加による肺うっ血が増強し，呼吸困難が悪化するため。
　　チアノーゼ：酸素不足のため口唇などが青紫色になる状態。

❹ 不 整 脈

不整脈とは，脈の打ち方の異常をいい，動悸や脈が抜けるなどの自覚症状としてとらえられる。この中には著しく速い脈（頻脈）や遅すぎる脈（徐脈）も含

まれる。原因は心臓の拍動を作り心臓全体へ伝える刺激伝導系の異常や心疾患，ストレス，睡眠不足，電解質異常などだが，高齢者では，刺激伝導系の老化と基礎心疾患（弁膜症，虚血性心疾患の増加）が主因である。高齢者に多い不整脈としては，洞機能不全症候群や房室ブロック，期外収縮（予期されない時期に心拍が出現），心房細動（心房が不規則に打つ）があげられる。伝導障害でめまいや失神発作（アダムス・ストークス発作），心不全などをおこす場合は，人工的に心拍を作る人工ペースメーカーの埋め込み手術が行われる。

また，心房細動は脳梗塞の原因となるため，血液を固まりにくくする薬剤が投与される場合が多い。このような人は転倒や打撲などの外傷で出血傾向を示すこともあり，皮膚や粘膜などの観察が必要となる。

洞機能不全症候群
　洞機能不全症候群は，心拍の歩調取りである洞結節の機能障害。

房室ブロック
　房室ブロックは心房から心室への伝導障害。

❺ 閉塞性動脈硬化症

動脈硬化のため下肢血管が閉塞し血流が阻害されて発生する，中年以降の男性に多い疾患である。喫煙，高血圧，糖尿病が危険因子である。歩行時に下肢の疼痛としびれ，間欠性跛行などの症状がみられ，歩行困難のため生活に障害となる。進行すると下肢に潰瘍や壊死がおこる。鎮痛剤や血流改善のための薬物療法が中心であるが，重症例では手術が必要となる。最近では，遺伝子治療（病変部位に血管を新生する因子の遺伝子を注射する手法）も試みられている。

間欠性跛行
　わずかな距離の歩行で下肢にしびれ，疼痛が出現し歩行不能となるが，数分休息すると再び歩行可能となる。跛行とは歩行の異常のことである。

❻ 貧　　血

我々は酸素と栄養素をエネルギー源として生命を維持しているが，その酸素を全身へ運搬するのが血液中の赤血球にある血色素（ヘモグロビン：Hb）である。

貧血とは，血液中の赤血球数，Hb 濃度が何らかの原因で低下した状態をいう。WHO の診断基準では，成人の男性では Hb が 12.5g/dl，女性では 11.5g/dl 以下を貧血と定義している。このように貧血の基準値には性差があり，また健常者でも加齢とともに生理的に低下する。高齢者における貧血の診断は，性差の区別なく Hb 濃度が 11g/dl 以下をいう。

貧血の成因による分類（表3-6）を示す。原因を，血液疾患や赤血球自体の異常でおこる原発性貧血と他（血液疾患以外）の疾患に伴う二次性貧血に分けると，貧血患者の 90％以上が，鉄不足（摂

表 3—6　貧血の成因による分類

1. 赤血球の喪失
   a. 出血性貧血（急性・慢性）
2. 造血に必要な材料不足（栄養障害・吸収障害）
   a. 鉄欠乏性貧血
   b. ビタミン B_{12} 欠乏性貧血
   c. 葉酸欠乏性貧血
   d. 栄養性貧血（低アルブミン血症）
3. 骨髄の障害（幹細胞や赤芽球の分化・増殖障害）
   a. 再生不良性貧血
   b. 骨髄異形成症候群
4. 赤血球破壊の亢進
   a. 溶血性貧血
5. 二次性貧血
   a. 感染症
   b. 腎不全
   c. 悪性腫瘍
   d. 内分泌疾患など

取不足・需要亢進・喪失）による鉄欠乏性貧血である。高齢者でも臓器からの慢性出血（胃潰瘍，痔など），悪性腫瘍（胃癌，大腸癌など）による二次性貧血と栄養障害による鉄摂取量の不足が多い。

貧血の自覚症状は，動悸，息切れ，めまい，易疲労感，頭痛，耳鳴りなどだが，貧血の進行が緩徐な場合には酸素欠乏状態に対し，諸臓器が適応するため，自覚症状が乏しい。特に高齢者は日常活動性が低いため，心疾患や肺疾患の裏に隠れて発見されにくい。

治療は，貧血の原因となる原疾患の治療が優先される。鉄欠乏性貧血では原因治療と同時に鉄剤の投与が必要である。胃を切除した人は数年後にビタミンB_{12}吸収障害による悪性貧血をおこすが，ビタミンB_{12}の筋肉注射で軽快する。葉酸欠乏性の貧血は，アルコール中毒者，寝たきりで長期に経管栄養や高カロリー輸液を受けている人（銅や亜鉛の微量元素も欠乏するとさらに高度の貧血となる）に出現するが，葉酸投与で改善する。

4 呼吸器系の病気

1 はじめに

1）呼吸器の症状

呼吸器系は鼻腔から喉頭までの上気道と気管から下の気道，下気道に大きく分けられる。端的に声帯の上下と覚えておくとよい。上気道では，くしゃみ，鼻水，鼻づまり，咽頭痛の症状が主体で，下気道では咳・痰・呼吸困難がその主症状を表している。いずれも，気道系（生体における空気の通り道）から異物を排除する防御反応を示している。

ご飯粒の飲み込み間違いを例にとると，飲み込み間違いをした瞬間に，咳をして排除する動作がおこる。異物排除の動作であることはすぐに理解できよう。花粉症は最近よく見かける病気で，その症状はくしゃみ，鼻水，鼻づまりである。昔，かぜ薬の宣伝に「くしゃみ鼻水鼻づまり。かかったかなと思ったら，○○」という宣伝文句があった。同じ症状のうたい文句である。いずれも異物排除のからだの反応であるが，花粉症は花粉という異物に対しておこっている動作であり，かぜは病因微生物に対する反応である。相対する原因によって病名が違うのであり，からだの反応動作は同じである。このことを理解して，患者さんをみないと，病気がおこっている状態を見逃してしまうこととなる。ご飯粒の飲み込み間違いも一度なら咳で出せたでよいが，これらの症状が連続して出ている場合には，からだに何かの異物反応があり，それを除去するためにからだが行っている反応であると理解しなければ，誤嚥性肺炎などの重

症化した病態に進行する結果となる。

　咳と痰の要注意状態としての目安は，8週間以上の持続である。咳が8週間以上持続するときには，慢性咳嗽（がいそう）として気管支喘息や肺結核，その他の重篤な肺の病気などの鑑別診断と治療が必要となる場合がある。一回の咳で約2キロカロリー（kcal）の体力を消耗するといわれている。長期にわたる強い咳は鎮咳が必要であるが，痰を伴う場合は，痰を出すための咳であるため止めるのではなく，出しやすくする必要がある。鼻水も痰もかぜで出てくるときは無色透明の分泌液のことが多いが，痰が黄色いときには要注意である。なぜならば，切り傷の治りが悪く，膿んだときの膿の色を考えてみるとよい。「何色か？」「そう，黄色や緑色である」。このような分泌液は化膿した証拠で，気道に細菌感染をおこし膿んでいる状態である。

　かぜ薬で過ごす場合ではない。細菌に対する抗生物質治療が必要となる。

❷ 呼吸器感染症

1）かぜ症候群とインフルエンザ

　インフルエンザウイルスに罹患すると1〜2日の潜伏期間の後，40度にも及ぶ高熱と悪寒，頭痛，関節痛や筋肉痛など重い全身症状が現れる。

　ライノウイルスによるものでは俗にいう鼻かぜで，くしゃみ，鼻水，鼻づまりが主で，発熱や全身症状はそれほど強くないのが特徴である。

　アデノウイルスによるかぜでは咽頭痛が最も特徴的である。

　このようにかぜはその感染したウイルスにより症状が異なる。

2）かぜ症候群

　「かぜは万病のもと」との言葉どおり，体調を崩すときの誘因的病態である。かぜの多くは気道ウイルスによる感染症を指している。かぜ症候群（かぜ）は，くしゃみ，鼻水，鼻づまり，咽頭痛などの局所上気道炎症状，および，発熱，倦怠感，頭痛などの全身症状を伴う。また，消化管のウイルス感染によって，嘔吐，下痢，腹痛などの腹部症状をきたす場合もある。

　かぜを引きおこすウイルスは空気中に無数に飛んでいるが，からだに備わっている免疫機能の働きで，初期段階ではナチュラルキラー細胞が，次の段階ではマクロファージが病原菌を攻撃し，発病させないようにしている。これが本来の健康な状態である。

　多くのかぜは，くしゃみや咳で空気中に放出されたウイルスを吸い込んで感染する。これを飛沫感染という。吸引したウイルスが鼻やのどの粘膜につき，生体防御反応を破って体内に侵入増殖する。一般的に鼻やのどの粘膜上皮細胞に侵入したウイルスは，1〜3日の潜伏期（自覚症状の現れない期間）の後，増殖

かぜの歴史
　かぜという表現では，『続日本書紀』第49代光仁天皇の「781年4月の件」の中に「風の病」という語が出てくる。また，『三代実録』第56代清和天皇の「貞観4年（862年）1月の件」の中に「風邪がはやって咳をたくさん出す人が非常に多く，死ぬ人もとても多いので貞観5年の内宴を自粛しよう」という下りが書かれており，この中でこのかぜは渤海からきたようだとされており，今でいうインフルエンザの最初の記載と考えられている。

したウイルスが放出され，このウイルスと身体の免疫との戦いが症状として現れる。これが，くしゃみや咳，発熱などのかぜの諸症状である。これらの症状は，病原菌を体内から追いだしたり，死滅させようとする生体の働きである。

身体の免疫力が弱かったり（患者の体力の弱さ），病原菌の感染力の強さ，粘膜に付着したウイルス数が多ければ，炎症が下気道にも広がり，咳・痰の下気道症状を伴ったり，細菌との混合感染により肺炎などへと重症化することがあるが，一般的に，症状は1週間前後で軽快することが多い。

かぜの治療法・生活上の注意

かぜは特にからだを冷やしたり寝不足に陥ったりといった体力を損耗しているときに発症することが多い。本来健康であれば，ほかにからだの不調がなければ安静にしているだけで一両日で治ることが多い。

対症療法が中心で，安静・保温・保湿が原則である。

薬物療法は一般に対症療法である。うがい薬，総合感冒剤，解熱鎮痛剤，抗ヒスタミン薬，鎮咳薬が用いられる。脱水に対しては補液が行われる。

合併症対策として気管支拡張薬の使用，二次性細菌性気管支炎に抗菌薬が用いられる。

- 安静にして十分な栄養と睡眠をとる。
- マスクを着用する。他者への病原体の飛沫感染を防ぐ効果もある。
- 鼻腔，喉を保温・保湿する。
- 発熱に対しては氷冷と水分補給を十分に行う。
- 手洗いを徹底する。流行期には電車のつり革や衣服もウイルスで汚染されていると考えるべきである。直接飛沫に比べればウイルス量は少ないが，手から目や鼻をこすって感染することも考えられる。ウイルスの外殻は脂質膜でできているので石けんを用いて手洗いや洗顔をすれば容易にウイルスは失活する。石けんがなくとも流水で頻回に手洗いや洗顔をし，ペーパータオルなどの使い捨てタオルで拭くようにする。
- うがいはしないよりまし。ウイルスは気道粘膜につくと20分くらいで細胞の中に取り込まれる。予防のために20分ごとのうがいは現実性がないし，のどよりも鼻粘膜からの侵入が多く，鼻のうがいはできない。うがい薬などで常時うがいをしなくとも，水道水に入っている塩素程度でうがいの効果はある。

3）インフルエンザ

インフルエンザは発熱，悪寒，筋肉痛，頭痛などの全身症状と上気道・下気道感染症状が急激に生じる。特に発熱は39〜40度あるいはそれ以上の熱が1〜5日持続する。気道症状としての咳は4〜5日後の病状の後半より出現し，乾性咳嗽が持続することが多い。

インフルエンザウイルスは，その内部タンパク質の抗原性の違いからA，B，C型に分類される。また，少なくとも過去10年以上，あるいはまったく流行したことのないヘマグルチニン（HA）血清亜型をもつインフルエンザウイルスが人の間で流行すると，人はそのウイルスに対する抵抗性をもっていないため，大流行になる可能性がある。このようなウイルスを新型インフルエンザウイルスと呼ぶ。新型ウイルスの正体は亜型をもつA型インフルエンザで多様性に富んでいる。

インフルエンザA型は冬季に流行・集団発生する傾向がある。

インフルエンザウイルスの検出・同定は種々のインフルエンザウイルス診断キットが使用され，迅速（10〜20分）に診断できるようになったが，検体採取法や測定時期などの要素によって偽陽性や偽陰性が存在するため，最終的には患者の状態や流行情報をもとに診断することとなる。

インフルエンザの治療法・生活上の注意

インフルエンザに対するワクチンの有効性が報告されている。特に重症化しやすい高齢者ではワクチン接種が推奨されている。また，障害児なども同様である。

原則として高熱に対してはクーリングや補液での対応が好ましい。脱水や体力の消耗を招来するような発熱に対しては，解熱剤の適応が考えられる。ただし，解熱鎮痛剤の使用に関しては，アスピリン投与でライ（Reye）症候群の誘因になる。また，非ステロイド性抗炎症薬により，インフルエンザ脳症の死亡率を高めることが示されている。このことより，インフルエンザが明らかな場合の解熱剤としてはアセトアミノフェン製剤が推奨されている。

抗インフルエンザ薬が初期段階では有効である。解熱効果も明らかである。抗インフルエンザ薬（オセルタミビル［商品名：タミフル®］，ザナミビル［商品名：リレンザ®］などのノイラミニダーゼ阻害薬）を使っても解熱しない場合は細菌による二次感染をおこしていることを念頭に置く必要がある。

生活上の注意はかぜの項の注意に同じである。

ライ症候群
インフルエンザなどの急性熱性疾患に引き続いておきる年少小児の脳症。重症で死亡することがある。

4）肺　　炎
(1) 市中肺炎

肺炎とは肺実質の急性，慢性の感染性炎症を指し，発熱をはじめとする急性呼吸器感染症としての自覚症状や，炎症を示す検査所見などの他覚所見に加えて，胸部レントゲン写真あるいは胸部CT写真等の画像検査上に新しい浸潤影が認められるものをいう。この中で市中肺炎といわれるものは，一般社会生活を送っている人にみられる肺炎である。市井肺炎とも呼ばれる。入院中の患者に合併する肺炎を院内肺炎といい区別される。

市中肺炎の多くはかぜ症状に引き続き，高熱，咳嗽，喀痰などの呼吸器症状

が増悪して肺炎発症に至る。原因微生物の判明率は必ずしも高くはないが，細菌性肺炎が最も多く，次いでマイコプラズマ肺炎，クラミジア肺炎，呼吸器系ウイルス性肺炎がみられる。

呼吸器感染症に関するガイドラインの成人市中肺炎診療の基本的考え方（日本呼吸器学会発行）では，入院と外来診療の目安として，肺炎の重症度判定の軽症および中等症例で脱水症状を伴わないものは外来治療を，中等症で脱水症状を伴うものおよび重症例は，入院治療を行うことを原則としている。重症度については65歳以上の症例で外来通院が困難な例，感染症の経過に重大な影響を及ぼすと考えられる基礎疾患・合併症を有する例ではその重症度を一段高く判定する。

市中肺炎の治療にあたっては，安静療養と適正な抗菌薬治療を行う。抗菌薬の選択にあたっては，日本呼吸器学会発行の「呼吸器感染症に関するガイドライン」の成人市中肺炎診療の基本的考え方に選択基準を知ることができる。

（2）誤嚥性肺炎

誤嚥とは，水分や食物など外来性のものや口腔咽頭分泌物，胃液など内因性のものが下気道に入ることと定義される。

誤嚥性肺炎は介護者にとって重要な疾患である。高齢者が誤嚥性肺炎をおこす最大の要因は脳血管障害で，特に，両側基底核脳梗塞は誤嚥性肺炎の危険因子である。表3-7に誤嚥をきたしやすい病態を示した。

誤嚥性肺炎では，すべての例で食後の咳や嘔吐など誤嚥の存在が明らかなわけではなく，気づかれないまま繰り返す夜間睡眠中の不顕性誤嚥による例まで，程度の異なる嚥下障害を背景として，高齢者に必発する。

寝たきり状態や肺炎を繰り返す患者では誤嚥性肺炎を強く疑う必要がある。誤嚥の診断法には造影剤を飲んで嚥下の状態を観察するビデオ嚥下造影法（Video fluorography）が有用ではあるが一般での施行は難しい。ベッドサイドでの方法として鼻チューブを通して蒸留水を注入する簡易嚥下誘発テストなどがある。

原因菌は一般に口腔内細菌で嫌気性菌が主と考えられるが，発症患者が高齢者施設や病院にいる場合はグラム陰性桿菌やMRSA（メチシリン耐性黄色ブドウ

表3-7 誤嚥をきたしやすい病態

神経疾患	胃食道疾患
・脳血管障害（急性期，慢性期） ・中枢性変性疾患 ・パーキンソン病 ・認知症（脳血管性，アルツハイマー型）	・食道憩室 ・食道運動異常（アカラシア，強皮症） ・悪性腫瘍 ・胃—食道逆流（食道裂孔ヘルニアを含む） ・胃切除（全摘，亜全摘）
寝たきり状態（原因疾患を問わず）	
口腔の異常	医原性
・歯の噛み合わせ障害（義歯不適合を含む） ・口内乾燥 ・口腔内悪性腫瘍	・鎮静剤，睡眠薬 ・抗コリン薬など口内乾燥をきたす薬剤 ・経管栄養

出典）2002年日本呼吸器学会：呼吸器感染症に関するガイドライン

球菌）などの院内肺炎の原因菌が関与する。

　誤嚥性肺炎はその成因からも繰り返しておきるため，肺炎発症時の抗菌薬療法に加えて，口腔ケアによる予防が大切である。口腔ケアによる誤嚥性肺炎の減少が示されている。

　誤嚥性肺炎を繰り返す高齢者の場合，基礎疾患としてもつ脳血管障害等による認知症により，意思の疎通および生活の自立に関する問題を含む。

　軽症の認知症高齢者に対して積極的な治療を行うと感染症による死亡を防ぐことができるが，重度の認知症高齢者に対して抗生剤治療を含む積極的治療により，生存日数が有意に長いということはなく，抗生剤治療が発熱による不快感を早く取り除いたという証拠がなかったという報告（Fabiszewski, K.J. 1990）[1]や，認知症患者の胃瘻(いろう)を含む経管栄養は余命延長にならず，肺炎予防への効果がみられず，栄養状態を改善しない，褥瘡の治癒促進にならない，QOLの改善にならないという報告（Finucane, 1999）[2]もあることを十分に理解し，高齢者終末期の延命治療のあり方について十分な配慮を行う。

　高齢者の場合，嚥下障害を呈するに至ったときには，多くの例で認知機能障害があることも知るべきである。

３　肺結核

　結核は結核菌による慢性感染症で，感染は，肺結核患者が咳をしたときに出る飛沫中の結核菌が周囲の水分が蒸発して空中を飛散し，これを吸い込むことで肺内に感染病巣を作る。感染直後の発病を一次結核症，数年以上を経て発病するものを二次結核症という。現在もなお重要な感染症の１つで，世界的には毎年約300万人もの人が結核で死亡している。

　日本では1945年以降結核死亡率は減少してきたが，いまだ結核罹患率は人口10万対30を超えており，塗沫陽性肺結核罹患率（結核菌を排菌している人の比率）は肺結核患者の41％を占めている。また，高齢者の結核が増加し，70歳以上の占める割合が39％となっている。

　新規登録者の80％は肺結核であるが，菌はリンパ管から血液を通って全身に散布され，種々の臓器に病巣を形成し得る。

１）診断と検査

　結核の診断では従来から行われている塗沫検査（プレパラートの上に喀痰などの検体を置き，染色液で15分ほど染める。結核菌群が赤く染まる）としてチール・ネールゼン（Ziehl-Neelsen）染色法が行われる。

　検体としては主に喀痰や胃液が用いられる。菌量の表現はガフキー号数で０～10号で表されていたが，近年は１＋，２＋，３＋の３分類に簡素化されている。

近年結核菌の遺伝子検査法である DNA プローブで判定する gen-probe（ジェン・プローブ社）amplified mycobacterium tuberculosis direct test（MTD）法とアンプリコア PCR（amplicorPCR）法の2つが結核菌の迅速診断法として臨床の場で汎用されている。ただし，死菌でも陽性結果が得られるので注意を要する。よって，従来から行われているわが国の標準法である小川培地による培養を行い，結核菌の同定検査を行う。判定までには約8週間かかる。

2）ツベルクリン反応

ツベルクリン反応は多くは前腕屈側に精製ツベルクリン（PPD）0.05μg/0.1ml を皮内接種し，48時間後に発赤の大きさによって判定される。判定は，発赤と硬結の横径を測定し mm で記載する。副反応（二重発赤，水疱，壊死）も記載する。

陰性：発赤 0〜9mm
弱陽性：発赤 10mm 以上で硬結なし
中等度陽性：発赤 10mm 以上で硬結のあるもの
強陽性：二重発赤，水疱，壊死を伴うもの

として判定される。

自然感染や BCG による遅延型過敏反応で発赤反応がおこる。ツベルクリン反応は感染の有無を判断する検査ではあるが，発病を知るための検査ではない。

3）新しい結核対策の戦略

DOTS（directly observed treatment, short-course，対面服薬療法）が提唱されている。これは，世界中の結核患者の発見と治療のために使用されている保健サービスの包括的計画の名称である。

結核対策で最も重要なことは感染性の患者を見つけて治すことである。患者が渡された抗結核薬を確実に服用し，治療を継続するように，看護師あるいはヘルスワーカーや訓練されたボランティアが直接確認するとともに，治癒したことを保証するために患者の経過を把握し，確実に治療が維持できていたことを確認しなければならないとするものである。このことにより，DOTS は患者を確実に治療できるとともに，周囲への新たな感染を防ぐことにもなり，多剤耐性の結核菌の発生を防止することにもなる。

結核の治療法には標準治療として抗結核薬の投与法が示されている。

治療終了の判断基準は菌の培養陰性結果であり，胸部レントゲン写真の所見は参考にならない。一般的には標準治療の6カ月か9カ月で終了する。

4）経過の追跡

治療を終了してから，1カ月後に胸部レントゲン検査と検痰を行い，その後

3カ月ごとに胸部レントゲン検査を中心に再発の有無を検討していく。決められた抗結核薬の内服がきちんとできていれば95％は再発しない。また再発の約半数は治療終了後1年以内であるので体調の変化がみられた場合，喀痰検査を受けるように指導する。治療後2〜3年は十分な追跡を行う。3年を経過しての再発は少なく，重篤な疾患に罹患しての免疫低下や高齢者になってからの再発についての可能性があることを告げておく。

5）非結核性抗酸菌症（非定型抗酸菌症）

我が国では長い間，非定型抗酸菌症の呼称が使われてきたが，国際的には非結核性抗酸菌症と称され，わが国でも結核病学会でこれを正式名称としている。

非結核性抗酸菌は結核菌と異なり，環境中に偏在する菌であり，今日80種以上が存在している。浴槽など水周りから検出されることも多く注意を要する。

主な菌種はトリ結核菌群（Mycobacterium avium complex：MAC）が約7割，カンサシイ菌（M. kansasii）が約2割を占める。現行の結核標準法やマクロライド系治療薬の組合せの効果はカンサシイ菌には有効であるが，トリ結核菌群では病変の進展を抑制する程度にしか効果がない。感染経路は不明であるが，人から人への伝染はないと考えられている。

4 慢性閉塞性肺疾患（COPD）

気管支喘息と同じ咳，痰，息苦しい，の症状でクローズアップされてきた病気がCOPDである。

これは世界的に増加傾向にあり，世界の死因で脳血管障害，心臓疾患に次いで第3位に位置する勢いで増加している。これを受けて，2001年慢性閉塞性肺疾患のためのグローバルイニシアチブ（Global initiative for Chronic Obstructive Lung Disease：GOLD）によって「完全に可逆的でない気流制限を特徴とする疾患」と具体的な疾患名をあげずに病態から定義され啓蒙活動が開始された。同年，日本においてもCOPD疫学調査研究会によって，40歳以上で呼吸機能検査（スパイロメトリー）を承諾した人の検査が行われた結果，一秒率70％以下というCOPDの診断基準により8.5％もの有病率が推計されるに至った。これを40歳以上人口に当てはめると約530万人と予測され，厚生労働省統計に示される有病率0.2％（22万人）より潜在患者はかなり多いと予測された。COPDは発症すると進行性であり，胸部X-P（レントゲン）では横隔膜の平低化，含気量の増大化，末梢肺紋理の減少，またCTでは無構造野の広がりが確認でき，この肺胞破壊が進行することにより，酸素化能が低下し酸素不足のからだとなっていく病態である。

COPD
COPDはChronic Obstructive Pulmonary Diseaseの頭文字をとったもので，日本語ではそのまま，慢性閉塞性肺疾患，Chronic慢性・Obstructive閉塞性・Pulmonary肺・Disease疾患となり，言い換えると，長期間の持続的な閉塞性換気障害を特徴とする肺の病気である。以前には肺気腫，慢性気管支炎といわれていた疾病である。

しかし，初期段階では加齢による息切れ程度にしか気づかず，病態が進行し，日常生活労作に困難をきたすまで放置されることが多い。COPDの原因は85％が喫煙であり，喫煙本数とCOPD死亡率の増加が示されている。高齢者で喫煙歴のある咳・痰・息切れの自覚症状がある場合，呼吸機能検査による診断を受けるべきである。

1）治療法

治療法は，薬物療法と呼吸リハビリテーション，そして低酸素血症がみられる場合，酸素療法が行われる。在宅酸素療法の適応となる疾患では最も多い疾患である。

薬物療法は，症状を改善し，合併症を軽くすることを目的として使用され，その薬の中心は気管支拡張薬である。主に使用される気管支拡張薬はβ2刺激薬，抗コリン薬，テオフィリンであり，内服のほか吸入や貼付による使用法が推奨されている。特に，長時間型吸入抗コリン薬チオトロピウムの有効性が注目されている。

2）呼吸リハビリテーション

呼吸リハビリテーションは様々な呼吸器障害を有する慢性呼吸器疾患の管理とヘルスケアに寄与する集学的プログラムを用いて行われる。

呼吸リハビリテーションの第一の目標は，症状を軽減し，QOLを改善し，日常活動への身体的，精神的な参加を促進することである。病期が進むにつれて，運動機能の低下，失調，社会的孤立，抑うつなどの気分の変化，筋肉の喪失，体重減少などがみられ，これに対応し改善を行うことが目標となる。

呼吸リハビリテーションの中に呼吸理学療法がある。COPDをはじめ慢性呼吸器疾患では，呼吸筋の過緊張が常にみられる。緊張した筋肉はリラックスした筋肉の数倍の酸素を消費する。低酸素血症がみられるようなCOPDでは呼吸筋の酸素需要量は健常者に比べ安静時で30％，運動時には80％近く上がるといわれている。呼吸器障害者はその機能の低下に従い，酸素消費量の増大とともに，呼吸困難が生じ，それに伴い日常生活の活動性低下をきたし，身体機能低下がおこり，さらなる呼吸困難を生じるという悪循環を形成する。

この状況下で強度のある運動を強いることは，呼吸困難を増悪させる。歩いたほうがいいですよ，運動は大事ですよ，の言葉に，患者は自宅玄関までの階段や駅の階段を上り下りしたり，少しでも強い運動がからだによいと勘違いして，自分のからだに見合わない運動強度を試みることが多い。

呼吸理学療法として，呼吸困難感への対応を含め，リラクゼーションや胸郭可動域訓練として胸郭への直接アプローチ法が行われている。

リラクゼーションはマッサージやストレッチで頸部体幹の過度な筋緊張を抑

> **集学的**
> 各分野の専門家が協力して治療にあたること。

制し，呼吸困難感を軽減できる。

この範疇に呼吸介助法がある。呼吸介助法は胸郭を徒手で圧迫することにより呼吸筋に負担をかけることなく換気量を増加させることができる。患者の呼吸運動と呼吸介助運動が協調すれば，患者の呼吸筋活動は低下し酸素需要量が低下する。結果として呼吸困難を軽減し，リラクゼーションを促進する。介助者を要するので個人完結できないが，急性期にも適応する。

ほかにも，呼吸筋ストレッチ体操やながいき呼吸体操など，楽な呼吸への改善を試みる体操が考案されている。

上手な呼吸をするということもまた大事なリハビリテーションの一環で，口すぼめ呼吸や下部胸式呼吸（腹式呼吸）は，日常，意図的に行っていないとできない。

運動はゆっくりと時間をかけながら行い，毎日，長期間にわたり，運動療法を継続することが重要である。

3）在宅酸素療法

呼吸が十分にできない状態が長く続くと，肺へ血液を送っている右心室の負担が重くなり，心臓が肥大して働きが悪くなる「右心不全」がおこる。在宅酸素療法は，生命の危険につながる「右心不全」の進行を防ぐ効果があり，1日15時間以上の酸素吸入により生存率が高まる。

在宅酸素療法の方法は，鼻カニューレという細いチューブを鼻に装着し，コンパクトな酸素供給器具から発生する酸素濃度の高い空気を吸う。カニューレの装着や取り外しは自由にできる。

外出や旅行では携帯用の軽量酸素ボンベ，あるいは酸素充填器具を用いて生活の質を損ねることなく行動できる。

❺ 肺線維症

肺線維症は名のごとく肺の狭義間質（肺胞隔壁）に炎症と線維化をきたす点を特徴とする疾患名称である。

特発性間質性肺炎は原因不明の間質性肺炎の総称であり，その中で特発性肺線維症（idiopathic pulmonary fibrosis：IPF）は50％以上を占め最も頻度の高い疾患であるとされた。

本疾患は50歳以上に多く，胸部レントゲン写真，胸部CT検査では下肺野，胸膜近傍の線状網状陰影，牽引性気管支拡張像，蜂巣肺を認める。疾患は潜行性にはじまり，咳嗽および3カ月以上持続する労作時呼吸困難を自覚する。両側肺底部に吸気時ベルクロ・ラ音（パチパチとはじけるような音）を聴取する。自覚症状の発症した後は，3年前後で50％が死亡する予後不良の疾患である。

肺線維症と間質性肺炎

疾病概念の初期1950年代には肺線維症と表現されていたが，肺線維症を炎症の終末像ととらえ，その前段階を意識した間質性肺炎の概念から，1991年に策定された厚生省（現・厚生労働省）特定疾患間質性肺疾患調査研究班の第3次改定案に基づく狭義の特発性間質性肺炎（idiopathic interstitial pneumonias：IIP）の臨床診断基準が用いられてきた。2003年，厚生労働省びまん性肺疾患研究班と日本呼吸器学会は共同で，この間の医学の進歩を取り入れ，ATS/ERS国際的多分野合意声明をはじめとする国際的整合性を目的として第4次改定による診断基準，診断と治療の手引きが発行された。

病理組織学的には線維芽細胞集簇，蜂巣肺などの所見を特徴とする通常型間質肺炎 UIP（usual interstitial pneumonia）の像を示す。

治療の軸をなすのは副腎皮質ステロイドであり，免疫抑制剤との併用がなされるがいまだ予後不良である。

本疾患も肺胞血液間の酸素拡散が障害されるために低酸素血症を呈し，在宅酸素療法の適応となる疾患である。

❻ 肺　　癌

肺にできる悪性の腫瘍で年々増加し，肺癌死亡数は胃癌を抜いて第1位となっている。

肺癌は癌のできる場所からは2つに分類される。すなわち，気管支の付け根に近い部位（肺門部）にできる中枢型と肺末梢部に発生する末梢型である。また，癌細胞の組織系によっても分類され，扁平上皮癌，腺癌，大細胞癌，小細胞癌に分類されるが，治療法の選択から，非小細胞癌（non small cell lung cancer：NSCLC）群と小細胞癌（small cell lung cancer：SCLC）の2群に大別される。NSCLC群においては外科治療が重要な役割を占める。手術治療は臨床病期I期とII期が主な対象であり，III期以降は対象が限定され，通常放射線療法や化学療法と組み合わせて行われる。SCLCは進行が速く，NSCLCのI期，II期に相当する状態で発見されるのはわずか5〜10%である。したがって，治療の主体は感受性の高い化学療法と放射線療法が中心となる。

扁平上皮癌と小細胞癌は肺門部に発生する中枢型が多く，喫煙などの環境因子に深く関連するといわれている。腺癌は肺癌の中で最も多い型で末梢型が多く，胸部レントゲン写真での発見に期待がかかる。

初期および小さな癌ではまったく無症状である。胸部レントゲン撮影で偶然見つかった5〜10mm大の肺癌でも，症状のないことが多い。肺癌の症状としては咳嗽，血痰，胸痛，嗄声（かすれ声）などがある。

治療法の最終的な選択，判断においては，患者自身の意志が反映されなければならない。

肺癌の予後はいまだ不良であり，緩和医療（不快な症状を減らしできるだけ楽な生活を行ってもらう治療）も考慮する必要がある。また，終末期医療においては，事前指示（advance directives）すなわちリビング・ウィルや，DNRをターミナルケアのあり方として受ける必要がある。

癌の病期
癌はその進行度（大きさ，リンパ節転移や遠隔転移の有無など）から，0期からIV期とステージ分類される。0期は早期であり，IV期は末期である。

リビング・ウィル
living will。リビング・ウィルとは，知的・精神的な判断能力が保たれているうちに，もし自分に脳死の判定が下されるような場合には，生命維持装置を含めた一切の治療をやめて，尊厳を損なうような治療行為をしないでほしい，という自己の意志を書面で残しておくこと。

DNR
do not resuscitate。DNRとは，いかなる治療にも反応しない進行性病変で死が目前の患者に対して，患者が心停止に至ったとき，心肺蘇生を行わないことを前もって指示しておくこと。

5 消化器系の病気

I 症　状

1 腹　　痛

　痛みを知覚してそれを言葉で表現できるのは，人間だけに与えられた特権であるといわれており，さらに人間にとっての最大の苦しみは痛みであるともいわれている。それゆえに痛みは臨床症状の中で大きなウエイトを占めている。

　腹痛は大きく内臓痛と体性痛に分けられるが，前者は消化管粘膜などにおけ

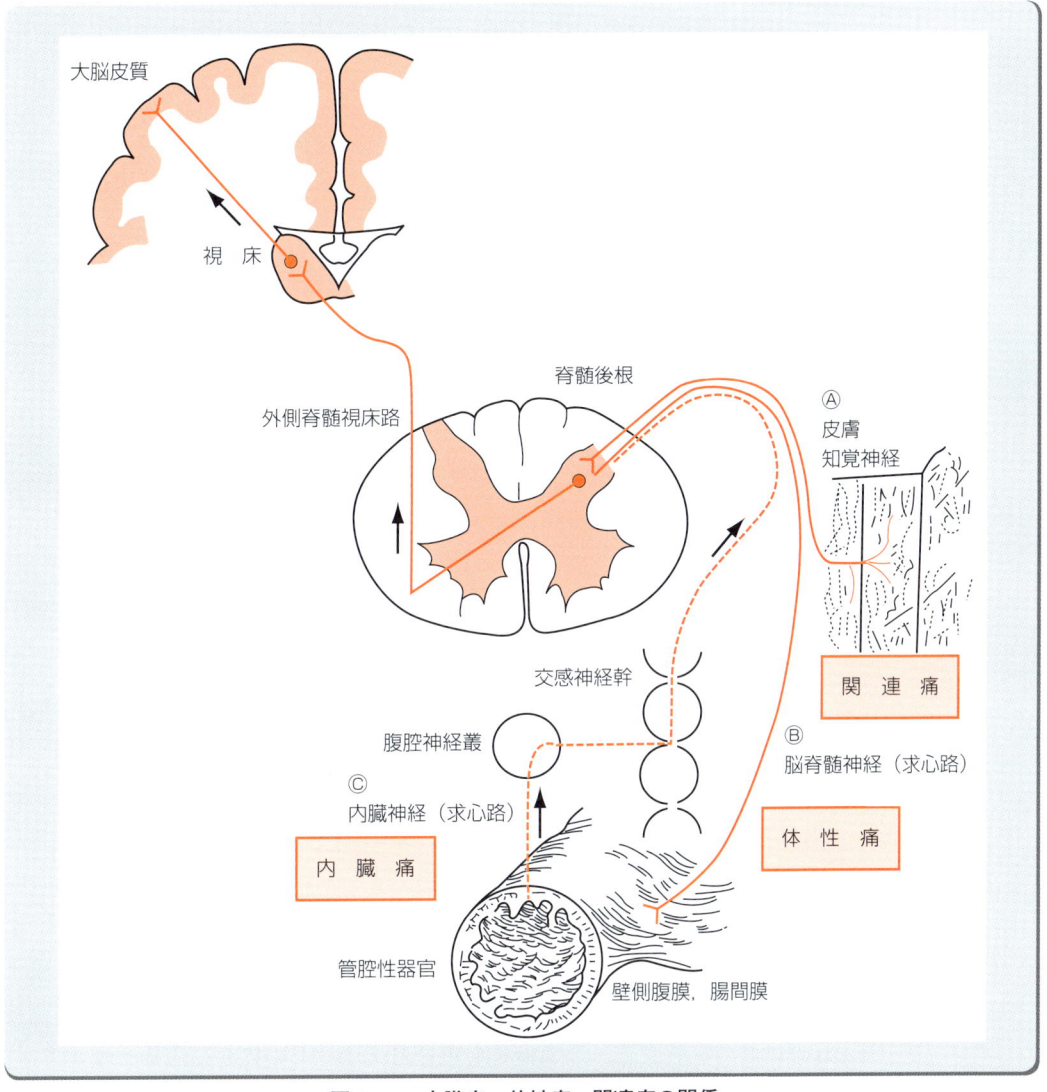

図3—5　内臓痛，体性痛，関連痛の関係

る神経自由終末と呼ばれる受容体が胃腸管のけいれん，伸展，収縮，炎症などによって刺激され痛みとして感じられるもので，局所というより何となくその辺一帯の鈍い痛みとして感じるものである。他方，後者は消化管の外側にある腹壁や腸間膜の痛みとして感じられる。なお，内臓痛が強くなると痛みが発生した内臓から遠く離れた体表面に痛みを感じることがあり，これを関連痛と呼んでいる（図3-5）。

腹痛を生じる部位については上腹部（左右季肋部，心窩部），中腹部（左右側腹部，臍部），下腹部（回盲部，下腹部，左腸骨窩部）の3つの部位に分けられる（図3-6）。次いで，痛みの程度（種類）については鈍痛（鈍い痛み），疝痛（差し込むような強い痛み），放散痛（痛みが四肢に向かって感じるもの）などがある。そして最後に食事との関係も重要であり，空腹時痛か食後痛かを問う必要がある。

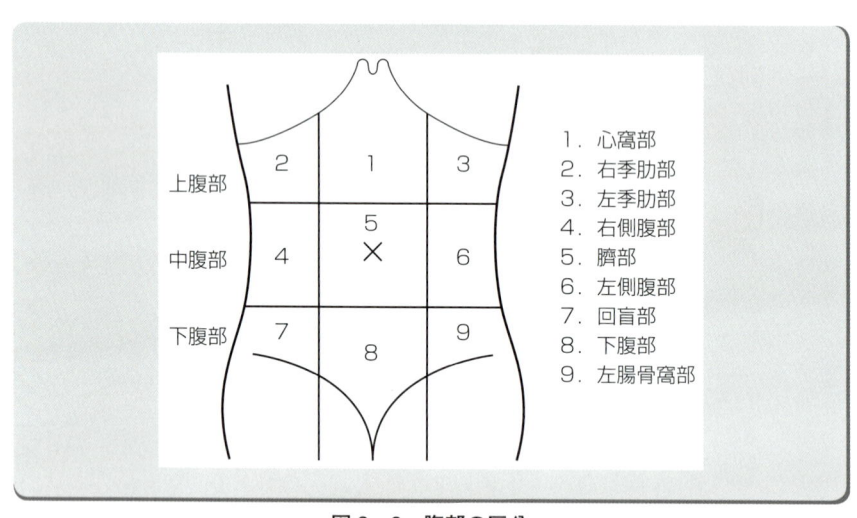

図3―6　腹部の区分

2　嘔　　吐

嘔吐中枢は延髄にあり，この嘔吐中枢が直接刺激される場合と，血中の催吐性物質や代謝産物の脳への刺激が嘔吐中枢へ伝達される場合とがある。

嘔吐は一般的には中枢性嘔吐と反射性嘔吐に分類される。中枢性嘔吐は脳腫瘍などによって脳圧が高まったときに生ずるもので，この場合には悪心を伴わず，突発的に噴射状の嘔吐が繰り返されることが特徴的である。

反射性嘔吐としては消化器疾患によるものが最も多くみられる。一般的に嘔吐と食事の関係は重要で，食事と関係のない嘔吐は消化器以外の疾患を考慮する必要がある。また消化器疾患において，食事直後の嘔吐は食道疾患を，食後30分以降の嘔吐は胃・十二指腸疾患を考える。そのほかに腹痛，吐・下血，黄疸などの随伴症状の有無，吐物の内容などを注意深く観察する必要がある。

❸ 下　　痢

　通常は1日1～2回の有形便がみられるが，排便回数が増加し便の軟化がおこると，これが下痢として認識される。便は水分の含有量によって形状が変化し，水分70%以下が有形便，90%以下が軟便～粥状便，90%以上が水様便といわれている。

　下痢の原因は，①小腸内の水分の停滞，②腸管内への水分，電解質の分泌，③腸管壁の損傷，などである。下痢の発生は単一の要因ではなく，これらの要因が共存していることが多い。

　臨床的には急性と慢性下痢に分類される。特に，下痢患者に接して留意すべき点は，便の細菌，食中毒，伝染病，薬物，化学物質などとの因果関係を早期に診断し，必要な場合は直ちに法律に定められた手続きをすることが肝要である。また，激しい急性の下痢，慢性的に続く下痢により脱水，電解質のアンバランス，栄養障害をきたすことがあるので補液を直ちに開始する必要がある。特に，小児と高齢者には注意を要する。

❹ 便　　秘

　一般に排便回数の減少，便の量の減少，硬便，排便時の苦痛，腹部膨満感などを伴い，その原因が便の排泄異常に起因すると考えられたときに，便秘として扱われる。なお，3日に1回以下の排便は便秘，1日3回以上の軟らかい排便は下痢として扱われる。

　便秘は機能性便秘と器質的便秘に区分される。

　機能性便秘はさらに，弛緩性便秘，けいれん性便秘，直腸性便秘に分けられる。弛緩性便秘は一般に高齢者に多くみられ，内臓下垂，アトニー（無緊張症）などの人に多くみられる。けいれん性便秘は結腸の持続的けいれんのため便の通過障害をおこしている状態である。便秘と下痢を繰り返すことも多く，便の性状は兎糞状であることが多く，腹痛を伴う場合が多い。直腸性便秘は便意を抑制する習慣のためにおこりやすく，サラリーマンやOLに多くみられる。また腹筋が弱く，腹腔内圧を高めることができない老人や寝たきりの長期療養中の人などにみられることも多い。

　器質的便秘は腸管内や腹腔内臓器の異常により便の通過障害をおこしている場合であり，大腸癌や炎症性腸疾患（腸結核，クローン病など）による狭窄，腎・泌尿器癌，婦人科の癌などによる腸管の圧迫などによる。

腸結核
　結核菌の感染によっておこる腸管の炎症性疾患。発症部位は回盲部が最も多い。

クローン病
　クローン（Crohn）が1932年に限局性回腸炎として記載した。食道，胃なども含め消化器すべての部位にみられる炎症性変化。アレルギーとの関連が示唆されている。

なお，これらの原因以外に大腸の先天的形態異常，糖尿病，甲状腺機能低下症（粘液水腫），低カリウム血症などの基礎疾患，さらにコデイン，モルヒネ，抗コリン薬，精神安定剤などの薬物服用などによっても便秘のおこることを考慮しなければならない。

便秘に対しては外科的治療が必要な場合も多く，漫然と下剤を投与することは危険であり，便秘の原因検索は必ず行うべきである。

5 食欲不振

食欲とは，ある食べ物を食べたいという精神的欲求であり，その食物を指向する選択性があり，過去に味わった経験を通じて生まれた感覚である。

食欲に関する中枢は視床下部外側に摂食中枢があり，これを破壊すると食事をせずに餓死するし，これを刺激すると満腹となっても摂食を続ける。また，視床下部内側には満腹中枢があり，これを破壊すると過食し，刺激すると空腹状態でも食事を摂らなくなる。これらの中枢に影響を与えるものとして胃の伸展，血糖値や体温の変化などがあり，大脳辺縁系には精神神経性に由来する食欲中枢もある。したがって，食欲不振の原因は消化器疾患に限られてはいないことも注目すべきである。消化器疾患の症状以外に浮腫，心悸亢進，咳，体重の減少などに注意を払い，生活環境，食事環境，精神的要因なども考慮する必要がある。また食欲不振に対しては薬物療法のみならず食事内容や料理法の工夫なども必要である。

視床下部
脳幹のなかで第3脳室を囲む部分を間脳といい，視床，視床下部などからなる。自律神経系の中枢である。

大脳辺縁系
大脳半球内面で脳幹を上方から包んでいる弓状の部分。またこの部分は感情，本能，欲求に関与する。

心悸亢進
脈拍が増加して動悸がしたりする。

II 病　気

1 逆流性食道炎

近年，わが国においては急速な高齢化が進むとともに，胃食道逆流症（Gastro-Esophageal Reflux Disease：GERD）の患者が，日常臨床において増加している。胃食道逆流症とは胃内容物の食道内への逆流によって胸焼けなどの自覚症状を有するもの，あるいは下部食道粘膜にびらんや潰瘍などの粘膜傷害を有するものである。これらの病態を有するものを逆流性食道炎と呼んでいる。

自覚症状としては胸やけが最も多く，そのほか嚥下困難，嚥下時痛，食道部のしみる感じや違和感などの食道に関連した症状が多くみられるが，最近では咽頭部の違和感，咳などの耳鼻科領域の症状も注目されている。

本症の発生には下部食道括約筋（Lower Esophageal Sphincter：LES）の逆流防止機能の破綻と，食道酸暴露時間の延長の要因としての食道運動機能低下によって食道が胃酸に暴露される時間が延長されることが考えられている。特

潰瘍とびらん
粘膜や皮膚の一定の深さの組織の欠損を潰瘍というが，胃の場合欠損が浅く，粘膜筋版を超えず，粘膜下層に及んでいない場合をびらんという。

下部食道括約筋部
食道の下部2〜3cmにあり，その長さはX線学的には平均17mmといわれている。この部の括約機構により胃から食道への逆流防止がなされている。

に，LES機能低下には一過性LES弛緩と裂孔ヘルニアが主因といわれている。

　診断は内視鏡的検査によってなされる。治療には内科的には胃酸分泌抑制剤が第一選択であり，プロトンポンプ阻害剤（Proton-Pump Inhibitor：PPI）やH_2受容体拮抗薬（H_2-Receptor Antagonist：H_2-RA）が使用される。また腹圧を高めることを避けたり，高脂肪食を避けたりといった生活習慣，食生活の改善も有用である。

H_2受容体拮抗薬
　胃酸を分泌する細胞にはヒスタミン，ガストリン，アセチルコリンという物質の受け皿（受容体）があり，胃酸分泌を司っている。ヒスタミンが受容体に結合するのを阻害するのがH_2受容体拮抗薬である。

❷ 胃　　炎

　胃炎には急性胃炎と慢性胃炎がある。急性胃炎は様々な原因によって引きおこされる胃の急性の炎症である。心窩部痛，嘔気などを呈する。近年，胃内視鏡検査が安全に施行されるようになり，吐・下血や腹痛をきたした患者に対して直ちに胃内視鏡検査を施行し，その原因を検索できるようになり，急性胃炎は急性胃粘膜病変（Acute-Gastric-Mucosal-Lesion：AGML）と呼ばれるようになった。本疾患の発生要因としては薬物の服用（特に非ステロイド性抗炎症薬），ストレス，アルコールなどの暴飲暴食が多いことが判明している。治療はH2受容体拮抗薬の投与により速やかに自覚症状の消失，内視鏡所見の改善がみられ，重篤な症例にはプロトンポンプ阻害剤も使用される。

　1983年にピロリ菌（Helicobacter Pylori菌[H.P.菌]）が発見され慢性胃炎がピロリ菌によっておこることが判明している。

Helicobacter Pylori菌（ピロリ菌）
　1983年，オーストラリアのMarshall（マーシャル）とWarren（ウォレン）らによって発見されたグラム陰性のラセン状短桿菌である。ウレアーゼ活性を有し，尿素をアンモニアと二酸化炭素に分解する作用を有している。慢性胃炎，胃・十二指腸潰瘍の発生要因といわれている。

❸ 胃　　癌

　わが国における悪性腫瘍の中で罹患率，死亡率の点から，胃癌は最も重要な固形癌の1つである。

　胃の粘膜は解剖学的に胃の内面から粘膜層，粘膜下層，固有筋層，漿膜下層，漿膜層の5つの層より成りたっている。早期胃癌とは癌の浸潤が粘膜下層までのものであり，固有筋層よりも深く進んだものを進行胃癌と呼んでいる（図3-7）。

　進行胃癌の肉眼的分類はボルマン分類（Borrmann分類）と呼ばれており，ボルマンⅠ型（限局性で孤立した腫瘤状の癌），ボルマンⅡ型（境界のはっきりした堤防状の周堤をもち，潰瘍を形成する癌），ボルマンⅢ型（一部境界のはっきりしない浸潤があり，潰瘍を形成する癌），ボルマンⅣ型（癌の境界がはっきりしない浸潤型の癌）に分類されている（図3-8）。

　内視鏡検査の進歩により早期胃癌の発見率が高まっており，その結果，内視鏡的治療が可能な時代になってきている。リンパ節転移の可能性のある早期胃癌を切除する腹腔鏡による手術（Laparoscopic Surgery）も提唱されており，今

第3章　代表的な病気と症状

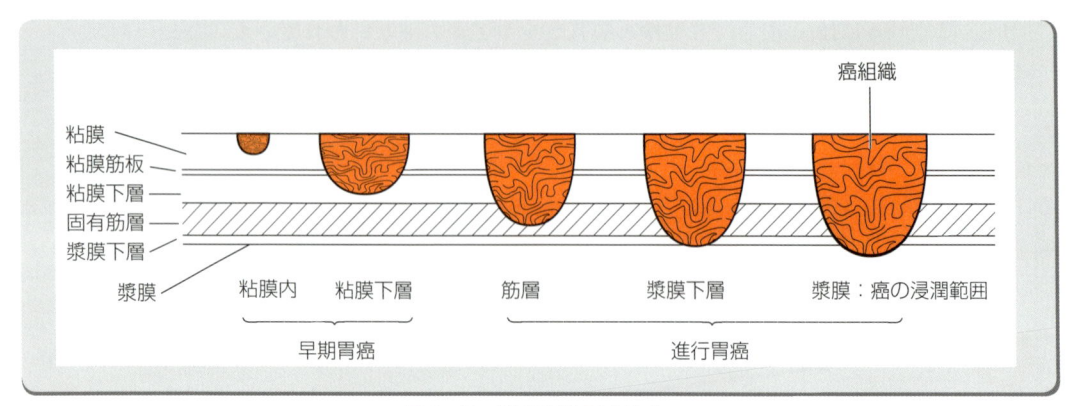

図3―7　胃癌の進展の仕方

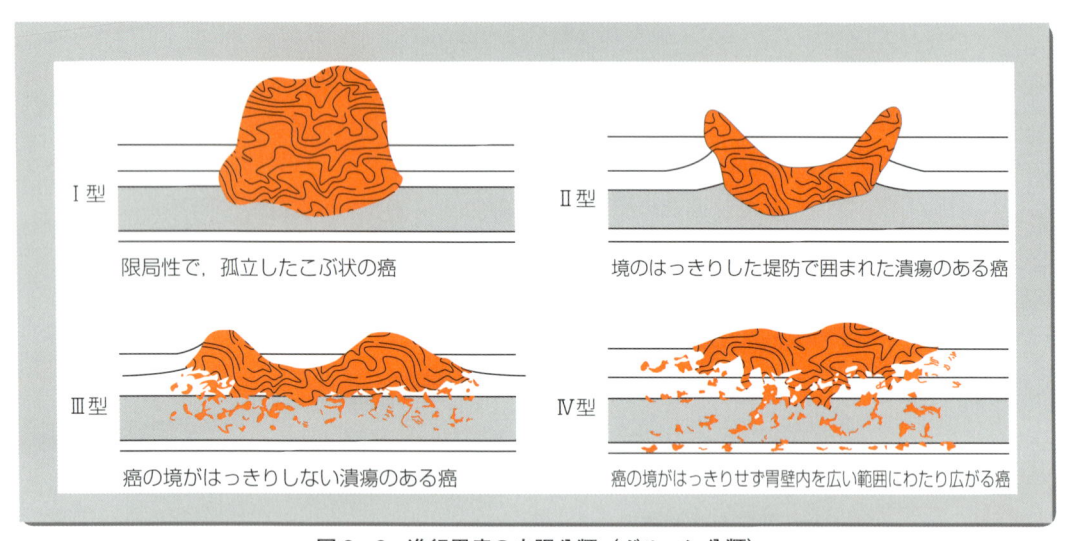

図3―8　進行胃癌の肉眼分類（ボルマン分類）

後さらに早期胃癌の内視鏡的適応拡大，技術の進歩，安定化に大きな期待が寄せられている。

❹ 胃・十二指腸潰瘍

ペプシン
動物の胃液のタンパク質分解酵素。

胃酸およびペプシンによる消化壁の自己消化による局所的な組織の欠損を消化性潰瘍と呼んでいる。従来から消化性潰瘍の発生は胃液中の塩酸やペプシンなどの攻撃因子が増強し，胃粘膜の血流，粘液などの防御因子が減弱したため，そのバランスに不均衡が生じて消化性潰瘍が発生するといわれていた。だが，ピロリ菌の発見により，この菌が消化性潰瘍の原因であるらしいことが疫学的に証明されつつある。しかし，発生のメカニズムについては現在のところ，決定的な要因はまだ解明されていない。治療に関しては強力な胃酸分泌抑制剤であるプロトンポンプ阻害剤の出現およびピロリ菌除菌による再発防止などが大きな効果をあげている。また，今後はピロリ菌に代わって，非ステロイ

プロトンポンプ阻害剤（PPI）
胃酸を分泌する機序で最終的に働くのがプロトンポンプという酵素である。

ド性抗炎症薬（NSAIDs，低用量アスピリンも含む）による消化性潰瘍が増加するであろうことを指摘しておく。

❺ 胆石症

胆石には様々なものがあり，結石の種類，存在部位，大きさなどにより臨床症状や治療法も異なってくる。

成分による分類では色素胆石とコレステロール胆石に分けられる。色素胆石にはビリルビンカルシウム結石と黒色石がある。以前は色素胆石が多かったが，最近は減少傾向にあり，現在はコレステロール胆石が圧倒的に多いといわれている。

存在部位による分類では胆のう結石，胆管結石，肝内結石に分類されるが，最近では胆のう結石が増加しており，胆管結石などは減少傾向にある。

臨床症状としては典型例では，心窩部から右季肋部にかけての痛み，発熱，黄疸，悪心，嘔吐，背部痛などがある。特に，発熱，黄疸のみられる場合は胆のう炎，胆管炎の併発が考えられ，早急な対処が望まれる。なお，腹部超音波検査の普及に伴って無症状の胆石を発見する機会が増えており，これらの症例に対する経過観察の方法，さらに，治療として腹腔鏡的手術の普及などがあり，胆石治療が新たな時代に入ってきた。

❻ 肝炎

現在，肝炎の発生原因としては肝炎ウイルスによるものが大多数を占めている。肝炎ウイルスは現在，A型，B型，C型，D型，E型が判明している。

A型肝炎ウイルスは経口感染し，潜伏期は15～40日で，発熱などの感冒様症状の前駆症状がみられる。劇症化，慢性化は稀とされており，予後は一般に良好である。近年，海外のA型肝炎ウイルス汚染地域からの帰国者に多く発症し，輸入感染症の１つにあげられている。

B型肝炎ウイルスの主要感染経路は血液を介してであるが，そのほかの体液にも認められる。医療関係者では注射針誤刺などが多く認められる。またわが国には200万～300万人のキャリアがいると推定されている。潜伏期は１～６カ月で慢性化率も高くないが，劇症化の頻度はほかのウイルス性肝炎よりも高いので注意を要する。症状は，炎症の強いときには肝腫大，肝の圧痛，黄疸などを伴う。治療法としては抗ウイルス療法としてインターフェロン，ラミブジン，アデフォビル，ジピボキシルなどが投与される。

近年最も注目されているのがC型肝炎である。慢性化しやすく，肝癌の発生にも密接な関連を有している。肝癌の原因の大多数は肝炎ウイルスに感染し

キャリア
病原菌（この場合はウイルス）を体内に保有するが，臨床症状を表していないもの。

インターフェロン
抗ウイルス作用，抗炎症作用を有するインターフェロンにはα型，β型といった種類の違いのほかにも，筋肉，静脈，皮下注射と投与方法も様々である。

第3章　代表的な病気と症状

コンセンサス・インターフェロン
　すでに使用されていた数種類のインターフェロンα製剤に共通するアミノ酸配列を選び出して新たに合成したインターフェロンである。

ペグ・インターフェロン
　従来のインターフェロンにポリエチレングリコールという物質を結合させることでインターフェロンが血液中に長く留まるので、インターフェロンの注射の回数を減らすことが可能になった。

リバビリン併用療法
　リバビリン自体にC型肝炎ウイルスを排除する効果はないが、インターフェロンαと併用すると有効率がインターフェロン単独投与より上がるといわれている。

改築
　病理学の用語。健康な肝臓に特徴的な小葉構造が失われ、異常な構造になった状態を指す。

ウイルソン病
　先天性の銅の代謝異常症。

ヘモクロマトージス（ヘモジデリン沈着症）
　実質細胞に鉄の沈着を伴う、進行性の体内鉄含有の増加。

ニボー
　閉じこめられた水（腸液）と空気が、水は白く、空気は黒く写るので、レントゲン上、お椀をふせた形に見えること。

たことによる慢性肝炎で、その8割はC型肝炎である。わが国においては高ウイルス量の症例が多く、インターフェロン（IFN）による治療も単独療法、コンセンサスIFN療法、ペグIFN療法、IFNとリバビリン併用療法などが施行されている。

　また、5種類の肝炎の中で唯一、人畜共通感染症としてE型肝炎が注目されている。生のブタ、イノシシ、シカの肉やブタレバーなどを食べた後に発症しており、十分注意する必要がある。

⑦ 肝硬変

　肝硬変とは、再生結節の形成と線維増加がびまん性におこり、肝小葉構造に改築を生じた状態である。肝硬変が成立するのには、その前段階として原因を問わず肝細胞の壊死が先行することが不可欠である。

　原因としては、B型、C型肝炎ウイルスによるものが70〜80％を占めている。ほかにはアルコール性、薬剤性、自己免疫性、うっ血性、代謝性（ウイルソン病、ヘモクロマトージス）などがあげられる。

　肝硬変が進行すると、腹水、浮腫、食道静脈瘤からの出血、肝性脳症（意識障害）などを生じる。

　肝硬変の患者は社会的にも家庭的にも重要な役割を担う中高年者に多く、自分の健康を犠牲にしても働こうとする人たちが多い。定期的に医師の診察を受け、無理をせず規則正しい生活を送るよう指導することが肝要である。薬物療法の進歩で腹水や肝性脳症に対する治療も進み、内視鏡的治療の進歩で食道静脈瘤の出血も予防できるようになり、予後も以前に比して良好となったが、他方でそれに伴い肝癌の発生が問題視されるようになってきた。

⑧ 腸閉塞

　腸閉塞とは、様々な原因で腸管内容物の通過が阻害されることによっておこる重篤な病態をいう。

　腸閉塞の分類は器質的な変化を伴う機械的腸閉塞と、機能的異常に基づく機能的腸閉塞に大別される。機械的腸閉塞には悪性腫瘍によるものが多く、腸管外の病変としては急性、慢性腹膜炎や開腹手術後におこる癒着性腸閉塞があり、腸閉塞全体の中で頻度が高いものである。

　腸閉塞の症状としては、腹痛、悪心、嘔吐、腹部膨満感、排便・排ガスの停止などの症状がみられ、腹部単純X線検査で鏡面像（niveau、ニボー）が認められる。診断がつき次第、直ちに絶飲食とし、経鼻胃管やイレウス管で胃腸内の減圧を図り、脱水に対して補液を施行し、いつでも外科的治療（手術）に踏

み切れるよう準備しなければならない。

⑨ 大腸癌

近年の食生活の欧米化により大腸癌は増加の一途をたどっている。同じ消化器の癌である胃癌とはやや異なる点がある。まず肉眼型ではそのほとんどがボルマンⅡ型（限局潰瘍型）を呈し，ボルマンⅢ型（一部境界のはっきりしない浸潤があり，潰瘍を形成する癌）の多い胃癌とは異なっている（胃癌の項参照）。

また，組織型では高分化（組織が比較的まとまりがあって，転移しにくい）型腺癌が大半であり，低分化型腺癌や未分化（組織にまとまりがなく，転移しやすい）癌，粘液癌などの割合が低いのが特徴である。すなわち，胃癌より悪性度が低いものが多い。

臨床症状としては血便が最も重要である。さらに癌による狭窄症状，つまり便秘，便の狭小化，腹部膨満感などがみられるようになる。

検査方法としてはスクリーニングとして癌を拾い上げるための検査法と癌を確定診断するための検査法がある。前者としては便潜血反応がある。最近ではヒトヘモグロビンのみに反応する免疫学的便潜血反応が用いられており，食事制限が不要となり患者の負担が軽減された。そのほかには直腸内指診，腹部単純Ｘ線撮影，腫瘍マーカー（CEA）の測定などがあげられる。確診の検査法としては注腸Ｘ線検査と大腸内視鏡検査があるが，大腸の全貌を描出するという点からはＸ線検査が勝っている。他方，内視鏡検査は病変を直接観察することが可能であり，生検や必要があればポリープ切除術も施行できる。

注腸Ｘ線検査
肛門から造影剤を注入することによって大腸の造影検査を行うこと。

大腸癌は，今世紀において肺癌とともに癌死の原因としてトップになることが予想されており，いかにして早期に発見し治療するかが重要である。

6 腎・泌尿器系の病気

① 尿路感染症

腎杯，腎盂，尿管，膀胱，尿道を尿路と呼ぶ。尿路に感染をおこす疾患を尿路感染症という。成人女性の外来患者で最も頻度が高いのは急性膀胱炎である。女性の尿道口は肛門に近いため，男性より感染をおこしやすい。排尿痛，頻尿，尿意切迫，残尿感，下腹部痛を訴える。発熱，悪寒，背部痛がある場合は急性腎盂腎炎を疑う。急性腎盂腎炎では，背部で帯を結ぶ位置（腎臓の位置）を軽く殴打すると強い痛み（ノックペイン）を訴えることが多い。尿路感染症がある場合，簡易尿検査で潜血反応，タンパク反応陽性を示す。尿沈査

尿意切迫
非常に強い尿意を感じる場合。

で，白血球が認められる。原因菌は大腸菌（50〜80％）が最も多い。高齢者，尿道留置カテーテルを長期装着している例では，緑膿菌やセラチアなどの日和見感染が多くみられる。尿路感染症を繰り返す例では膀胱尿管逆流現象がおこっていることがあり，腎盂に感染をおこしやすくなる。尿路感染を予防するには，日頃から尿意を我慢せず，飲水量を多くすることが望ましい。治療は，優位な菌に有効な抗生物質を選択し，点滴，または内服する。通常1週間以内に軽快することが多い。長期にわたる場合は耐性菌の出現を疑う。

膀胱尿管逆流現象
尿管は膀胱の平滑筋壁に斜走して入るため（ワルダイエル鞘が尿管の周囲に存在する）尿は逆流しにくいが，この部分が緩いと膀胱尿管逆流現象（vesicoureteral reflux：VUR）がおこる。

❷ 前立腺肥大

前立腺内には，16〜32本の複合管状腺が存在し，導管により尿道に開口している。尿道の周囲で3層に配列する。それぞれ，内腺（粘膜腺），粘膜下腺，外腺（主前立腺）と呼ばれる。腺上皮は，弱酸性分泌物（酸性フォスファターゼ，タンパク分解酵素，亜鉛，クエン酸など）を分泌する。前立腺結石がみられることがある。

前立腺肥大は，前立腺の中にできる良性の腫瘍である。高齢な男性ほど発生率は高くなる。組織検査では，40歳以上では80％，80歳以上では95％で所見として認められる。60歳以上の4人に1人が症状を示し，排尿障害，排尿困難，時に尿閉をきたす。夜間の頻尿，排尿痛，血尿，突然の強い尿意（尿意切迫），失禁がおこることがある。生活習慣の改善により症状を軽くできる。熱い風呂を避ける，禁酒，性生活の改善，尿意を我慢しないことなどである。水分の摂取を就寝前は控えたり，分散して摂取したりすることも有効である。経口薬としては，α1交感神経遮断薬等が用いられる[*1]。尿意切迫や急性排尿困難などの救急時は，バルーンカテーテルの挿入で対処する。経尿道的前立腺切除や切開による根治治療が必要なこともある。

[*1] 交感神経は膀胱収縮を促すため，尿閉の症状を緩和するために，α1交感神経遮断薬が用いられる。

❸ 前立腺癌

男性の癌の約10％を占める。日本でも高齢化に伴い死亡率の増加傾向がみられる。血中の前立腺特異抗原（prostate specific antigen：PSA）を調べることにより早期診断が可能になった。

尿道から離れた外腺に生じることから，早期に尿閉の症状が出ることは少ない。排尿困難，頻尿を訴える場合，前述の前立腺肥大を併発している可能性がある。経直腸エコーと生検により診断される。前立腺癌は，男性ホルモン（アンドロゲン）により増殖するため，抗アンドロゲン剤が投与される[*2]。転移がある場合に選択されることが多い。転移が骨に及んで痛みが強い場合は緩和ケアの対象となる。限局している前立腺癌の場合，前立腺全摘除術または根治的

[*2] 抗アンドロゲン剤（フルタミド，ビカルタミド）やそれより上位の脳下垂体ホルモンの抑制剤 LH-RH アゴニスト（ゴセレリン，リュープロレリン）が用いられる。

放射線療法が行われることがある。近年，熟練された医師により，体腔鏡前立腺全摘除術も行われている。

4 排尿障害（尿失禁，排尿困難）

膀胱には，平滑筋よりなる内尿道括約筋と骨格筋よりなる外尿道括約筋が存在する*1。尿が溜まって膀胱壁が引き伸ばされるとその刺激が脊髄に伝えられ，膀胱括約筋は弛緩し，膀胱壁は収縮する。このときの刺激は神経を介して尿道括約筋にも伝えられ，尿道括約筋は弛緩し排尿に至る。乳幼児は，この反射機構のみで排尿が行われる。

意志による排尿調節は，2～3歳頃から行われる。大脳皮質により，尿道括約筋の収縮が随意的に行われ排尿がコントロールされる（図3-9）。6歳までの子どもはこの意志による排尿調節が未発達であるため夜尿症がおこる。病気と考える必要はない。成人では，上位の神経からのコントロールにより排尿がおこる。脊髄障害の患者や中枢神経に病変のある高齢者で，意志による排尿調節が障害されると尿失禁がおこる。

女性の高齢者では，骨盤底筋群の脆弱化により，くしゃみなどで腹圧が高まって尿失禁がおこることがある。

前立腺肥大で尿道閉塞をきたすと尿閉がおこる。このように排尿障害の原因は様々なので，原因を特定することが望ましい。原因によって，膀胱の働きを高める薬を内服させる場合，逆に排尿を抑える薬*2を内服させる場合がある。

*1 膀胱壁の伸展を伝える感覚性神経刺激が骨盤内臓神経を経て，脊髄の第2～4仙髄節に伝えられ，同じ髄節から出る遠心性神経刺激が副交感系節前ニューロンと節後ニューロンにより膀胱へ伝えられる。すると，膀胱括約筋は弛緩し，膀胱壁の平滑筋は収縮する。このとき，遠心性神経刺激は陰部神経（S2-4）を介して，尿道括約筋にも伝えられ，この筋は弛緩し排尿に至る。

*2 近年，尿意切迫感，頻尿，切迫性尿失禁を包括した疾患概念として「過活動膀胱」が注目されている。40歳以上の男女の12.4%に上ると推定されている。治療の主軸は排尿筋を抑える抗コリン薬（副交感神経抑制作用をもつ）である。ほかには，膀胱訓練や外科的治療を行うこともある。軽度の場合は，尿失禁用品（下着やパッド）を使用する方法もある。

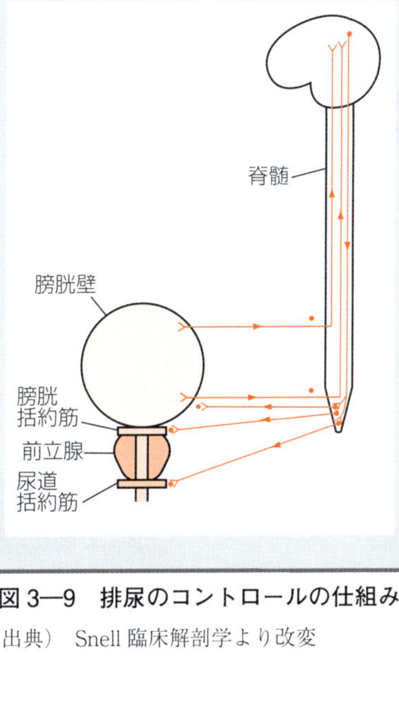

図3—9 排尿のコントロールの仕組み

出典）Snell臨床解剖学より改変

⑤ 腎不全

現在，日本の血液透析患者は25万人であり，毎年1万人以上増加している*。原因疾患は，慢性糸球体腎炎，糖尿病性腎症が上位を占める。高血圧による腎硬化，多発性腎のう胞，膠原病なども原因となる。

腎機能の低下の時期により，急性腎不全と慢性腎不全に分類される。急性腎不全では，急激に腎機能が低下する。出血性ショック等で腎血流量が減少したり（腎前性），腎臓の外傷がおこったり（腎性），下部尿路の閉塞がおこったり（腎後性）することがその原因である。

高齢者では，生理的に腎機能が低下しているという報告がある。また，高齢者は体液量減少に対するホメオスタシス維持機能が障害されているので脱水がおこりやすい。高齢者が急に元気をなくし，食欲が低下した場合，脱水を疑う必要がある。

細胞外液（血液やリンパ液）の中の主な陽イオンはNaであり，体内の総Naの増減は細胞外液量の増減を意味する。Naと水バランスの調節は主に腎において行われる（汗，便に含まれるNaは無視できる程度である）。

慢性腎不全は，糖尿病性腎症や慢性腎炎が悪化と安定を繰り返すうちに生ずる。腎機能が低下すると尿素窒素やクレアチニンなどの老廃物が体内に蓄積し，浸透圧の低い尿が多くなったり，下腿の浮腫，疲労感，吐き気などの症状がおこってくる。さらに，腎機能が低下すると乏尿となり，肺水腫などの重篤な症状がおこる。慢性血液透析や腹膜透析，腎移植の適応になる。近年，高齢者の血液透析導入が多くなった。「患者の意志により透析導入せず見守る例」について，「医療者側の対応をどのようにしたらよいか」考えられている。

*　慢性腎臓病（chronic kidney disease：CKD）の概念が導入され，腎機能60％未満が全人口の18.7％（約1,930万人），腎機能50％未満が4.1％（約420万人）存在すると推計された。これは20歳以上の全人口の6～25人に1人がCKD患者ということを示しており，CKDがきわめてありふれた病気（コモンディジーズ）であることを物語っている。

ホメオスタシス維持機能
容量調節や浸透圧調節系など，体内環境を維持する仕組み。

7 内分泌・代謝系の病気

内分泌臓器は，ホルモンを直接血中に分泌し，ホルモンは血流を介して伝達され，それぞれ特異的なレセプター（受容体）に結合し作用する。

① 甲状腺疾患

甲状腺疾患は日常の診療において遭遇する機会の多い疾患である。特に，甲状腺機能低下症は内分泌疾患の中で最も頻度が高く，加齢とともに増加する傾向がある。その主な原因となる慢性甲状腺炎による機能低下は，高齢になるにつれて増加する。

1) 甲状腺機能亢進症（バセドウ病）

病因としては，甲状腺濾胞細胞の膜の上にある，甲状腺刺激ホルモン（TSH）受容体（レセプター）に対する甲状腺刺激性自己抗体（抗 TSH レセプター抗体）による自己免疫疾患と考えられている。すなわち，抗 TSH レセプター抗体が甲状腺を持続的に刺激して血中の甲状腺ホルモンサイロキシン（T_4）やトリヨードサイロニン（T_3）が上昇するとともに甲状腺が腫大し，甲状腺ホルモンの過剰産生を引きおこす。その結果，全身の代謝が亢進する。

本症の発症は 20 歳代に最も多く，女性は男性の 4～5 倍かかりやすい。老人では少ない。甲状腺腫，眼球突出とともに甲状腺ホルモンの過剰により代謝が亢進し，頻脈，多汗，振戦，体重減少，食欲亢進，排便回数の増加，いらいらする感じ，暑さに弱い等の症状が出現する。老年者の甲状腺機能亢進症では若年者と異なり食欲不振を訴え，やせを主症状とすることがあり，また，心房細動などの不整脈で受診することもあり注意を要する。また，本症患者が抗甲状腺薬の内服を中断したり，強い身体的ストレスが加わったときなどに高熱，頻脈（120 以上/分），激しい発汗，強い振戦，精神不穏状態，錯乱を生じることがあり，甲状腺クリーゼと呼ばれきわめて重篤な状態に陥ることがある。

治療は抗甲状腺薬の内服が第一選択となる。生命的予後は良好である。

2) 甲状腺機能低下症

甲状腺ホルモンの低下をきたす疾患で，大部分は慢性甲状腺炎（橋本病）による。

内分泌疾患で最も高頻度である。新生児期より慢性的な甲状腺ホルモン不足により精神的，身体的発育が遅延するものをクレチン病という。これは甲状腺の先天性形態障害によるものであるが，近年，新生児マススクリーニング（TSH の測定）により早期発見が可能になった。

成人になって発症する甲状腺機能低下症には原発性と続発性があり，前者が圧倒的に多い。原発性甲状腺機能低下症の病因としては以下の 3 つが主たるものである。

①慢性甲状腺炎の終極像として機能低下に陥る。
②甲状腺機能亢進症に対して放射線療法を行ったとき，5～10 年で晩発性機能低下症が高頻度に生じる。
③自己免疫によって TSH の TSH 受容体への結合をブロックする抗体（TSII）が出現する。

老年者に多い。代謝状態の低下を反映して，無力感，精神活動の低下，会話時の発語がゆっくりであること，皮膚の乾燥，浮腫，脱毛，便秘，寒がりなどが特徴である。更年期障害や神経症とみなされることがある。

治療は甲状腺機能を正常化し，それを維持するために甲状腺ホルモン剤の内

バセドウ
Karl Adolph von Basedow（1799～1854）バセドウ病を記載したドイツの医師。

甲状腺刺激性自己抗体(thyroid stimulating antibody：TSAb)
甲状腺の TSH 受容体に結合して甲状腺を刺激する性質をもった自己抗体。

甲状腺ホルモン
サイロキシン（T_4）と 3, 5, 3'L-トリヨードサイロニン（T_3）がある。

心房細動
心房の各部が無秩序かつ高頻度で興奮するため脈拍はまったく不規則で，絶対性不整脈とも呼ばれる。

甲状腺クリーゼ
甲状腺機能亢進症が治療されない状態にあって，手術，感染症，外傷などをきっかけにおこる重篤な合併症。

続発性
下垂体からの TSH の分泌不足によるものが続発性甲状腺機能低下症である。

TSII (TSH-binding inhibitor immunoglobulins)
甲状腺の TSH 受容体に結合して TSH の作用を遮断してしまう自己抗体である。

3）慢性甲状腺炎（橋本病）

甲状腺機能低下の原因として最も多い。

甲状腺の組織や成分に対する自己抗体が生じる結果おこる自己免疫疾患である。20～50歳代に発症することが多く，男女比は約1：15で圧倒的に女性に多い。甲状腺腫以外には自覚症状の乏しい疾患であるが，年月を経ると甲状腺機能低下症となることが多く，それによる症状が加わる。

治療としては，甲状腺腫大が強い場合は甲状腺ホルモンの内服により縮小をはかる。甲状腺機能低下症となれば甲状腺ホルモン内服によって機能の正常化を行う。

橋本病
1912年，橋本策によって報告されたためこの名がある。

自己抗体
本症の自己抗体にはサイロイド抗体，マイクロソーム抗体などがある。

❷ 代 謝 疾 患

1）糖 尿 病

ライフスタイルの変化，食事の欧米化などにより生活習慣病の有病率は増加の一途をたどっている。これらの代謝疾患は，ひいては成人の死因の上位を占める虚血性心疾患や脳血管障害の基盤をなす病態である。

現在日本には750万人の糖尿病患者がいると推定され，きわめて多い疾患である。代謝異常による症状として口渇，多飲，多尿，多食（甘味を好む），全身倦怠感，体重変化（増加もしくは急激な減少）などがあるがほとんど無自覚なことも多く，一般に症状の乏しい病気である。病期が進行するとこれらの症状に合併症による症状が加わる。

随時血糖（食事摂取と無関係に測定した血糖値）が200mg/dl以上あれば糖尿病と診断されるが，確定診断のためには75g経口ブドウ糖負荷試験が行われる。

糖尿病には1型および2型糖尿病がある。1型糖尿病は膵ランゲルハンス島の破壊によってインスリン分泌がほとんどなくなったもので，インスリン注射をしなければ生命を維持できない（インスリン依存性）。原因としては，特定のHLA（ヒト白血球組織適合抗原）タイプ，自己免疫，ウイルス感染などによることが考えられている。

2型糖尿病はインスリン分泌低下による場合と組織のインスリン感受性低下による場合があり，前者はやせ型に多く後者は肥満型に多い。しかし多くの2型糖尿病は両者が共存していると考えられている。インスリンを注射しなくても食事療法や経口薬で生活できる（インスリン非依存性）。

1型と2型の臨床像を簡単に表3-8に示す。

血糖コントロール不良のままに年月を経ていると，糖尿病による表3-9に示すような合併症が出現してくる。糖尿病性大血管症とは糖尿病患者に生じる動

表3—8　1型糖尿病と2型糖尿病の臨床像

	1　型	2　型
頻　度	稀	多　い
発症年齢	30歳未満	30歳以降
発症	急性	ゆるやか
発症から診断までの期間	短期間（週）	比較的長期間（月〜年）
発症時の体重	正常〜やせ型	肥満者が多い
治療前の体重減少	著明	無い〜軽度
治療前の血糖値	高血糖	軽度〜中等度
血糖の安定性	不安定	安定
運動による血糖の変動	激しい	変動は少ない
インスリン感受性	非常に鋭敏	比較的鈍感
ケトーシス（ケトン体産生の増加）傾向	しばしばみられる	比較的稀

表3—9　糖尿病の合併症

Ⅰ　血管障害
　　1．糖尿病性大血管症
　　　　脳動脈硬化症 ------------ 脳梗塞，脳出血
　　　　冠動脈硬化症 ------------ 狭心症，心筋梗塞
　　　　腎動脈硬化症 ------------ 高血圧，腎不全
　　　　下肢動脈硬化症 ---------- 閉塞性動脈硬化症
　　2．糖尿病性細小血管症
　　　　糖尿病性網膜症，糖尿病性腎症，糖尿病性壊疽など
Ⅱ　神経障害
　　1．中枢神経障害 --------- 動眼神経麻痺，外転神経麻痺など
　　2．末梢神経障害 --------- 下肢，上肢の知覚障害，筋力減退
　　3．自律神経障害 --------- 瞳孔異常，発汗異常，血管運動神経障害，内臓神経障害，膀胱障害，陰萎など
Ⅲ　感染症（易感染性）
　　呼吸器感染症，尿路感染症，皮膚感染症など

脈硬化のことで，たとえば脳梗塞や心筋梗塞は非糖尿病者の約3倍の発症頻度をもっている。糖尿病性細小血管症は糖尿病患者に特有の毛細血管の障害で，網膜症と腎症が代表的である。わが国では網膜症で毎年3,000人以上が失明し，腎症では毎年新たに10,000人以上が透析導入となっている。神経障害としては下肢に生じる知覚異常（しびれ，痛みなど）が多い。

　糖尿病の治療は，食事療法，運動療法が基本で，それに薬物療法が加わる。糖尿病治療の目的のほとんどは合併症（表3-9）の出現，進行の防止にある。そのためには体重を標準体重±5％に維持すること，血糖を適正にコントロールすること，血清脂質の正常化などが重要である。

(1) 食事療法

　1日の仕事量によって標準体重1kgあたり摂取カロリーが計算される。摂取カロリーが決まったらその範囲内で栄養の配分が行われるが，詳細については糖尿病食事療法のための食品交換表を参照されたい。

標準体重
　身長(m)×身長(m)×22(kg)で計算される。

食品交換表
　日本糖尿病学会編（文光堂）がある。

(2) 運動療法

一定時間連続した運動は組織のインスリン感受性を高め血糖を改善する効果があり推奨されている。しかし心血管合併症の誘発等，必ずしもすべての糖尿病患者に有益とは限らず，運動が禁忌となる場合もある。

(3) 薬物療法

原則として食事，運動療法だけでは良好な血糖コントロールが得られない場合，薬物療法が選択される。

> B 細胞
> 膵臓のランゲルハンス島にあるインスリンを分泌する細胞。

i 経口血糖降下剤　2型糖尿病が適応となる。B 細胞を刺激してインスリン分泌を促進するスルフォニール尿素剤や，肝での糖新生を抑制するビグアナイ剤，ブドウ糖の吸収を遅らせ食後の高血糖を改善するα-グルコシダーゼ阻害薬，さらにインスリン抵抗性解除剤（ピオグリタゾン）などがある。

ii インスリン注射　1型糖尿病，糖尿病昏睡，重症感染症，外科手術，糖尿病妊婦，著しく栄養状態の悪い糖尿病などが適応となる。

インスリン注射やスルフォニール尿素剤の内服をしている場合は低血糖に注意することが重要である。低血糖症状は血糖が 60mg/dl 以下になると生じることが多い。空腹時や運動時におこりやすい。

低血糖の症状：(a) 低血糖が急速に進行した場合は交感神経の緊張による症状が出現する。異常な空腹感，脱力感，発汗，動悸，振戦，不安焦燥感，頭痛など。(b) 低血糖が緩徐に進行した場合は精神神経症状が主症状となる。会話や自発的行動の減少，見当識障害，判断力の低下，奇異な行動，拒絶症，精神錯乱，けいれん，昏睡などである。低血糖と判断したら直ちに糖分（ブドウ糖 10g，缶ジュース 1 本，砂糖水など）を与える。その程度に応じてブドウ糖の静脈注射がなされる。低血糖が放置され，強い低血糖に陥ると低血糖昏睡となる。

また，糖尿病が増悪し血糖が顕著に上昇してくると，ケトアシドーシス性糖尿病昏睡や非ケトン性高浸透圧性昏睡を生じ，生命にとって危機的な状況となる。詳細は割愛するがインスリンの少量持続注入と大量の補液が必要となる。

2）脂質異常症

> HDL：High density lipoprotein
> LDL：Low density lipoprotein

血清中の LDL コレステロール，中性脂肪（トリグリセライド）のいずれかもしくは両方が高いか，あるいは HDL コレステロールが低いとき脂質異常症という。脂質異常症は動脈硬化の重要な危険因子であり血清脂質の正常化がはかられる。

血清脂質の面からは簡単に次のいずれかに該当する場合を異常としている。中性脂肪 150mg/dl 以上，HDL コレステロール 40mg/dl 以下，LDL コレステロール 140mg/dl 以上。HDL は抗動脈硬化作用があり，臨床的には簡便に HDL コレステロールとして測定され一般的には高いほうがよいとされる。脂質異常症に対して食事療法をしても理想的な値が得られないときは薬物療法が

行われる。脂質異常症のタイプによってスタチン系やクロフィブラート系の薬剤などが選択される。

3）痛　風

核酸の構成成分であるプリン体の終末代謝産物は尿酸である。このプリン代謝異常の結果高尿酸血症を生じ，急性関節炎発作や腎障害をおこす疾患である。中年以後に多く，男女比は20：1と圧倒的に男性に多い。血漿中の尿酸値が7.0mg/dl以上であれば高尿酸血症で，種々の誘因が加わって関節腔円に尿酸結晶が析出する。

高尿酸血症は肉類などのプリン体を多く含む食品の過剰摂取や，核タンパクの崩壊亢進時や，腎・消化管からの排泄低下に基づく場合に生じるが，大部分は尿酸生合成の亢進が主原因とされている。高尿酸血症の人が暴飲暴食や心身のストレス，脱水等を誘因として第一中足趾節関節に尿酸が析出し，そこに炎症を生じる。また尿酸が腎に沈着して腎機能障害をおこし（痛風腎），腎結石を生じやすい。

治療としては，急性関節炎発作に対してはコルヒチンや非ステロイド性消炎鎮痛剤の内服が行われる。寛解期には尿酸のコントロールが主となる。食事はカロリー制限とともに肉食，アルコールの制限が大切である。

8　精神疾患

ストレス社会といわれる現在，特に，うつ病などの精神障害の頻度が増加しており，メンタルヘルスの重要性が指摘されている。介護の現場においても精神障害者をケアする機会が増加すると同時に，介護者自身のメンタルヘルスにも目を向ける必要が生じている。この領域についての知識を得る助けになれば幸いである。

❶ 統合失調症

1）統合失調症とは

以前は精神分裂病と呼ばれていた。原因は不明であるが，脳の中で情報を伝える役割を担っている神経伝達物質の機能がうまくいかなくなっている可能性が大きい。

発症率は100人に1人弱である。多くが20歳前後の若い時期に発症する。いったん発症すると慢性の経過をたどり，多くは難治性で，勤労能力や日常生活能力の障害をきたすことが多い。自殺を除いて，この病気自体で亡くなるこ

とはないので，若年で発症した患者の多くが高齢まで生存する。高齢になると若い頃の激しい症状が軽快することが多い。

2) 症　　状
（1）陽性症状（幻覚，妄想，興奮など）
統合失調症では，現実には存在しない人の声が聞こえてくるという幻聴が多い。その内容は自分についての悪口や批判のことが多く，また，自分への命令が聞こえるということもある。また，自分が意地悪される，殺されるなどと現実にはありえないことを信じ込む被害的内容の妄想が多い。陽性症状は病気の急性期に多いが，慢性期にも残っていることがある。抗精神病薬という薬でよくなることが多い。

（2）陰性症状（感情鈍麻，意欲低下など）
喜怒哀楽や心地よさの感情を生じなくなり，意欲が低下して引きこもり，他人と交流しなくなる。病気の慢性期に生じやすく，薬が効きにくい。

（3）その他の症状
意識障害や認知症は原則として生じない。この点で脳の形の変化をおこす器質性精神障害とは異なる。特に，急性期に自分が精神障害であるとの自覚がない。

3) 治療と予後
治療は抗精神病薬を長期にわたって服用する薬物療法に加えて，慢性期の陰性症状や生活能力の改善を目指すリハビリテーションがともに重要である。リハビリでは社会生活を行えるような訓練が重要である。

3分の1は完全によくなるが，残りは陽性症状は軽快するものの陰性症状や生活能力障害を残すことが多い。一部ではあるがまったく改善しない患者もいる。

中高年になってから認知症を伴わずに統合失調症に似た幻覚妄想を生じる人もいる。統合失調症とは異なり，人格変化は目立たない。抗精神病薬で治療する。

❷ 気分障害（躁うつ病）

1) 気分障害とは
気分の高揚する躁状態と，それが低下するうつ状態を繰り返す病気である。躁とうつの両方を生じる双極型（これが，本来の躁うつ病）とうつ状態のみを生じる単極型とがある。原因は不明だが，脳内の神経伝達物質の機能障害がおこっていると思われる。双極型は遺伝性が強いが，単極型は遺伝に加えて環境

因子の影響が大きい。脳の形のうえでのはっきりした病変はみつかっておらず，意識障害や認知症は生じない。この点で器質性の脳の病気とは異なる。

単極型が双極型よりも多く，うつ病は7人に1人の割合で発症する。思春期以後どの年齢でも発症し，特にうつ病は中高年になってから初めて発症することがある。

2）躁病の症状と治療

気分が爽快となるが，怒りやすくなることもある。おしゃべりとなり，話題が飛びやすい。楽天的，誇大的になる。意欲が亢進し様々な事柄を行おうとするが，注意がそれやすく物事をやりちらかす。無駄な買い物が多くなったり，人におせっかいをやいたりする。眠らず，性的関心が高まる。

気分安定薬という躁状態を鎮静させる薬物療法を行う。

3）うつ病の症状と治療

うつ病になりやすい性格として几帳面，仕事熱心，生真面目，人に頼まれるといやといえない性格などが指摘されている。様々なストレスが誘因となることが多い。

気分が憂うつとなり，物事への興味，関心がなくなる。頭の回転が鈍く，仕事の能率が落ち，悲観的に物事を考える。不安焦燥感が強くなる人もいる。不眠（朝早く目がさめることが多い），食欲低下，性欲減退，疲れやすさをおこす。自殺したいとの考えを生じ，自殺することがある。

休息と抗うつ薬による薬物療法が必要である。重症の場合は通電療法を行う。

周囲の対応として，負担を減らすこと，励まさないこと，うつ状態のときに離婚，退職など人生の重大な決断をさせないことが重要である。

4）予　　後

躁状態もうつ状態も治療に反応して完全によくなることが多い。しかし，一部のうつ病は難治性のことがある。病相が1回で終わる人もいれば，何回も繰り返す人もいる。

うつ状態を生じるうつ病以外の病気
　脳卒中後やパーキンソン病などでうつ状態を生じることが多い。また高齢者のうつ病は認知症と間違えやすく，注意すべきである。

❸ 神経症とストレス関連障害

1）ストレス関連障害とは

ストレスなどの心理的，環境的原因が発症に重要な役割を演じているので，心因性精神障害に分類される。症状は不安を中心とした健常者でも体験し得るものであり，原則として幻覚，妄想など非現実的な症状は生じない。ストレスを受けても不安を生じやすい人，生じにくい人がいる。したがって，小心，神

経質, 緊張しやすい, 完全癖が強いなどの患者の性格も大きな要素である。以下のような種類がある。

2）パニック障害

不安とは漠然とした対象のない恐れの感じである。この障害では頻脈, 過呼吸, 息苦しさなどを伴い, 強烈な不安発作が時々生じることが主症状である。次の発作が生じることを恐れる予期不安を伴うことが多い。

3）恐怖症性不安障害

特定の対象に対して恐れを抱く場合, 恐怖症という。

（1）広場恐怖

いざというとき, 逃げだせないような場所に恐怖を感じる。人込みの中, 混んだ電車の中, エレベーターの中などである。この広場恐怖はパニック障害と結びつきやすい。つまり, このような場所でパニック発作をおこすようになるのである。

（2）社会恐怖（社会不安障害, 対人恐怖）

あがり症のひどい状態。人前でスピーチや発表をすることが苦手で赤面したり, 声や手がふるえたりすることを悩む状態である。

4）強迫性障害

ある特定の考えがわきおこり, それを打ち消すために様々な行為をしてしまうものをいう。戸締まりや, ガスの元栓を締めたかが気になり, 何回も確認するなどが典型的である。本人はそのような考えがばかばかしいことがわかっており, 気にすまいと努力してもこだわりが消えないという特徴がある。不潔なことが気になり長時間手を洗い続ける, 自動車を運転中歩行者をひいてしまったのではないかと気になるといった症状を出す人もいる。

5）身体表現性障害

自分の健康についてたえず心配し, 病院で検査を受けて異常なしといわれても安心できないといった心気症や, 疼痛があっても原因となるような身体所見のみつからない場合を指す。

6）解離性障害（転換性障害）

強い心理的ショックが原因となって, 器質的原因がないにもかかわらず, 手足の麻痺, 感覚障害, けいれん発作, 失声（声が出ないこと）などの症状を出したり, 一時的に記憶がなくなったり, 意識障害のようにみえる状態になるもの。以前はこれをヒステリーと呼んでいた。

7）心的外傷後ストレス障害（PTSD）

犯罪，大災害に遭遇するなど，強い心理的ショックを受ける状況にあってから，何年経過しても凄惨な記憶から逃れられず，不眠，不安などに苦しむ状態をいう。

8）適応障害

職場での不適応などの軽度のストレスによって，軽度の不安，抑うつなどを生じている状態。

9）治　　療

環境調整に加えて，精神（心理）療法が重要である。抗不安薬などの薬物も使用される。最近は，抗うつ薬の1種のSSRI（選択的セロトニン再取り込み阻害薬，セロトニンという神経伝達物質の作用を強める）が様々な不安障害に有効であるとされる。

❹ てんかん

1）てんかん

一時的な意識障害やけいれんの発作を繰り返しておこす病気である。脳の神経細胞が異常に興奮している結果おこる。脳の電気的活動を記録する脳波検査で異常活動を認める。

2）原　　因

神経細胞異常興奮をおこす原因は様々である。

（1）特発性てんかん

脳に傷などの異常がみつからず，体質や遺伝が関係していると思われる。てんかんの多くは特発性である。

（2）症候性てんかん

脳に器質的な病的変化（外傷，脳炎，脳血管障害後の傷，脳腫瘍など）があり，それが刺激となっておこる。

3）症　　状

（1）けいれんのおこる発作

ⅰ　**強直間代発作（大発作）**　意識を失い倒れ，全身に激しいけいれんがおこる。四肢をつっぱる強直けいれんをおこし，次いで四肢筋肉の律動的な収縮と弛緩を繰り返す間代けいれんをおこす。全経過は2～3分である。

ⅱ　**ミオクロニー発作**　瞬間的に筋肉がピクリと収縮する発作。

（2）けいれん以外の発作

i 欠神発作（小発作）　短時間の意識消失発作のみをおこし，けいれんはおこさない。学童期に多い。

ii 精神運動発作　意識消失とともに衣類をまさぐったり，うろうろ歩き回ったりするなど自動症という目的のない異常な運動を生じる。

iii その他の発作　脱力発作，身体のしびれ感，言語障害，腹痛などの自律神経症状が発作症状として生じることもある。

4）治　　療

抗てんかん薬の服用。脳腫瘍や脳血管障害が原因の場合は脳外科的手術を行う。睡眠不足，過労は発作を生じやすくする。

5 アルコール依存

1）物質依存とアルコール依存

ある物質を反復摂取していると，その物質の摂取を止めることができなくなる状態を物質依存症という。麻薬，覚せい剤，アルコールなどで生じる。

アルコールは成人であれば合法的に摂取できるので，物質依存の中で最も多い。アルコールの許容量は1日清酒で2合以下であり，これ以上を長期にわたり摂取するとアルコール依存の状態となる。

健康や社会生活が損なわれ，生活態度のだらしなさ，気分の不安定，飲酒の自己制御不能，連続飲酒の状態となる。身体的に胃潰瘍，肝障害，膵炎，心疾患，末梢神経障害（手足のしびれ，運動障害など）を生じるが，飲酒を止められない。

2）アルコール依存を基盤として生じる精神障害

振戦せん妄

アルコール依存者が急に酒量を減らすと離脱症状（禁断症状）としてこのような状態となる。振戦とは身体のふるえを指す。

せん妄とは意識障害の一種で軽度の意識のくもりがもとにあり，注意力，判断力が落ち，見当識障害，錯覚，幻覚，妄想，不安，精神運動興奮の状態を伴うものである。振戦せん妄では小さい動物や人間が多数動き回っているのが見えるという動物幻視という症状が出やすい。

3）治　　療

振戦せん妄には抗不安薬などの薬物を使用し，またビタミン B_1 などの補液を行う。振戦せん妄は普通，数日で回復する。

9 骨・脊椎・関節の病気

骨関節疾患は，介護を必要とする高齢障害者の対象疾患として大きな割合を占める。ここでは特に問題となる頻度の高い疾患について解説する。

① 骨粗鬆症

骨粗鬆症では骨量の減少と骨の微細構造の劣化が特徴的におこる結果，骨の脆弱性が増加し，骨折しやすい状態になる。WHO では全身性の骨疾患と定義されている。

骨粗鬆症には大きく分けて3つの種類がある。①原発性骨粗鬆症，②内分泌疾患，栄養性疾患，薬剤性疾患，先天性疾患など，原因疾患に引き続きおこる続発性と呼ばれるもの，③各種の骨軟化症や甲状腺機能亢進症，多発性骨髄腫など，続発性骨粗鬆症に含まれない骨萎縮性疾患によるもの，の3つである。このうち原発性骨粗鬆症はさらに，特発性骨粗鬆症（妊娠後，若年性など）と退行期骨粗鬆症に分類される。退行期骨粗鬆症には閉経後骨粗鬆症と老人性骨粗鬆症がある。

閉経後骨粗鬆症は閉経によってエストロゲンの分泌が減少し，骨の吸収が亢進するために生じる。海綿骨の骨量減少が著明で，主として椎体圧迫骨折（後記②-2）参照）をきたす。海綿骨だけでなく皮質骨も弱くなって，椎体骨折に加えて大腿骨頸部骨折，手関節の骨折などを生じるのが老人性骨粗鬆症の特徴である。70歳以上の男女にみられ，骨吸収の亢進に対してビタミンD不足が主因で骨形成が追いつかなくなる状態をいう。急速な高齢化に伴い骨粗鬆症の患者が増加しており，2001年で推定1,100万人の患者がいると推測されている。骨粗鬆症では脊椎，大腿骨頸部などの骨折が生じやすく，その対策が医療面のみならず社会的にも重要となっている。

現在，一度失われた骨量を元に戻す方法はない。したがって，骨粗鬆症は予防が重要であり，成長期に最大限，骨量を増やしておき，これを持続することが重要である。そのためには第一に食事である。栄養バランスへの配慮，主として，十分な量のカルシウムやビタミンDなどの栄養摂取が必要となる。老年期のカルシウム摂取については，日本人の平均カルシウム摂取量が580mg/日であることから，これに毎日コップ1杯の牛乳とともにチーズ2切れまたはヨーグルトをカップ1杯（計260～330mg）として合計840～910mg/日程度，

骨軟化症
種々の痛みを伴って徐々に骨が軟化し，彎曲することを特徴とする病気。

エストロゲン
女性ホルモンの一種。

骨の吸収
骨の構成成分であるカルシウムは，食事によって摂取され，腸で吸収されて血液中に入り，骨に運ばれ骨が作られる。これを"骨形成"と呼ぶ。その一方で，骨はしなやかさを保つために，古くなった骨の成分を壊す。これを"骨吸収""骨破壊"という。これらがバランスをとって骨の新陳代謝を行っている。

海綿骨と皮質骨
海綿骨は手足の骨の両端や腰の骨の内部を構成する骨で，複雑なスポンジ構造をしている。皮質骨よりも代謝が速いので骨密度測定では海綿骨の測定が推奨されている。
皮質骨は緻密骨ともいう。硬くて緻密な骨。

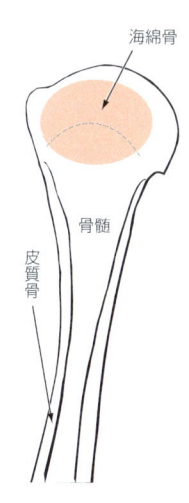

すなわち1日800mg以上が必要と考えられている。また高齢者では家に閉じこもりがちになるため，ビタミンDやカルシトリオール（活性型ビタミンD，小腸からのカルシウムの吸収を促進する）の血中濃度が低下傾向にある。カルシウムとビタミンDを一緒に摂取することによって小腸でのカルシウム吸収が増加し，血中カルシトリオール維持および骨量減少の抑制につながる。また，食塩の過剰摂取は，骨吸収を促進させ骨量を減少させると考えられており，控えることが推奨されている。さらに，喫煙による抗エストロゲン作用，カルシウム吸収阻害，カルシウム尿中排泄促進などが報告されており，禁煙も重要である。最も効果的なのは適度の運動負荷とされている。高齢者においては，散歩などの日常生活動作や軽いスポーツなどの運動は骨を強くするだけでなく，筋肉や関節の柔軟性を高め，転倒予防につながると考えられる。高齢者に推奨される運動としては，歩行，ジョギング，自転車，水中歩行などがある。なかでも歩行は最も簡単に行える。歩行の場合の運動強度は，汗がでるかでないか程度で，1回30分以内，50〜60歳代であれば1日8,000歩程度を目標に週5日行うのが望ましい。

　実際の治療は骨折の有無と疼痛の程度によって異なる。椎体圧迫骨折を生じ，疼痛が強い場合は消炎鎮痛剤の内服と安静が必要である。しかし，廃用症候群となりやすいため，発症後1週間後にはコルセット装着下で座位を許可し，2週目には起立，歩行を開始すべきである。薬物療法としてはカルシウムとともにビタミンD・K，カルシトニン製剤の投与，閉経後ではエストロゲン補充療法も行われる。しかし，X線検査上骨量が明らかに増加する例は稀である。

　いずれにしても骨粗鬆症自体は，加齢に伴い自覚症状のないまま進行するケースが多く，治療を受けている骨粗鬆症患者は全体の約20％に満たないと推定されている。なかでも骨粗鬆症の合併症の骨折は高齢者のQOLを著しく低下させるため，積極的な治療の関与の必要性がうたわれている。

❷ 骨　　折

1）大腿骨頸部骨折

　高齢の骨粗鬆症患者に多発する骨折である。65歳以上の寝たきり高齢者の明確な原因疾患となっている。転倒などの明らかな原因がある場合だけでなく，わずかな外力でも受傷し，本人や家族も気づかないこともある。症状は起立不能となり，股関節部周辺の疼痛を訴える。出血が多い場合は著しい腫脹をみる。大腿骨頸部内側骨折（大腿骨骨頭関節包内部の骨折）では，骨頭の転位（折れた骨の一部が本来の位置からずれたり移動したりすること）の程度により，転位の程度の軽い場合には保存療法，転位の著しい場合には人工骨頭置換術（人工の大腿骨骨頭を入れる手術）（図3-10）が一般に選択される。いずれにしても術後の

9. 骨・脊椎・関節の病気

骨頭下骨折　　　人工骨頭置換術

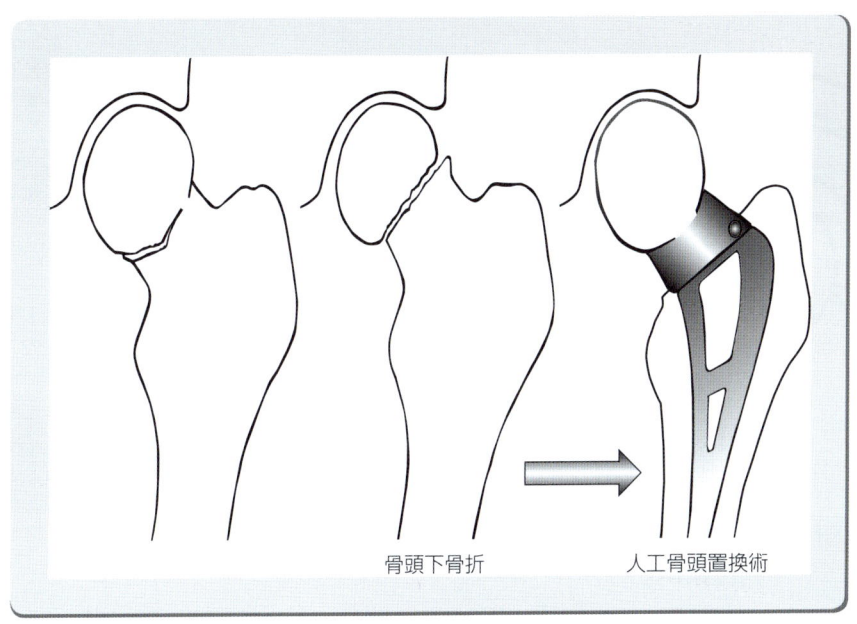

図 3—10　大腿骨頸部骨折人工骨頭置換術

リハビリテーションがその後の ADL 回復に大きく影響する。なぜなら、高齢者では臥床安静による廃用症候群や認知症の出現率が高く、それらの予防のためにも早期からのリハビリテーションが必要だからである。骨折後1年後に介助なしで外出可能な例は約 30％にすぎない。ただし、不用意な荷重は転位の原因になるので注意を要する。また、心不全や高血圧などの注意すべき合併症がある場合もバイタルサインに注意しながらの慎重な訓練が必要となる。

2）椎体圧迫骨折

椎体圧迫骨折は骨粗鬆症で生じる骨折の中で最も頻度が高い。つまずき、軽微な外傷、あるは転倒や尻もちなどが原因となる。発症すると円背（背中が丸くなる）を生じ、急性の、あるいは慢性の腰背部痛をきたす。関連痛として下肢のしびれや痛みなどを訴える場合もある。骨折そのものによる脊髄麻痺（四肢麻痺あるいは両下肢麻痺をきたす）は少ないが、のちに麻痺を生じてくることがある。これは椎体が押しつぶされてくるためである。また胸腔や腹腔の容積の減少により内臓機能障害をきたす場合もあるので注意が必要である。

3）上腕骨近位端骨折（図 3-11）

原因としては転倒して手を伸ばしてついた場合や、直接肩の外側を打った場合がある。骨粗鬆症で、より骨密度が低い側や片麻痺患者の患側で障害を受けやすい。症状は受傷直後から局所痛と運動痛があり、腕を前方にもち上げることができない。転位の少ない場合には三角巾のみの固定を行う。

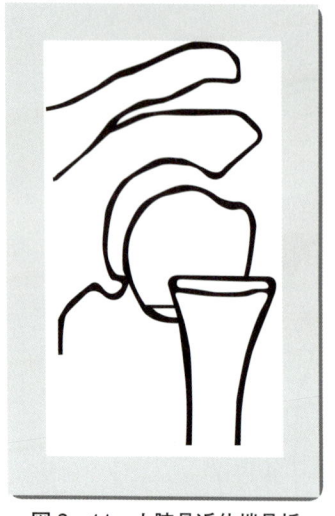

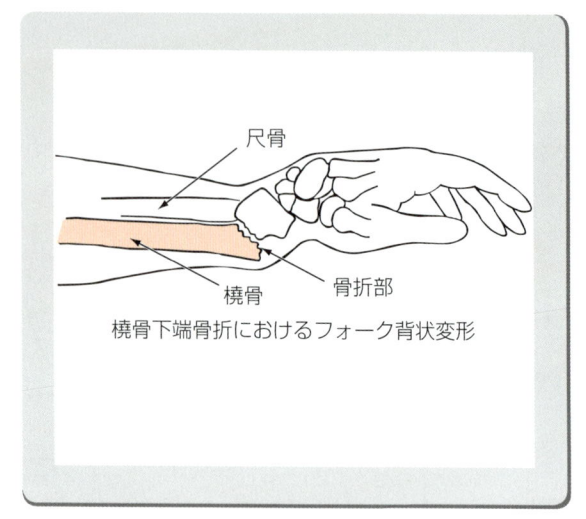

図3—11　上腕骨近位端骨折　　　図3—12　前腕骨（橈骨）遠位端骨折

4）前腕遠位部骨折，橈骨遠位端骨折（コーレス[Colles]骨折）（図3-12）

手のひらをついて転倒した際に発生する骨折である。高齢者に頻度が高い。

受傷時の手関節の肢位が背屈位（手首を反って地面についた状態）か回内位（手の平を地面についた状態）の場合に発生する。症状は手関節の疼痛と腫脹で，典型的には手関節のフォーク状変形が認められ，診断はX線検査による。治療は保存的治療が原則で，3〜4週間のギプス固定で経過観察をする。

> 回内
> 手のひらを上に向けた状態から内方に回して手のひらを伏せる状態にすること。

❸ 変形性関節症，変形性股関節症，変形性膝関節症

変形性関節症は非炎症性で，進行性に，特に体重をのせる関節を侵す疾患である。主な罹患関節として，股関節，膝関節，足関節があげられる。膝関節症は，老化と，関節がすり減ることが第一の原因になるが，股関節症の多くは生まれつきの股関節脱臼から二次的に，また，足関節症は捻挫，骨折などの外傷に由来する例が多い。

変形性膝関節症は中高年で疼痛を訴える疾患の中で最も多いものである。特に肥満した中高年の女性にみられる。症状としては疼痛（特に膝の内側），正座困難などの関節可動域制限，関節水腫（関節内に水が溜まる），圧痛，歩行障害や大腿四頭筋萎縮（太ももの前面の筋肉がやせること）が認められる。特に，階段昇降時，なかでも降りる際に痛みが生じる。大腿四頭筋（特に内側）筋力低下のため，膝関節が完全に伸展できないことがある。保存的治療は，体重の減量，抗炎症薬の内服，関節内注射などが行われる。それに加えて，大腿四頭筋の筋力強化を行うと効果が高い。全身運動となる水泳は，持久力の向上と肥満の解消につながり，浮力によって体重負荷を軽減して筋力強化を行うことがで

きるなどの利点がある。保温を兼ねてサポーターの使用も検討したい。しかし，保存療法には限界があり，高度の変形で歩行障害が顕著な場合，疼痛が著しい場合などは人工膝関節置換術などの手術が行われる。

変形性足関節症では，テーピングや足底板も用いる。

❹ 後縦靭帯骨化症(Ossification of posterior longitudinal ligament : OPLL)

サポーター

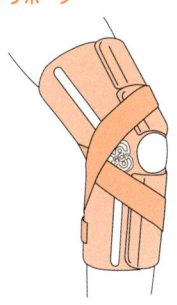

脊椎の後縦靭帯
　脊椎椎体の後縁を連結して脊柱管の全長を縦走する靭帯。

脊椎の後縦靭帯が骨組織で置き換わる原因不明の疾患である。骨化する脊椎の高さのレベルにより，頸椎後縦靭帯骨化症，胸椎後縦靭帯骨化症，腰椎後縦靭帯骨化症と呼ばれている。日本人成人の1.6％にみられる頻度の高い疾患であるが，無症状のものもあり，たまたま別目的のX線検査で発見されることもある（図3-13）。男女比では2：1で男性に多く，そのほとんどが40歳以上である。最初に首筋や肩甲骨周辺に痛みやしびれを訴えるものが多く，上肢の巧緻運動障害（指の細かい動作，たとえば，箸を持つなどができなくなる）や感覚障害（感覚が鈍くなる，しびれるなど）をきたす。次第に痛みやしびれの範囲が拡大し，下肢のしびれや知覚障害，歩行障害が出現する。重症になると膀胱直腸障害（排尿・排便のコントロールができず，うまく出ない，あるいは失禁などがみられる）をきたすことがある。症状は進行性によくなったり悪くなったりしながら緩徐に悪化し，転倒などの衝撃で脊髄症状が増悪し，頸椎病変では四肢麻痺になることがある。治療は保存的療法と手術療法がある。保存療法の目的は骨化（骨でない部分が骨成分に置き換わる）によって圧迫されている神経の保護である。まず頸椎の安静保持を保つため，頸椎装具を使用する。消炎鎮痛剤や筋弛緩剤

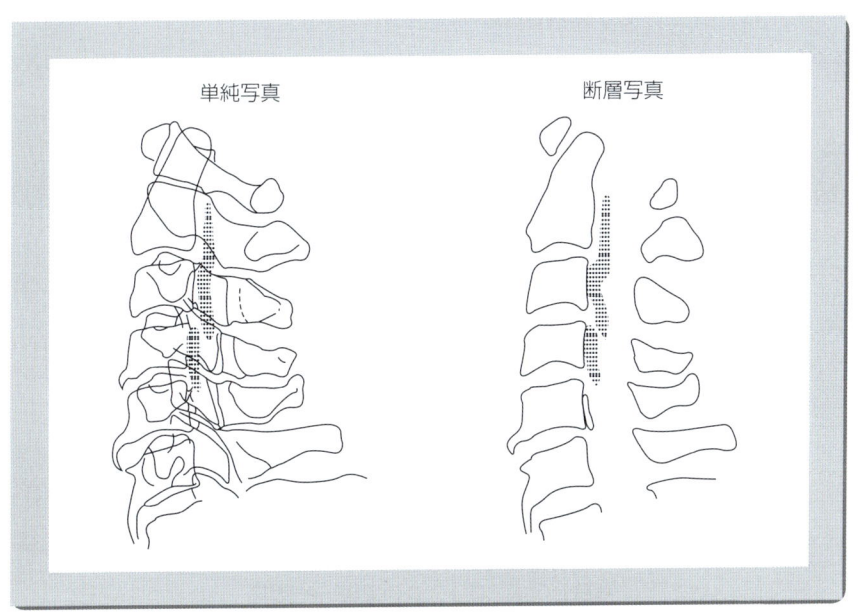

図3—13　後縦靭帯骨化症の画像診断

の内服も併用する。症状が強い場合には，神経除圧のため手術が選択される。

❺ 腰部脊柱管狭窄症

　腰部の脊柱管が生まれつき（先天性）かまたは何らかの原因（後天性）によって狭窄し，そこから出ている神経根または馬尾神経が圧迫を受け阻血やうっ血状態となり，神経症状を呈する。先天性狭窄は稀で，圧倒的に後天性で，原因として，腰椎や椎間関節の変形・肥厚による変形性腰椎症や，分離・すべり症，椎間板の変性や膨隆などがある。変性による狭窄症は加齢による変化が大きく影響している。痛みやしびれのため歩けなくなるが，しばらく休むとまた歩けるようになるという，下肢の間欠性跛行が特徴である。重症になると膀胱直腸障害や自律神経障害（便秘，インポテンツなど）を生じる。検査としては造影剤使用のX線検査やMRI，筋電図検査が有用である。治療は除痛のための薬物療法から開始される。腰部を安静にさせるため，コルセットによる装具療法も行われる。無効な場合には，神経ブロック（硬膜外ブロックや神経根ブロックなど）が選択される。リハビリテーションとして，鎮痛や筋緊張軽減，血行増進を目的にホットパック，マイクロウェーブなどの温熱療法も施行される。これらの保存的療法が無効な場合や，高度の神経障害が認められる場合，手術も検討される（脊柱管の開放が目的で，除圧椎弓切除術や除圧椎弓形成術など）。

❻ 肩関節周囲炎

　40〜50歳代に好発する肩関節の疼痛・関節可動域制限を主訴とする病態である。軽微な外傷によって，あるいは誘引なくおこる。腱板の炎症・断裂・石灰化などの明確な原因のあるものとは区別される。一番多い症状は肩関節可動域の制限で，特に肘を伸ばしたまま肩を前方にあげる，肩を回す運動に際して痛みを伴う。それによって髪を結ったりすることや，衣服の着がえなどのADLが困難となる。

　治療の目標は痛みを除き，関節の動く範囲を拡大することである。湿布や軟膏，消炎鎮痛剤の内服とともに局所麻酔薬，ヒアルロン酸・ステロイド薬などを関節包内・肩峰下滑液包に注入する方法もある。さらに肩甲上神経ブロックが行われることもある。関節可動域訓練のリハビリテーションも有用である。自己訓練としては，両手を握り合わせ上にあげる方法，コッドマン体操，棒体操がある。コッドマン体操は肩関節の拘縮（さびつき）の改善または予防の目的で行われている運動療法である。体を前に倒し，上肢を下げて，肩の外転筋を収縮させない状態でおもりを持って振り子運動を行わせる。自宅ではアイロンでもよい。前後，左右，分回しの各方向について振り子運動を行う（図3-

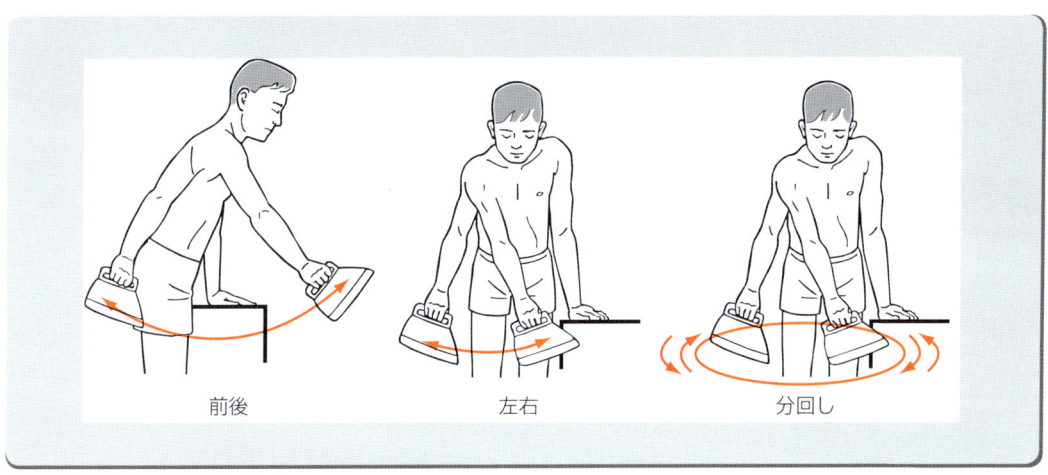

図3—14 コッドマン体操

14)。これらの訓練に先立って患部を温めると効果が高い。

7 関節リウマチ

　かつては「慢性関節リウマチ」と呼ばれていた。しかし，実際には急性発症する例もあり，現在では「関節リウマチ」となっている。病態の基本は自己免疫の異常により初期には関節痛を引きおこし，関節破壊の寛解と増悪を繰り返しながら，場合によっては全身性に進行する疾患である。40〜50歳代の働き盛りに好発し，圧倒的に女性に多いのが特徴である。また高齢者の要介護度3以上の原因疾患においても名を連ねるなど，比較的身近な疾患といえる。発症要因は不明である。そのなかでも関節リウマチ患者の約75％は血液中に「リウマトイド因子」と呼ばれる免疫グロブリンIgGに対する自己抗体をもっていることがわかっている。このことから関節リウマチは自己の成分に対して過剰な免疫応答をする「自己免疫疾患」に分類される。その他HLAタイプなどの遺伝的要因や過労・ストレス・けが・手術・妊娠／出産・ウイルス感染などの環境的要因の存在が指摘されている。

　初発は関節の痛みのことが多く「関節炎」と表現されることが多いが，実際は関節内の滑膜に病気の首座がある。滑膜とは，関節の中の軟骨を裏打ちしている膜で，関節の動きを滑らかにする関節液を分泌したり，関節液を通して軟骨に栄養を供給する役目を果たしている。この滑膜に炎症がおきて関節に痛みや腫脹が生じ，少しずつ関節が破壊されていく病気が関節リウマチなのである。

　初発症状は手関節・手指関節（指にある小さい関節）に最も頻度が高く，ついで膝関節，足関節，あるいは足の小さい関節（中足骨関節），肩関節ないしは肘関節の順番に障害されることが多い。障害された関節では炎症の進行とともに

自己免疫の異常
　本来自己と異なる異物を認識し排除するための防衛組織が自分自身の細胞に対して反応してしまう状態。

自己抗体
　自分自身の組織や細胞を抗原とする抗体。

HLA
　ヒト白血球組織適合抗原。

こわばり，腫脹，疼痛，熱感，拘縮，変形の症状が出現し，そのための機能障害に陥る。

ケアをする点での問題点には，①強い疼痛，②多発性，③進行性，④破壊的病変，⑤リウマチ気質などがある。関節リウマチの活動期には全身・局所の安静が必要だが，安静のために関節を固定すると筋萎縮をきたし，障害を増悪することが多い。鎮痛の目的で温熱療法も行われる。特に朝の関節のこわばりに温熱は好まれる。しかし関節温度の上昇は関節破壊を助長する可能性があるので長時間行うことは好ましくない。手指・手関節変形に対するスプリントや足部変形・疼痛については中足骨パッドやアーチサポートを入れたやわらかい材質のリウマチ靴が有効である。さらには関節保護のための患者家族教育も行われている。具体的には関節症状を増悪させないための動作指導を行うものである。たとえば，ドアノブを左手で反時計回りにひねる動作は避ける，などである。最後に心理的問題について触れる。関節リウマチの患者は，慢性的な疼痛，進行する関節変形と外見上の問題，それらに起因する将来への不安などの問題を抱えている。うつ状態をはじめとする神経症的傾向が高率に認められるが，衝動や感情の統制力が弱くなっており，不快感情の抑制，猜疑，傷つきやすさ，柔軟性の欠如なども関連している。これらが痛みを増長する一因の場合もあり，不安や悩みを軽減することで症状緩和に役立つこともある。

スプリント
　副子をあてて治療すること。

リウマチ靴
　リウマチ様関節炎により足部の関節変形をきたした足部に用いる。甲皮はやわらかく，足底敷革にパッドやアーチサポートをつけて免荷をはかる。

❽ 脊髄損傷

脊椎に，強くまげる，伸ばす，ねじる，圧迫などの外力が加わって，骨折，脱臼，椎間板損傷などがおこると同時に，脊髄の挫滅，圧迫などの損傷を受ける病態である。ただし，脊椎損傷などの骨傷がなくても頸椎の過伸展や脊髄腫瘍などの内的原因によっても脊髄損傷はおき得る。

受傷原因は各年代を通じて交通事故が最多であるが，高齢者では転倒によるものが多い。転倒による損傷の多くは骨には傷のない頸髄損傷であることも特徴といえる。その他，高所からの転落，スポーツなどがある。

脊髄は頭側から尾側に向かって頸髄（8対），胸髄（12対），腰髄（5対），および仙髄（5対）より構成された神経細胞と神経線維の集合体である。損傷箇所がどこであるかによって症状が異なる。典型的には，損傷脊髄節以下の四肢・体幹の運動・感覚障害をきたすとともに，自律神経障害も生じる。損傷レベルと麻痺の重症度によりADLの自立度はおおむね決まる。以前は生命予後不良の病態であったが，生存率はこの半世紀の間に著しく改善され，これは主要死因であった泌尿器合併症による腎不全と尿路感染や褥瘡（とこずれ）の感染に起因する敗血症治療の進歩によるところが大きい。

随伴する機能障害として膀胱直腸障害の有無は重要である。排尿障害は，受

傷直後は膀胱括約筋の弛緩により尿閉となることが多い。その後は損傷レベルにより間欠自己導尿法や叩打(こうだ)、腹圧などの排尿方法を選択することもある。排便障害については、受傷直後は腸管内にガスが充満し、腸管の弛緩と蠕動(ぜんどう)運動低下のため、麻痺性腸閉塞となる。維持期には便秘や便失禁が問題となりやすい。損傷レベルが第5頸髄以上では横隔膜麻痺を生じるため呼吸機能障害が生じる。胸髄以上の損傷では呼吸筋の麻痺により、障害レベルが高くなるほど排痰が困難となり、特に、呼吸器疾患合併例では換気不全をきたすことがある。ADLについては、完全損傷の場合自立度の目安が示されている。不全損傷では個人差が大きい。

ケアのポイントとしては、以上のような随伴症状のコントロールに努めることと、二次的合併症の予防を心がけることである。しばしば認められる合併症には関節可動域制限や疼痛、拘縮、褥瘡、浮腫などがある。痙縮は拘縮の原因や、ADLの阻害因子となりやすい。著しい場合には睡眠や呼吸を妨げるようなこともあり、医療機関への相談が必要である。合併症として最も頻度の高い褥瘡は、発生を予防することが一番である。徹底した除圧と、これらに関する患者・家族教育が欠かせない。

痙縮
相動性伸張反射の閾値が低下した状態。臨床的には動かないはずの筋肉が本人の意思とは関係なく急に突っ張ったり、けいれんをおこすような状態。

10 難　病

難病は、これに関する法律と様々な国の施策がある。難病の定義とともにこれらを紹介し、現時点で解明している研究成果を一部紹介する。

❶ 難病とは

難病とは、医学的に明確な定義がなされたものではなく、治療方法が確立されていない慢性疾患を指す言葉として社会的通念として用いられてきた。

1972(昭和47)年の難病対策要綱では、「①原因不明、治療方針未確定であり、かつ、後遺症を残す恐れが少なくない疾病、②経過が慢性にわたり、単に経済的な問題のみならず介護などに著しく人手を要するために家族の負担が重く、また精神的にも負担の大きい疾病」と定義されている。

❷ 国の難病対策

国の難病対策として、難病疾患の調査研究の推進(難治性疾患克服研究事業)、医療施設等の整備(重症難病患者拠点・協力病院設備)、地域における保険・医療福祉の充実・連携(難病特別推進対策事業など)、QOL向上を目指した福祉

施策の推進（難病患者等居宅生活支援事業）と，調査臨床研究対象疾患のうち，診断基準が一応確立し，かつ難治度や重症度が高く，患者数が比較的少ないため公費負担の方法をとらないと原因究明・治療法開発などに困難をきたす恐れのある疾患については，医療費自己負担の軽減（特定疾患治療研究事業）対策を行っている。国の難病施策を以下にあげる。

1）難病疾患克服研究事業

症例数が少なく，原因不明で治療方法も未確立であり，かつ生活面で長期にわたる支障がある疾患について，研究班を設置し，原因の究明，治療方法の確立にむけた研究を行う事業。再生医療やがん研究など。

2）特定疾患治療研究事業

難病患者の医療費助成制度。都道府県で認定を受けた医療機関において主治医の診断に基づき都道府県に申請し認定を受けると「特定疾患医療受給者証」が交付され，自己負担額の一部を国と都道府県が公費負担として助成する事業。平成26年5月に難病医療法が成立したことを受け，助成対象となる難病は平成27年1月より第1次実施分として110疾病に対し指定難病の助成が開始された。さらに平成27年夏から助成を新たに開始する指定難病第2次実施分の検討が開始され，難病性疾患克服研究事業において研究された疾病と小児慢性特定疾患の対象疾患の中で，第1次指定の110疾病を除き検討に必要な情報が集まった610の疾病の検討が行われている。平成27年2月の時点で21の神経疾患，20の難治性てんかんの41疾病と皮膚疾患と遺伝子・染色体異常の43疾病が認定された（詳細は厚生労働省のホームページに逐次掲載される）。

新たな指定難病に対する医療助成は，医療費の自己負担割合を3割から2割に減少し，指定難病の中でも病状の程度が一定以上の場合と高額な医療を必要とする場合が対象となった。また「難治性肝炎のうち劇症肝炎」と「重症急性膵炎」は対象からはずされた。医療費助成を受けられる医療機関は，都道府県への申請により指定を受けることが必要となる。

3）難病特別対策推進事業

難病患者のための相談，支援，入院施設の確保および在宅療養生活の支援事業で都道府県により実施される。難病相談・支援センター事業，重症難病患者入院施設確保事業，難病患者地域支援対策推進事業，神経難病患者在宅医療支援事業，難病患者認定適正化事業がある。

4）難病患者等居宅生活支援事業

地域における難病疾患患者等の自立と社会参加の促進をはかることにより患

表3—10 臨床調査研究分野の対象疾患（130疾患）一覧表

疾患番号	疾患名	疾患番号	疾患名
1	脊髄小脳変性症	66	拘束型心筋症
2	シャイ・ドレーガー症候群	67	ミトコンドリア病
3	モヤモヤ病（ウィリス動脈輪閉塞症）	68	Fabry病
4	正常圧水頭症	69	家族性突然死症候群
5	多発性硬化症	70	原発性高脂血症
6	重症筋無力症	71	特発性間質性肺炎
7	ギラン・バレー症候群	72	サルコイドーシス
8	フィッシャー症候群	73	びまん性汎細気管支炎
9	慢性炎症性脱髄性多発神経炎	74	潰瘍性大腸炎
10	多巣性運動ニューロパチー（ルイス・サムナー症候群）	75	クローン病
11	単クローン抗体を伴う末梢神経炎（クロウ・フカセ症候群）	76	自己免疫性肝炎
12	筋萎縮性側索硬化症	77	原発性胆汁性肝硬変
13	脊髄性筋萎縮症	78	劇症肝炎
14	球脊髄性筋萎縮症	79	特発性門脈圧亢進症
15	脊髄空洞症	80	肝外門脈閉塞症
16	パーキンソン病	81	Budd-Chiari症候群
17	ハンチントン病	82	肝内結石症
18	進行性核上性麻痺	83	肝内胆管障害
19	線条体黒質変性症	84	膵嚢胞線維症
20	ペルオキシソーム病	85	重症急性膵炎
21	ライソゾーム病	86	慢性膵炎
22	クロイツフェルト・ヤコブ病（CJD）	87	アミロイドーシス
23	ゲルストマン・ストロイスラー・シャインカー病（GSS）	88	ベーチェット病
24	致死性家族性不眠症	89	全身性エリテマトーデス
25	亜急性硬化性全脳炎（SSPE）	90	多発性筋炎・皮膚筋炎
26	進行性多巣性白質脳症（PML）	91	シェーグレン症候群
27	後縦靱帯骨化症	92	成人スチル病
28	黄色靱帯骨化症	93	高安病（大動脈炎症候群）
29	前縦靱帯骨化症	94	バージャー病
30	広範脊柱管狭窄症	95	結節性動脈周囲炎 (1)結節性多発動脈炎，(2)顕微鏡的多発血管炎
31	特発性大腿骨頭壊死症	96	ウェゲナー肉芽腫症
32	特発性ステロイド性骨壊死症	97	アレルギー性肉芽腫性血管炎
33	網膜色素変性症	98	悪性関節リウマチ
34	加齢黄斑変性	99	側頭動脈炎
35	難治性視神経症	100	抗リン脂質抗体症候群
36	突発性難聴	101	強皮症
37	特発性両側性感音難聴	102	好酸球性筋膜炎
38	メニエール病	103	硬化性萎縮性苔癬
39	遅発性内リンパ水腫	104	原発性免疫不全症候群
40	PRL分泌異常症	105	若年性肺気腫
41	ゴナドトロピン分泌異常症	106	ランゲルハンス細胞組織球症
42	ADH分泌異常症	107	肥満低換気症候群
43	中枢性摂食異常症	108	肺胞低換気症候群
44	原発性アルドステロン症	109	肺動脈性肺高血圧症
45	偽性低アルドステロン症	110	慢性血栓塞栓性肺高血圧症
46	グルココルチコイド抵抗症	111	混合性結合組織病
47	副腎酵素欠損症	112	神経線維腫症Ⅰ型（レックリングハウゼン病）
48	副腎低形成（アジソン病）	113	神経線維腫症Ⅱ型
49	偽性副甲状腺機能低下症	114	結節性硬化症（プリングル病）
50	ビタミンD受容機構異常症	115	表皮水疱症
51	TSH受容体異常症	116	膿疱性乾癬
52	甲状腺ホルモン不応症	117	天疱瘡
53	再生不良性貧血	118	大脳皮質基底核変性症
54	溶血性貧血 （自己免疫性溶血性貧血・発作性夜間血色素尿症）	119	重症多形滲出性紅斑（急性期）
55	不応性貧血（骨髄異形成症候群）	120	リンパ脈管筋腫症（LAM）
56	骨髄線維症	121	進行性骨化性線維異形成症（FOP）
57	特発性血栓症	122	色素性乾皮症（XP）
58	血栓性血小板減少性紫斑病（TTP）	123	スモン
59	特発性血小板減少性紫斑病	124	下垂体機能低下症
60	IgA腎症	125	クッシング病
61	急速進行性糸球体腎炎	126	先端巨大症
62	難治性ネフローゼ症候群	127	原発性側索硬化症
63	多発性嚢胞腎	128	有棘赤血球を伴う舞踏病
64	肥大型心筋症	129	ＨＴＬＶ－１関連脊髄症（HAM）
65	特発性拡張型（うっ血型）心筋症	130	先天性魚鱗癬様紅皮症

者のQOL向上を図り療養生活支援を目的とした事業。難病患者等ホームヘルプサービス事業，難病患者等短期入所（ショートステイ）事業，難病患者等日常生活用具給付事業，難病患者等ホームヘルパー要請研修事業がある。

5）在宅人工呼吸器使用特定疾患患者訪問看護治療研究事業

在宅人工呼吸器使用特定疾患患者に対して診療報酬で定められた回数を超える訪問看護を実施することにより，在宅人工呼吸器使用特定疾患患者の在宅療養の実態把握と訪問看護の方法等に関する研究を行うことを目的とし，都道府県により実施される。

6）次世代遺伝子解析装置を用いた難病の原因究明，治療法開発プロジェクト

「健康長寿社会実現のためのライフイノベーションプロジェクト」の一環として平成23年より次世代遺伝子解析装置を用いて集中的に希少難治性疾患の遺伝子解析を行い，早期に原因究明，遺伝的診断手法の確立と治療法の開発に取り組むことを目標に設立された。

難治性疾患克服研究事業の臨床調査研究分野の対象疾患（130疾患）を表3-10にあげる。

3 代表的な疾患

1）スモン

1963年頃より視神経障害を伴う脊髄炎様疾患が報告され，1964年に臨床症状によりSMON（Subacute Myelo-Optico-Neuropathy）の病名が公用的に用いられてきた。1970年9月キノホルム説により薬剤使用禁止となり，以後新患者の発生をみていない。

整腸剤であるキノホルムの服用が原因と考えられている。激しい腹痛，両側性視力障害に伴い，足先より上行する異常知覚を伴う知覚障害，運動障害を生ずる。90％以上の患者が後遺症を有する。1972年の実態調査では11,127人の患者がいたが，1992年での健康管理手当受給者は6,472人である。

治療は，異常知覚に対してはノイロトロピンの静注，内服や鍼灸，漢方薬の投与などが行われる。リハビリテーションとしてスモン体操が考案されているが，多くの患者は後遺症の不変もしくは悪化を訴える。東京都では，はり施術に対する助成が新たに設置されている。

予後は，中枢神経障害と末梢神経障害が共存しているため治療困難で，患者の高齢化により骨粗鬆症とともに大腸癌の発症率が高い。

2）筋萎縮性側索硬化症（ALS）

主に中年以降に発症し，一次運動ニューロン（上位運動ニューロン）と二次運動ニューロン（下位運動ニューロン）が選択的かつ進行性に変性消失する原因不明の疾患である。病勢の進行は比較的速く，人工呼吸器を用いなければ通常は2〜5年で死亡することが多い。

原因は不明であるが，約5％は家族性である。家族性 ALS の約2割はフリーラジカルを処理する酵素の遺伝子変異が報告されている。弧発性 ALS ではフリーラジカルの関与やグルタミン酸毒性により神経障害をきたすという仮説が有力である。弧発性 ALS ではゲノムワイドに疾患感受性遺伝子を探索する研究が進行中である。

症状は発症様式により①上肢の筋萎縮と筋力低下が主体で，下肢は痙縮を示す上肢型（普通型），②言語障害，嚥下障害など球症状が主体となる球型（進行性球麻痺），③下肢から発症し，下肢の腱反射低下・消失が早期からみられ，二次運動ニューロン障害が前面に出る下肢型（偽多発神経炎型）の3型に分けられることがあるが，他にも呼吸筋麻痺が前景となる例や，体幹筋障害が主体となる例，認知症を伴う例などもあり多様性がみられる。治療法としてグルタミン酸拮抗剤リルゾール（商品名リルテック）が生存期間をわずかに延長することが明らかとなり，1999年より本邦でも認可された。病勢進行遅延目的で数種類の薬剤が開発され治験進行中もしくは計画中である。呼吸障害に対しては，非侵襲的な呼吸補助と気管切開による侵襲的な呼吸補助がある。嚥下障害が進行した場合，胃瘻形成術，経鼻経管栄養，経静脈栄養などの考慮が必要となる。進行に伴うコミュニケーション障害に対して，体や目の動きが一部でも残っている場合，コンピューター，マルチメディア，意志伝達装置および入力スイッチの選択による手法などがある。

フリーラジカル
活性酸素の一種。細胞障害性が高い。スーパーオキシドジスムターゼ(SOD)は，フリーラジカルを消去する。

3）パーキンソン病

黒質神経細胞の変性を主体とする進行性変性疾患である。振戦，固縮，無動，姿勢・歩行障害を特徴とする。原因として酸化的ストレス，環境毒が注目されているが，現段階では不明である。一部，家族性に発症する。

人口10万人あたり100〜150人と推定されている。発症年齢は50〜60歳に多いが，高齢になるほど発症率が増加する。

振戦，固縮，無動，姿勢・歩行障害などの運動症状に加えて，意欲低下，認知機能障害，幻視，幻覚，妄想など様々な非運動症状や，睡眠障害（REM 睡眠行動など），自律神経障害（起立性低血圧，便秘，頻尿，発汗異常など），疼痛，嗅覚低下，浮腫など様々な症状が認められ，全身疾患と考えられている。

病勢の進行を止める治療法はないが，ドパミンを補い臨床症状を軽減させる薬剤はある。L-ドーパと脱炭酸酵素阻害薬の合剤，ドパミン受容体刺激薬，ドパ

ミン分解酵素阻害薬などである。また、高度の振戦や固縮、すくみに対して脳外科的に脳深部の電気刺激や破壊術などの治療法も行われるようになっている。

予後は最近の薬剤の開発により以前よりだいぶ改善しているが、発症10年以上たつと家族の介護を要するようになる例が多い。生命予後は臥床生活になってからの合併症によるが、気管支肺炎や尿路感染症など感染症が直接死因となることが多い。

4) 全身性エリテマトーデス

DNA-抗DNA抗体などの免疫複合体の組織沈着によりおこる、全身性炎症性病変を特徴とする自己免疫疾患である。1991年の全国受療患者数は23,300人であった。発症率は10万人あたり10〜100人と推定されている。20〜40歳代の若年女性に好発する。

一卵性双生児での全身性エリテマトーデスの一致率が25%であることから、何らかの遺伝的素因を背景として、感染、性ホルモン、紫外線、薬物などの環境因子が加わって発症するものと推測されている。

全身倦怠感、発熱があり、蝶形紅斑、ディスコイド疹が特徴的である。糸球体腎炎(ループス腎炎)は約半数に出現し、ほかに、うつ状態、失見当識、妄想などの中枢神経症状や髄膜炎、脳炎、脳神経障害も稀ではない。心外膜炎はよくみられ、タンポナーデとなることも稀にある。間質性肺炎、肺高血圧は予後不良の病態である。

非ステロイド系消炎鎮痛薬やステロイドが治療に用いられる。

寛解、増悪を繰り返し、慢性の経過をとる。早期発見、治療をすれば5年生存率は95%以上である。死因は、近年では日和見感染症が第1位を占めている。

5) 再生不良性貧血

末梢血で汎血球減少症があり、骨髄が低形成を示す疾患である。先天性のもの(ファンコニー[Fanconi]貧血、種々の奇形を合併する)と後天性に分けられる。後発性は一次性あるいは突発性(原因不明)と二次性(薬剤、薬物、放射線被曝などによる)に分類される。特殊型として、肝炎後再生不良性貧血と発作性夜間血色素尿症(PNH)に合併する再生不良性貧血・PNH症候群などがある。

造血幹細胞の障害による疾患で、造血幹細胞自身に異常がある例と、周囲の環境に異常がある例、すなわち、免疫的な機序による造血幹細胞の障害が考えられる例がある。貧血、出血傾向、発熱がみられる。

治療は、支持療法として患者の自覚症状に応じてHbを7μg/dL程度に維持する白血球赤血球輸血や、好中球数が500/μL未満で感染症を併発している場合のG-CSF投与がある。造血回復を目指す治療として、免疫抑制療法、タンパク同化ステロイド療法、造血幹細胞移植がある。

タンポナーデ
心膜腔内に液体量が増加するため心臓へ戻る静脈還流が圧迫障害されること。

抗生物質，G-CSF，血小板輸血などの支持療法の発達と，免疫抑制療法と骨髄移植が発症早期より行われるようになり，約7割が輸血不要となるまで改善し，約9割の患者が長期生存できるようになった。

6）潰瘍性大腸炎

主として粘膜を侵し，びらんや潰瘍を形成する原因不明の大腸のびまん性非特異性炎症であり，ピークは男性で20〜24歳，女性では25〜29歳にみられる。男女比は1：1。2002（平成14）年には医療受給者が77,073人で，増加の一途をたどっている。

原因は不明であるが，遺伝的因子と環境因子が複雑に絡み合って，何らかの抗原が消化管の免疫担当細胞を介して腸管局所での過剰な免疫応答を引きおこし，発症と炎症の持続に関与していると考えられている。

血便，下痢，腹痛，発熱などがみられる。診断は内視鏡検査あるいは注腸X線検査，さらに生検による。

治療は，重症例は入院の上，脱水，電解質異常，栄養障害への対策が必要である。劇症例はきわめて予後不良であるため，内科と外科の協力のもと強力な治療を行い，手術の要，不要を決定する。軽症および中等症例では，5-ASA製剤（メサラジン）を，無効例や重症例では副腎皮質ステロイド薬にて寛解導入を行う。寛解維持には5-ASA（メサラジン），またステロイド薬を投与した場合には免疫調節薬の使用も考慮する。ステロイド無効例ではシクロスポリン，タクロリムス，インフリキシマブ（レミケード），アダリムマブ（ヒュミラ）あるいは血球成分除去療法が行われる。内科治療に反応せず改善がない場合は手術適応を検討する。

ASA 酸製剤
メサラジン（商品名：ペンタサ®），サラゾスルファピリジン（商品名：サラゾピリン®）

長期経過例では癌の発生があるので年1回の大腸内視鏡検査が望ましい。

7）サルコイドーシス

原因不明の全身性（多臓器性）肉芽腫性疾患で，組織学的に非乾酪性類上皮細胞肉芽腫を特徴とする。肺門縦隔リンパ節，肺，皮膚，眼の罹患頻度が高いが，神経，心，腎，骨，消化器，耳下腺にも病変が及ぶことがある。原因は不明であるが，遺伝的に感受性のある宿主が特定の環境因子に暴露して発症するとの報告がある。人種，性別，年齢に関係なく発症するが，40歳以下の成人，特に20歳〜29歳に発症のピークがあり，日本とスカンジナビアでは50歳以上の女性にも発症のピークがある。統一された疫学調査に乏しいが，アメリカでは年間10万人あたり，男性では5.9人，女性では6.3人が発症するとの報告がある。

経過と予後は，発症形式と病巣の広がりにより異なる。結節性紅斑を伴う急性発症や無症状の両側肺門リンパ節腫脹は通常自然に寛解するが，潜在性の発

症や肺外多臓器病変を伴う場合は，肺や他臓器の激しい進行性の繊維化へと進展することがある。

診療像は，人種，罹病機関，罹患臓器の部位・程度と肉芽腫性過程の活動性により異なる。非特異的症状として，発熱，疲労感，倦怠感，体重減少などが1/3の症例にみられる。臓器毎の症状を示す。肺は90％以上の患者で侵されるが，呼吸困難，乾燥性咳嗽，胸痛は1/3から1/2にみられる。肺の水泡音は20％以下で聴取され，喀血やばち指はまれである。胸部レントゲンは特徴的な両側肺門リンパ節腫脹や肺の浸潤影は病期により異なる。末梢リンパ節は，約1/3の例で触知する。頚部，腋窩，上踝部，鼠径部に多く触れ，可動性で圧痛を伴わない。心筋病変は約5％にみられ，良性不整脈から高度の心ブロック，突然死まで多彩で，タリウム201心筋シンチグラムは区域性収縮異常の検出に優れている。肝病変は生検では50～80％に肉芽腫を認め，肝機能障害もよく見られるが，致死的になることはまれで，無症状の場合は治療を要さない。皮膚症状は約25％にみられ，結節性紅斑とびまん浸潤型皮疹のふたつがある。眼病変は11～83％にみられ，眼球，眼窩のどの部位にもおこり得るが，ぶどう膜炎が最も多い。急性前眼部ぶどう膜炎は，自然経過もしくはステロイド点眼で消失するが，慢性ぶどう膜炎は，虹彩・水晶体間の癒着を来たして緑内障をおしたり，白内障や失明をおこすこともある。神経系病変は約10％以下に発症し，早期には脳底部に病変が好発し，脳神経系とくに顔面神経や視床下部および下垂体にも病変が見られることが多い。後期には末梢神経や筋肉に病変を認め，慢性に経過する。耳下腺腫大は約6％にみられ，発熱，耳下腺腫大，顔面神経麻痺および前眼部ぶどう膜炎の組み合わせはHeerfold症候群と呼ばれる。

治療はステロイドやメトトレキセート，アザチオプリンなどが用いられる。自然寛解は2/3に見られるが，経過は多様で10～30％に慢性，進行性の経過をたどる。

11 悪性腫瘍

1 腫瘍とは

人のからだは恒常性を保つためにたえず新陳代謝が行われ，多くの部分で細胞が新しく入れ替わっている。また，必要に応じて細胞が増加したり肥大したりする。これらは必要がなくなればまた元の状態に戻る。しかし，この細胞に異変がおきて細胞が無制約に増殖を繰り返してしまうことがある。一度異常な増殖がはじまると，その後に自律的に増殖が継続され，正常の調節機構から逸

脱して増殖が進む。この自律性を伴う異常な増殖を示す病変を「腫瘍」という。腫瘍はからだのいかなる部位でも生じ得るが，細胞の種類によって腫瘍化しやすいものとそうでないものがある。腫瘍が発生したもとの組織を腫瘍の母組織という。腫瘍はそのもとの組織と組織構造や細胞形態が似ている場合もあれば，まるで似ていない場合もある。後者の場合，まったく別種の細胞種になるのではなく，むしろ特異な細胞種としてもとの性格を失い，幼若未熟な細胞に退行するようにみえる。腫瘍の発生には種々の要因が関わっていると考えられるが，その1つに細胞内の遺伝子の損傷があり，細胞の突然変異がおこる。この損傷を与えるものとしてウイルス，ある種の化学物質，放射線などが考えられている。

❷ 良性と悪性

　腫瘍はその生物学的態度から良性と悪性に分けられる。良性腫瘍は増殖速度が遅く，かつ限局的増殖で周囲への浸潤性増殖を示すことはなく，また遠隔転移を呈することはない。腫瘍の周囲は線維性の被膜，あるいは圧迫された母組織で囲まれ，組織の構造や細胞性状は母組織に似ている。悪性腫瘍は増殖速度が速く，しばしば周囲組織に浸潤性に増殖し組織内のリンパ管や血管に侵入して遠隔転移を呈する。細胞増殖が速いために壊死を示すことがあり，粘膜面や皮膚では潰瘍を形成する。組織の構造や細胞の性状は母組織に似ているものからかなりかけ離れているものまで様々である。腫瘍は上皮組織に由来する場合と非上皮（間葉）組織に由来する場合があり，上皮性の悪性腫瘍を癌，非上皮性の悪性腫瘍を肉腫という。

　悪性腫瘍の悪性の程度（悪性度）は，腫瘍の分化の程度，腫瘍細胞の形態，増殖の様式などから推し測ることができる。分化の程度とは母組織と似通っている程度のことであり，たとえば，腫瘍の腺管構造や上皮索の構造が母組織とよく似ていれば分化のよい腫瘍となり，腫瘍細胞が母組織の細胞と類似性が少ない場合は分化が低い腫瘍となる。分化度が低いほど悪性度が高いことになる。腫瘍細胞の形態では，悪性細胞が正常からの隔たりの大きい場合を「異型が強い」と表現する。細胞に異型があるかどうかは悪性であるかどうかを判断するうえで重要である。一般に異型の強いほうが悪性度が高い。増殖の様式としては，増殖の速度と周囲組織に対する態度であるが，腫瘍組織における細胞分裂像の頻度は悪性度を推定する重要な要素である。分裂像が多ければ悪性度が高いことになる。また，周りの組織に浸潤性に増殖し，他組織に侵入を示すことは腫瘍が悪性であることを示す重要な特徴である。

❸ 悪性腫瘍

悪性腫瘍の各臓器における発生頻度については厚生労働省が「がん統計白書」を出している（www.mblw.go.jp）。わが国では胃癌の発生頻度が欧米に比べて高いが，最近は肺癌や乳癌などが増加傾向にある。

以下に主な悪性腫瘍について述べるが，胃癌，大腸癌，肝臓癌，肺癌および前立腺癌については前述してある（呼吸器系の病気，消化器系の病気，腎・泌尿器疾患の項を参照）ので，ここではその他の主要な悪性腫瘍について述べる。

1）咽頭・喉頭癌

咽頭あるいは喉頭にできる癌で，粘膜被覆上皮である扁平上皮から発生する扁平上皮癌がほとんどである。咽頭癌のうち上咽頭癌はEBウイルスと関連が深く，患者に高率にEBウイルス抗体価の上昇がみられる。中・下咽頭癌は喫煙や飲酒との関連が深いとされている。喉頭癌は中高年の男性に多く，喫煙や長期の慢性炎症，機械的刺激などが要因として考えられている。癌以外の悪性腫瘍として咽頭では後述する悪性リンパ腫をみることがある。

EBウイルス
ヒトヘルペスウイルスの一種で，Bリンパ球に感染してリンパ芽球に形質転換させリンパ増殖性疾患を惹起させる。上咽頭癌やある種の悪性リンパ腫の発生に関連深いとされている。

2）乳癌

ほとんどが女性に生じるが，稀に中高年の男性にも生じることがある。乳癌の病気分類（ステージ分類）を表3-11に示す。乳管から発生する癌（乳管癌）が大部分で，乳管内に限局している段階である非浸潤癌と，周囲間質に浸潤した

表3-11　乳癌の病期分類（TNM分類）

他の臓器への転移	転移なし（M0）				転移あり（M1）
リンパ節への転移（N）／しこりの大きさ（T）	なし（N0）	わきの下（しこりは動く）（N1）	わきの下（しこりは固定されている）or 胸骨の横（N2）	わきの下と胸骨の横 or 鎖骨の上下（N3）	
しこりを認めない（T0）	—	IIA	IIIA	IIIC	IV
最大径が2cm以下（T1）	I	IIA	IIIA	IIIC	IV
最大径が2cm〜5cm（T2）	IIA	IIB	IIIA	IIIC	IV
最大径が5cm超（T3）	IIB	IIIA	IIIA	IIIC	IV
大きさを問わない（T4）	IIIB	IIIB	IIIB	IIIC	IV

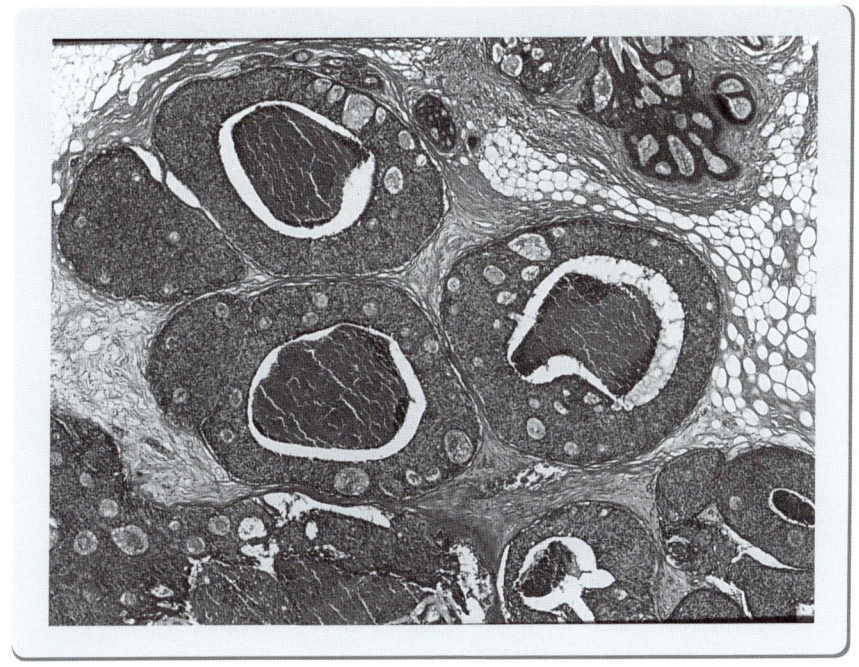

図3—15　乳癌の病理組織

状態の浸潤癌に分けられる。図3-15に乳癌の病理組織像を示す。非浸潤癌の状態で発見され治療されたものは予後がよい。浸潤癌では，進行すると皮膚や胸筋まで浸潤を示すことがある。リンパ節転移は病巣と同じ側の腋窩リンパ節が多く，乳癌の30～40％にみられる。また，皮膚のリンパ管内に広汎に浸潤した場合は肉眼的に皮膚炎に似ているため炎症性乳癌と呼ばれる。血行性転移をおこした場合，肺，肝，骨，脳などに転移巣をみる。乳癌の過半数がエストロゲンやプロゲステロンなどのホルモン受容体を有しており，種々のホルモン療法が行われる。また，HER-2遺伝子に対する特異的抗体療法を行うこともある。

3）子宮癌

子宮頸部と体部の癌に大きく分かれる。頸部では前癌状態というべき異形成と頸部癌がある。頸部粘膜内の増殖で間質浸潤のないものを上皮内癌という。また，間質浸潤のごく軽度のものは微小浸潤癌と呼ぶ。進行癌では浸潤が進み，腟壁や子宮体部，子宮傍結合組織やさらに骨盤腔に進展するものもある。骨盤内やそけいリンパ節転移をみることもある。また，血行性転移として，肺，骨，肝などに転移を呈することもある。子宮体部では前癌状態として子宮内膜増殖症がある。体部癌は頸部癌に比べて頻度はやや少ないが，近年は増加傾向にある。閉経後に多く，エストロゲンが関与しているとされている。体部癌は進行すると筋層深く浸潤し，さらに卵管部や子宮頸部，腟，子宮傍結合組

ホルモン療法
ホルモン依存性腫瘍に対して，抗ホルモン剤等を投与して，腫瘍の発育を抑制する療法。乳癌や子宮体部癌，前立腺癌などに応用される。

HER-2遺伝子
ヒト上皮細胞増殖因子受容体遺伝子と類似構造をもつ癌遺伝子。乳癌の約20％にHER-2遺伝子の増幅がみられ，特異的抗体療法が行われる。

特異的抗体療法
腫瘍細胞が発現する物質に対する抗体を注入して，腫瘍細胞を死滅させる治療法。乳癌では抗HER-2抗体を静脈内に注射してHER-2遺伝子の増幅した癌細胞を死滅させる。

間質
上皮と上皮の間をうめつくす組織で，結合組織と血管からなる。

織に広がる。直腸や膀胱に浸潤することもある。転移は局所リンパ節のほか血行性に肝，肺，骨転移をきたす。

4）膀胱癌

尿細胞診検査
尿中に癌細胞などの悪性細胞がないかどうかを顕微鏡で調べる検査法。

血尿（無症候性血尿）を訴えてくる場合が多く，尿細胞診検査や膀胱鏡検査，組織生検などにより診断される。組織学的には膀胱粘膜の移行上皮に由来する移行上皮癌がほとんどであり，表在性に増殖し異型の少ないものは5年生存率は80％以上と比較的よいが再発することが多い。浸潤性の癌で異型が強いものは予後が悪く5年生存率は20％以下である。

5）血液の癌
（1）白血病

クローン
1個の細胞が増殖してできた群をいう。腫瘍では1個の細胞が「腫瘍化」して増殖し，腫瘍としての細胞集団を形成する。

血液の癌としては白血病があり，造血幹細胞のあるレベルで異常クローンが発生し，幼若な血液細胞が無制限に（腫瘍性に）増殖する疾患である。白血病は白血病細胞の発生母地から，骨髄性白血病とリンパ性白血病に大別され，さらに急性と慢性に分けられる。急性と慢性の区別は白血病細胞の分化・成熟段階を表現したもので，急性白血病は未分化な芽球に相当する白血病細胞からなり，慢性白血病は分化・成熟した段階の細胞に相当する白血病細胞からなる。骨髄では異常な「白血病細胞」が増殖するために正常造血細胞が抑制され，赤血球，白血球，血小板の正常三系統細胞が減少し，貧血，出血傾向，易感染性を呈してくる。白血病細胞は骨髄以外にも浸潤し，肝臓，脾臓，皮膚，リンパ節，中枢神経など全身のあらゆる組織に浸潤し得る。発症年齢は急性白血病は小児〜若年者に多く，慢性白血病は中高年者に多い。治療は化学療法が主体であり，併用療法として放射線治療も行われる。骨髄移植は，大量の化学療法と放射線で造血組織を抑制した後に健康人の造血幹細胞を大量に移植する方法であり，これによって長期生存や治癒する症例が多数みられるようになっている。

（2）悪性リンパ腫

ホジキン
T. Hogkin（1798〜1866）
イギリスの医師。1832年に悪性リンパ腫の一型について初めて報告した。

悪性リンパ腫はリンパ球系腫瘍の総称であり，組織学的形態像と生物学的特性の違いから，ホジキンリンパ腫と非ホジキンリンパ腫に大別される。我が国では悪性リンパ腫の95％が非ホジキンリンパ腫，5％がホジキンリンパ腫である。多くはリンパ節に発生するが，消化管や肺，中枢神経などの臓器に発生することもある（節外性リンパ腫）。治療は化学療法であり，中枢神経浸潤などの場合に放射線療法が行われることもある。また，白血病と同様に骨髄移植が行われることもある。

12 眼の病気

1 白内障

　白内障とは，俗名を「シロゾコヒ」といい，眼の中の水晶体（レンズ）が混濁した状態である。

　白内障の種類には，生まれつき白内障のみられる先天性白内障，混濁の原因がわかっている糖尿病白内障，外傷性白内障，併発白内障，ステロイド白内障，放射線白内障，全身疾患に伴っておこる白内障，後発白内障など，様々なものがあるが，加齢によるものを老人性白内障という。老人性といえども，時には，40歳未満でみられることもあるが，加齢とともに頻度が増大し，80歳以上では，ほとんどの人にみられる。

　老人性白内障は，その進行度合いにより，初発白内障，未熟白内障，成熟白内障，過熟白内障と呼ばれるが，進行速度は個人差があり，加齢とは比例しない。

　自覚症状は，視力低下であるが，それ以前に，羞明，単眼複視（片眼を遮蔽して見ると，物が2つに見えること）を訴えることもある。また水晶体の混濁の場所によっては，その程度とは関係なく，視力低下が強くみられることもある。

　各種点眼薬が進行予防，または治療に有効であると報告されつつも，その効果は著明ではなく，白内障の治療は手術のみである。日常生活に不便を感じ，支障をきたすようになれば，手術の時期である。外界刺激（情報）の80％以上は眼から入ることから，刺激が少なければ，老人では，いわゆる「ボケ」につながる。これを予防するためにも，適応があれば早めに手術を受けるのがよいと思われる。

　白内障の経過途中に緑内障をおこしやすい時期もあり，発症から手術までの間も定期的な眼科受診を要する。

　手術の方法には，症例によりいろいろあり，一概にはいえないが，現在では，超音波乳化吸引術，眼内レンズ挿入術が主流となっている。小切開創手術であり，手術時間，術後の安静時間はきわめて短く，日帰り手術も多く行われている。

　しかし，高齢者の場合は，全身疾患を併せもつ人が多く，きわめて些細なことでも，重大な影響を及ぼすこともある。術後の通院，全身管理の面から考えれば，問題点は残される。

2 緑内障

　緑内障とは，俗名を「アオゾコヒ」といい，眼圧により視神経が障害され，

視機能（視力，視野）が侵され，放置すれば，失明に至る疾患である。眼精疲労などを自覚することもあるが，自覚症状なく進行することが多く，眼圧（眼の硬さ）測定，眼底検査（視神経乳頭の凹みの程度，視神経線維束欠損の程度），視野測定（見える範囲）などの定期的な検査が必要である。

　緑内障といえば，昔は眼圧が高いと認識されていたが，最近では，正常眼圧であっても視神経が障害されるタイプの，いわゆる，正常眼圧緑内障が多くみられ，40歳以上では，20人に1人の割合でこの緑内障をもつ。

　正常眼圧とは，統計学的には，21mmHg以下であるが，それ以上でも，視機能が正常であれば，緑内障でなく高眼圧症であり，それ以下でも，視神経が障害され，視機能が損なわれていれば，正常眼圧緑内障である。

　高眼圧タイプの緑内障には，眼の中の房水と呼ばれる水の出口が広いものと，狭いものがあり，狭いものでは，発作というかたちで急激に眼圧が上がることがある。自覚症状は眼痛，他覚的には充血がみられるが，頭痛，吐き気，嘔吐が著明であるため，救急で，脳外科，消化器内科を受診しているうちに，刻々と視神経が，非可逆的に変化してしまうので，注意を要する。しかし今では，レーザーによる予防的手術を施しておくことができるようになり，発作を事前に防ぐことができるので，疲れ眼・頭痛などのあるときは眼科を受診するのがよい。

　治療には，各種眼圧降下薬があるが，心疾患，気管支喘息などの全身疾患のある場合には使用できない点眼薬もあり，高齢者の場合，特に注意を要する。薬物療法にもかかわらず，視野障害が進行する場合は，レーザー治療，手術療法に踏み切る。初期から末期までの視野のイメージを図3-16に示す。

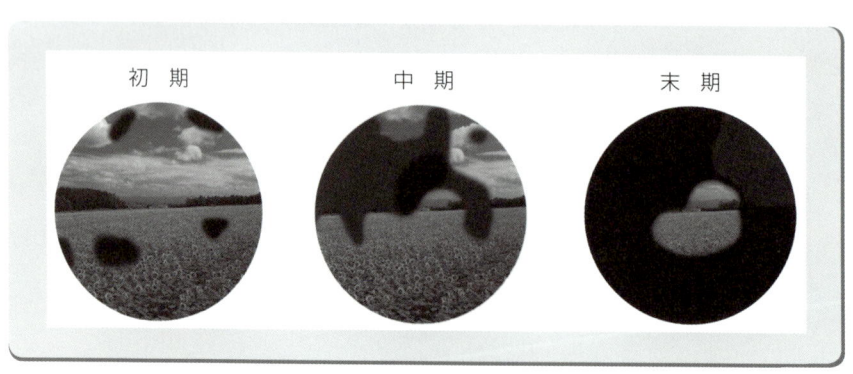

図3－16　視野イメージ

3 網膜の病気

1）網膜血管硬化症

高血圧によるものと，高血圧がなくても加齢によりおこるものとがある。高血圧によるものは，原因検索が必要であるが，多くは本態性高血圧によるもの

である。近年，生活習慣病，メタボリックシンドロームという言葉を耳にするが，高血圧もその代表であり，遺伝（体質），運動不足，睡眠不足，肥満，ストレス，飲酒，塩分過剰摂取，野菜嫌いなどが原因となる。正しい生活習慣のあり方を崩さないよう食生活を中心に生活様式の改善が大切である。本症が高度になれば，高血圧性網膜症，網膜動脈閉塞症，網膜静脈閉塞症などの合併症へと進行し，視力低下が高度となり，内科医による全身管理のもと，眼科的治療が必要となる。

腎疾患，内分泌疾患などに，二次的におこった高血圧に対しては，原疾患に対し，内科的な治療を行う。

2）糖尿病網膜症

糖尿病により，眼底に出血，白斑がおこり，進行すれば，硝子体中にも出血し，網膜剥離，緑内障をもおこすことがある。初期の段階では，全身（血糖）の管理が，すなわち，網膜症の治療であり，内科医との連携のもと，経過観察が重要であり，進行すれば，レーザーによる光凝固治療や硝子体手術が必要となる。

3）網膜剥離

放置すれば失明に至るので，早期発見が必要である。

飛蚊症，視力低下，変視症，視野欠損などの自覚症状があれば，可及的速やかに，眼科受診させることが必要である。レーザー光凝固治療で治まらなければ観血的手術となる。

> **観血的**
> 外科手術において出血をみるもの。

4）加齢黄斑変性

本症は，欧米先進国において，成人の失明原因の第1位である。日本においても，生活様式の欧米化とともに，さらには高齢化社会に伴い，次第に増加傾向にある。

加齢黄斑変性とは，加齢によって黄斑部（網膜の中で最も視力を司る重要なところ）の機能が障害される病気であり，萎縮型と滲出型に分けられる。萎縮型加齢黄斑変性では，加齢により，網膜の細胞が萎縮し，老廃物が蓄積して，黄斑部の機能が低下し，視力低下や変視症（見ようとする部分がゆがんで見える）がみられる。有効な治療法はないが，進行は緩徐で，滲出型に比して重度にならないことが多いが，長年の間には，滲出型に移行することもあり，定期的な経過観察が必要である。滲出型加齢黄斑変性では，網膜の加齢による変化に伴い，脈絡膜新生血管が発生し，出血することにより，黄斑部が障害され，自覚的には，変視症，視力低下，対比感度の低下（全体的に明暗の差がはっきりしない），中心暗点（見ようとする部分が暗く見える）がみられる。

片眼を遮蔽して各眼の見え方を確かめさせ，真ん中にゆがみを感じたら早期に眼科専門医を受診させることが必要である。

レーザーによる治療法のほか，外科的手術も行われている。

13 耳やのどの病気と症状

❶ 老人性難聴

音を正しく認知するには，外部の音が外耳より大脳まで正しく伝えられる必要があり，その経路のどこかに障害があると難聴を引きおこす。外耳から中耳までの障害でおきる難聴を伝音性難聴，内耳から大脳までの経路に障害がある難聴を感音性難聴と呼ぶ。また，感音性難聴のうち，内耳（蝸牛）に障害があるものを内耳性，それより中枢の障害を後迷路性難聴という（図3-17）。

1）老人性難聴の特徴

「年をとると耳が遠くなる」。このことは昔からよく知られている。聴力はデシベル（dB）を単位として，0 dBを健常人の聞き取れる最小の音のレベルと規定して，聴力検査で判定される。一般に500ヘルツ（Hz）から2,000 Hzの音は会話音域と呼ばれ会話の聞き取りに重要な周波数といわれているが，老人性難聴は，2,000 Hz以上の高音域の周波数より難聴がはじまることが多い。その

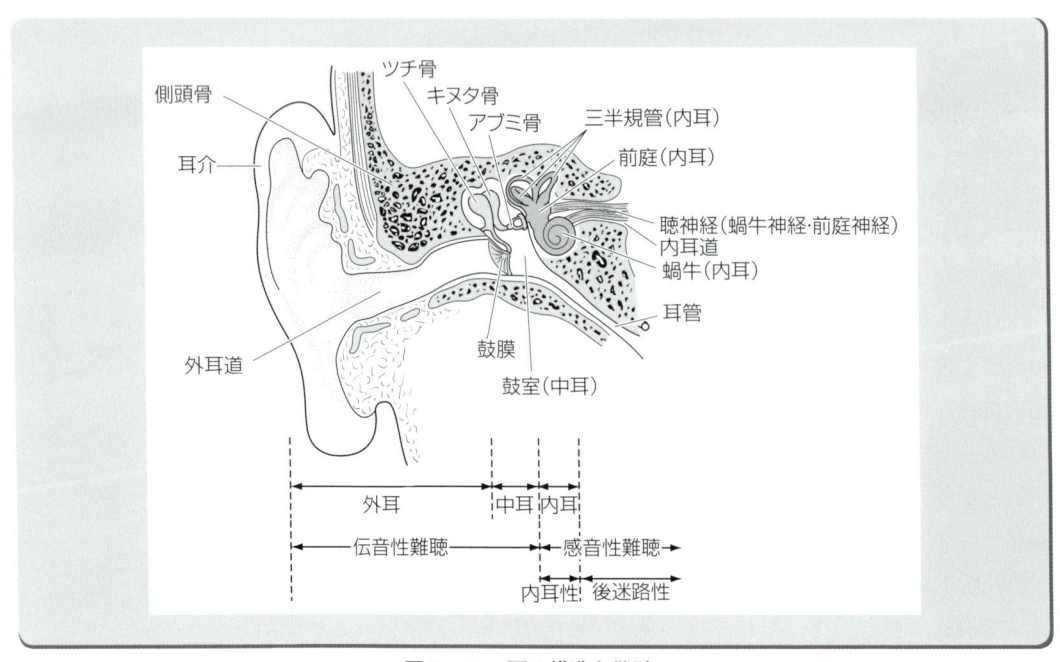

図3-17 耳の構造と難聴

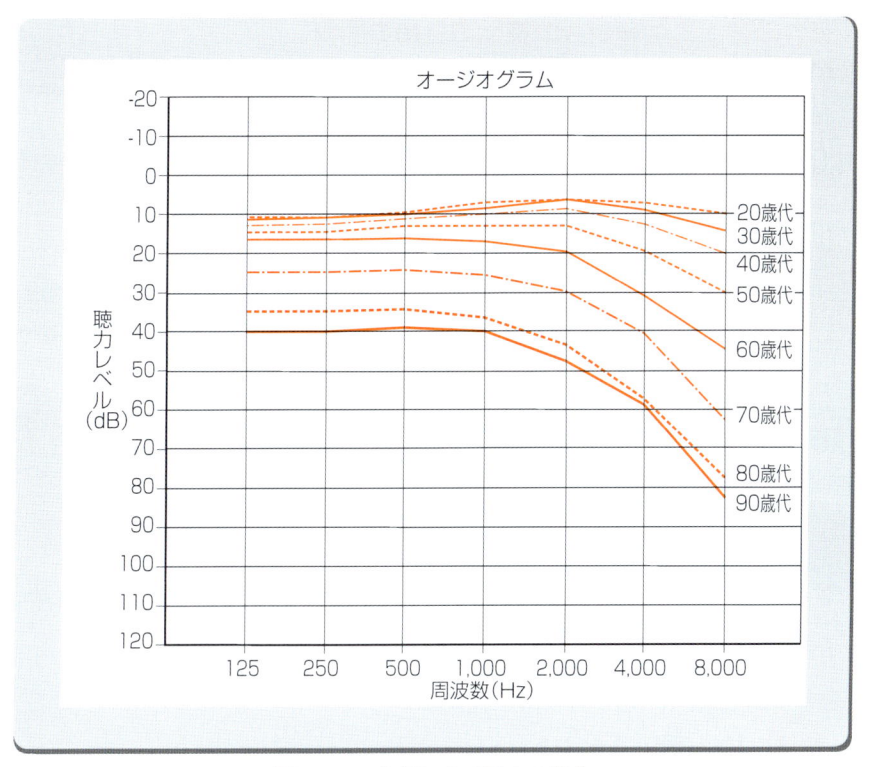

図3—18 加齢による聴力の変化

ため体温計のような電子音が最初に聞こえにくくなる（図3-18）。

その特徴は，①高音域の障害，②感音性難聴，③両側性で左右対称，④徐々に進行，⑤言葉の聞き取り能力が悪い，⑥個人差，がある。そのほか，女性より男性のほうが障害の程度が大きいが，これは環境騒音の影響もあるといわれている。

老人性難聴は蝸牛の変性が主な原因であると考えられ，蝸牛のラセン神経節および血管条の萎縮，有毛細胞の変性などが報告されている。これら内耳障害に加え，それより中枢の聴神経，脳幹，大脳に至る後迷路障害も加齢によっておこるため，音は聞こえるが言葉がわからないという現象も生じる。このため高齢者には，正面より，ゆっくり，はっきりと，大きい声で話すことが重要である。老人性難聴は個人差が大きいが，これは遺伝的な要素と身体的ストレスによるところが多い。騒音環境やストレプトマイシンなどの薬剤の使用，耳の病気の既往などが難聴を悪化させる要素である。

難聴が高度になると家族や周囲の人々との会話に支障をきたし，コミュニケーション障害から精神身体的障害をきたすこともある。補聴は高齢者を孤独に追い込まないために必要なことである。また，高齢者には滲出性中耳炎や耳垢などの治療可能な伝音性難聴をきたす疾患があるので，耳鼻科医の診察を受けることが大切である。

2）コミュニケーション補助のための器具

（1）補聴器

補聴器の種類もいろいろあり，本人も介護の人も扱いやすい箱型のもの，活動しているときも使いやすい耳掛け式のもの，耳の穴に入って目立ちにくく自然に聞こえる耳穴式のものがある。どれが合うのか，本人の日常生活と聴力の状態をよく相談して決める。雑音が入る，言葉がはっきりしないなど満足する効果がでない場合もあり，正しいフィッティングが必要である。スイッチが大きく操作しやすく，フィッティングも難しくない要介護高齢者に適した介護補聴器も販売されている（図3-19）。

（2）福祉および老人用電話機

受話器の音量を調節することができるもの，誘導コイル付き補聴器に対応するもの，着信時にフラッシュで知らせる機能のあるものなどがある。

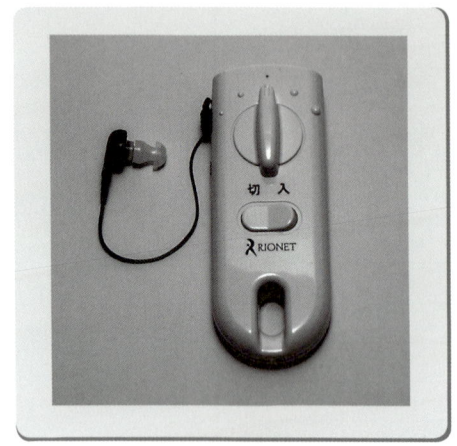

図3—19　介護補聴器

❷ めまい

身体の平衡を維持するためには，三半規管や前庭などの内耳，視覚，筋肉からの深部知覚の3つの入力が必要であり，これらの調節は小脳で行われている。いずれも加齢に伴って障害されるため，高齢者にめまいやふらつきが多くなる。めまいを訴えない健常者の重心動揺計による検査においても，動揺は50歳代より年齢とともに大きくなる。

めまいを訴える高齢者の原因疾患には，末梢前庭障害（良性発作性頭位眩暈症，メニエール病，前庭神経炎など），脳血管障害（脳梗塞，脳出血，椎骨脳底動脈循環不全など）が多い。そのほかパーキンソン病，脊髄小脳変性症，頸椎症，起立性低血圧症，うつ状態，薬剤性などがある。また，高齢者のめまいでは，高血圧，脂質異常症，糖尿病などを合併していることが多く，何らかの脳循環障害が関与していると思われる。主な疾患を次にあげる。

1）末梢前庭障害

（1）良性発作性頭位眩暈症

頭位を変換した際に回転性めまいを生じる疾患である。半規管における耳石の障害で生じる。浮遊耳石の置換による理学療法で改善する。

（2）メニエール病

難聴・耳鳴りなどの蝸牛症状に嘔気嘔吐を伴う回転性めまいが反復性に出現する疾患である。内耳の内リンパ水腫が関与しており，ストレスや生活習慣が

重心動揺計
三角形の台の各隅に荷重検出計を装置した機器。その上に直立する被検者の各荷重計への負荷変化を重心動揺ととらえる。

浮遊耳石の置換による理学療法
三半規管内に浮遊した耳石を，頭部の位置を替えることにより卵形のうに移動させ，めまいを改善させる手技。Epley（エプレイ）法，Semont（セモン）法，Lempert（レンパート）法などがある。

誘因となる。一般にメニエール病は高齢者では少ないといわれているが，最近高齢化社会への移行とともに，メニエール病の60歳以上の症例が著しく増加している。治療は生活習慣の改善，抗めまい薬，イソソルビド（商品名：イソバイド®）などの利尿剤投与である。

2）脳血管障害

前庭神経核および小脳の血流を供給する椎骨脳底動脈系の血流障害でめまいを生ずる。椎骨脳底動脈循環不全は，椎骨動脈や脳底動脈に動脈硬化性病変が存在し，何らかの原因で脳血流が低下した際にめまいなどの症状を一過性に生じるものをいう。また，小脳や脳幹の脳梗塞や脳出血はめまいを伴う。意識障害が出現しない場合でも，頭痛や複視，知覚異常などの神経症状に注意する。

3 嚥下障害

嚥下障害が引きおこす問題点は致命的ともいえる誤嚥性肺炎，窒息，脱水，低栄養である。2006年の人口動態統計によると多くの抗菌薬が開発されているにもかかわらず，あいかわらず肺炎はわが国の死因の第4位を占めている。死亡者の9割以上が高齢者であり，その3割程度が誤嚥性肺炎によると考えられている。介護者は直接嚥下に関わってくるので，日頃十分な注意を払い早期に対処することが重要である。

誤嚥性肺炎
食物や口腔内の細菌が気管に入っておきる肺炎。

1）高齢者の嚥下に関与する形態的特徴

総義歯装着者は歯のよい人に比べ1/3〜1/6の粉砕能力しかないといわれている。また加齢による筋力の低下で，咀嚼時間が延長したり，口腔内より食物がこぼれ落ちたりする。加齢によって唾液腺の萎縮や脂肪変性などがおこり唾液の分泌量が減少し，口腔内の清潔度も落ちてくる。喉頭の位置は加齢により解剖学的に下降するため，嚥下時の喉頭挙上距離が長くなり時間も延長する。食道入口部の弛緩が緩慢になり，咽頭喉頭粘膜の知覚が低下する。以上のように高齢者では，嚥下に対する予備能力が少なくなっているため，軽度の状況の変化で誤嚥をおこしやすい状態にあるといえる。

2）嚥下障害を疑う症状

嚥下障害を疑う症状には，食事中のむせ，咳，痰，食後のがらがら声，食欲低下，食事時間の延長，食事中の疲労，口腔内のよごれ，発熱，体重減少などがある。また高齢者ではむせのない誤嚥（silent aspiration），夜間や食後の胃食道逆流による誤嚥も念頭に置く必要がある。

嚥下障害の正確な評価に関しては，ビデオ嚥下造影やビデオ内視鏡検査など

ビデオ嚥下造影
造影性のある物を使用し嚥下するところをX線透視下で観察し，ビデオに記録する検査法。

ビデオ内視鏡検査
鼻腔よりファイバースコープを咽頭に挿入し，実際に食物を嚥下させ，咽頭や喉頭の状態を観察しビデオに記録する検査法。

が必要である。

3）嚥下障害をおこす主な疾患

原因疾患としては，脳梗塞や脳出血などの脳血管障害が多い。多発性脳梗塞などによる仮性球麻痺，嚥下中枢が存在する脳幹病変による球麻痺が嚥下障害を残す病態として重要である。また，無症候性脳梗塞（潜在的仮性球麻痺）の存在があり，まったく神経症状がないにもかかわらず，脳MRIなどで小梗塞が認められることがある。

そのほか，パーキンソン病，筋萎縮性側索硬化症，薬剤の副作用，認知症，うつ病で嚥下障害を引きおこす。

しかし，高齢者ではすべての疾患で嚥下障害をおこし得るといってもよい。少しでも体力を消耗したり脱水に傾いたりするとおこす可能性がある。

4）対処方法

むせが激しいときの対応は食事内容の調整である。水分がむせるときは増粘剤の使用が効果的である。一般的にはゼリー状のものが嚥下しやすく嚥下補助食品も販売されている（図3-20）。栄養障害や脱水は嚥下機能を低下させるので，経口摂取が不良なときは補液を行う。口腔内の汚染された分泌物は誤嚥性肺炎の原因となるので口腔ケアはきわめて重要である。口からこぼす，口に溜めて嚥下しない，むせるなどのとき，頸部を前屈させた姿勢をとるとスムーズに嚥下ができることがある。

誤嚥性肺炎をおこした場合は，禁食にして抗生剤を投与し，頻回の痰の吸引

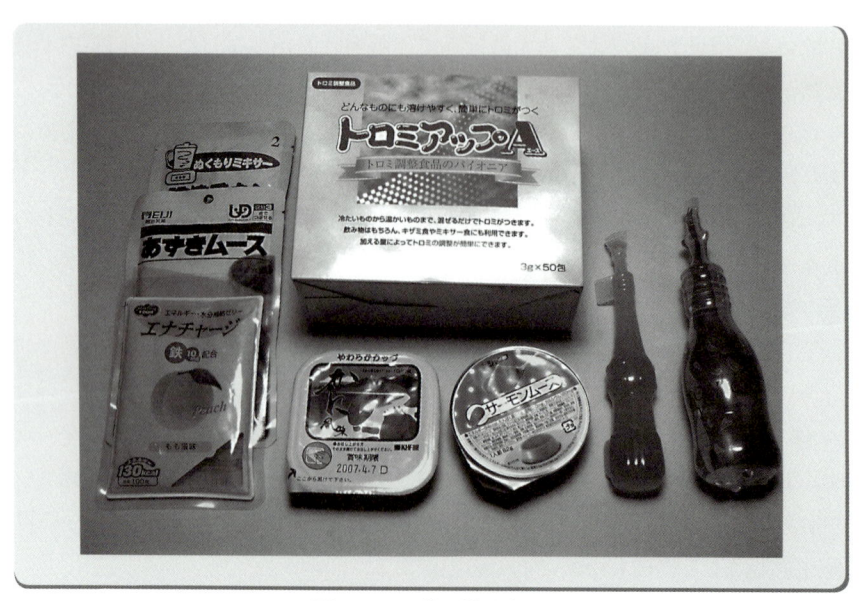

図3－20　嚥下補助食品

を行う．繰り返す場合は，経管栄養や胃瘻を作る．呼吸困難があるときは気管切開が必要である．高齢者の肺炎の初期では典型的な炎症反応が出にくいことがあるため注意を要する．起炎菌は，一般に口腔内細菌や胃内細菌で，嫌気性菌が多いといわれているが，抗生剤に反応しにくい菌の場合があり菌交代現象をおこしやすい．

　また，嚥下障害は，窒息の可能性もあるため，家族や施設の人に緊急時の対応（ハイムリッヒ法，吸引）を指導しておくことが必要である．

> **菌交代現象**
> ある細菌による感染症の治療中に，抗生剤などの作用により別の細菌による感染症にかわること．
>
> **ハイムリッヒ法**
> 誤嚥でのどが詰まった人の背後から，その人の腹部に腕を回す→片手で握りこぶしをつくり，もう一方の手をその握りこぶしに重ねる→胸骨とへその間に当てて，もち上げるように強く，5回ほど連続して圧迫する．

●引用文献

4．呼吸器系の病気

1) A prospective study of outcome. Arch Intern Med. 1996；156：2365-2370. [Abstract]；Fabiszewski KJ, Volicer B, Volicer L. Effect of antibiotic treatment on outcome of fevers in institutionalized Alzheimer patients. JAMA. 1990；263：3168-3172.
2) Finucane T E, Christmas C, Travis K. Tube feeding in patients with advanced dementia：a review of the evidence. JAMA.282（14）：1365-1370, 1999.

●参考文献

1．皮膚の病気

- 小野友道編著：高齢者にみられる皮膚疾患．Derma.No.7，全日本病院出版会，1998
- 大滝倫子：J.JOCDNo.57．日本臨床皮膚科医会，1998，p.202
- 宮地良樹編著：創傷治癒実践マニュアル．Derma.No.19，全日本病院出版会，1999
- 宮地良樹編著：皮膚科医のための実践的最新褥瘡治療．Derma.No.44，全日本病院出版会，2001
- 南光弘子：皮膚臨床．43（11）特：41；金原出版 2001，p.1371
- 南光弘子：Visual Dermatology Vol.2 No.8　秀潤社，2003，p.774
- 種田明生編著：皮膚科在宅マニュアル．Derma.No.112，全日本病院出版会，2006

3．心臓と血管系および血液の病気

- 折茂肇編：老人科診療必携．朝倉書店，1989
- 大友英一編：ナースのための老年医学．南山堂，2004
- 大内尉義監修：老年症候群の診かた．メディカルビュー社，2005
- 日本高血圧学会高血圧治療ガイドライン作成委員会編：高血圧治療ガイドライン．2004
- 日本高血圧学会編：高血圧治療ガイドライン．2000
- 第5次循環器疾患基礎調査．2000年度
- 厚生労働省編：患者調査．2002年度
- 厚生労働省編：国民栄養調査．2004

8．精神疾患

- 上島国利，渡辺雅幸編著：ナースの精神医学改訂2版．中外医学社，2005
- 渡辺雅幸著：こころの病に効く薬―脳と心をつなぐメカニズム入門―．星和書店，2004

9．骨・脊椎・関節の病気
- 千野直一：現代リハビリテーション医学．金原出版，1999
- 辻陽雄・石井清一：標準外科学第6版．医学書院，1997
- 標準整形外科学第7版．医学書院
- ベッドサイドの整形外科学．医歯薬出版
- 整形外科クルズス．南江堂
- 看護のための最新医学講座27 リハビリテーション・運動療法，中山書店
- 図解四肢と脊椎の診かた．医歯薬出版
- 介護福祉士選書12 医学一般．建帛社
- 千野直一他編：リハビリテーションレジデントマニュアル第2版．医学書院

11．悪性腫瘍
- 厚生統計協会：厚生の指標．国民衛生の動向，2005
- 厚生労働省がん研究助成金「地域がん登録」研究班：がん統計白書．篠原出版新社，2004

12．眼の病気
- 山崎芳夫監修：図解緑内障ガイド．日本アルコン株式会社，2002

13．耳やのどの病気と症状
- Andrew Blitzer：老年耳鼻咽喉科．東京医学社，1991
- 野村恭也他編：老年者と耳鼻咽喉科．頭頸部外科 MOOK No.12，金原出版，1989
- 神崎 仁編：感音性難聴の長期予後．Client21 6 聴覚，中山書店，東京，2000

第4章 感染症

1 感染症法

　医学・医療・衛生水準の進歩向上に伴い，わが国では死亡原因の上位を占めていた感染症が減少し，代わりに生活習慣病が三大死亡原因を占めることが多くなっている。しかし一方，1970年頃以降，30以上のこれまで知られていなかった感染症（新興感染症）が現れ，また，近い将来克服されると考えられてきた結核，マラリア等の感染症（再興感染症）が人類に再び脅威を与えている。これらは国際交流の活発化に伴い，一地域の問題にとどまらず，直ちに世界的規模に拡大する危険性をもっている。これに加えて，人権の尊重および行政の公正透明化などの社会的要請もあり，1999（平成11）年に「感染症の予防及び感染症の患者に対する医療に関する法律」（略して感染症法）が施行された。その後，海外におけるSARSの発生，国際的バイオテロの脅威，動物由来感染症への対応の必要性などから，2003年感染症法の一部が改正され，さらに2007年には結核予防法が統合された。感染症法の対象となる感染症の概要を表4-1に示した。

2 注目される感染症

1 結核

　結核は結核菌によりおこる。空気感染により肺に侵入した結核菌が初感染巣を作り，ツベルクリン反応（ツ反）が陽性となる。初感染に引き続いて肺結核が発病することは少なく，高齢者やエイズなどにより免疫力が低下したときに発病する。菌開放性患者の発見が遅れると集団感染の危険性がある。結核は国民病と呼ばれ，1950（昭和25）年までは，わが国の死亡原因の第1位であった。懸命の結核対策により世界的に評価される成果を上げたが，最近は患者数の減少傾向が止まり，逆に2年連続して新規登録患者数が増加した結果，1999（平成11）年には厚生省（現・厚生労働省）により結核非常事態宣言がなされた（幸いその後は増加していない）。結核は，世界的に再興感染症の1つに数えられ，発展途上国には結核多発国も少なくない。わが国は，世界の中ではいまだに中

新興感染症
　WHOは，「かつては知られていなくて新しく認識された感染症で，局地的あるいは国際的に公衆衛生上問題となる感染症」と定義し，エイズ，腸管出血性大腸菌感染症，C型肝炎，SARS，ウエストナイル熱などが含まれる。

再興感染症
　WHOは，「既知の感染症で，既に公衆衛生上問題とならない程度まで患者数が減少していた感染症の内，再び流行し始め，患者数が増加したもの」と定義し，結核，コレラ，マラリア，狂犬病などが注目されている。

動物由来感染症
　人獣共通感染症とも呼ばれるが，ペットを含めた動物からヒトに感染することが問題である。四類感染症にまとめられ，動物検疫等で日本国民を水際で守ることも進められている。しかし，食中毒の原因菌の多くがペットや家畜の腸管内に住み，我々の食品を汚染していることにも注意する必要がある。

空気感染
　微生物を含む直径5ミクロン以下の微小飛沫核が長時間空中を浮遊し，空気の流れによって広範囲に伝播される感染様式をいう。
例：結核，麻疹，水痘

表 4—1 感染症法の対象疾患と類型（国民衛生の動向）

感染症類型	性格	対象疾患
一類感染症	感染力，罹患した場合の重篤性等に基づく総合的な観点からみた危険性がきわめて高い感染症	エボラ出血熱，クリミア・コンゴ出血熱，痘そう（天然痘），南米出血熱，ペスト，マールブルグ病，ラッサ熱
二類感染症	感染力，罹患した場合の重篤性に基づく総合的な観点からみた危険性が高い感染症	急性灰白髄炎（ポリオ），結核，ジフテリア，重症急性呼吸器症候群（SARSコロナウイルス），鳥インフルエンザ（H5N1）
三類感染症	感染力，罹患した場合の重篤性等に基づく総合的な観点からみた危険性が高くはないが，特定の職業への就業によって感染症の集団発生をおこし得る感染症	コレラ，細菌性赤痢，腸管出血性大腸菌感染症，腸チフス，パラチフス
四類感染症	動物，飲食物等の物件を介して人に感染し，国民の健康に影響を与える恐れのある感染症（人から人への伝染はない）	E型肝炎，A型肝炎，黄熱，Q熱，狂犬病，炭疽，鳥インフルエンザ（H5N1を除く），ボツリヌス症，マラリア，野兎病，その他政令で規定する感染症（例：ウエストナイル熱，オウム病，オムスク出血熱，コクシジオイデス症，サル痘，重症熱性血小板減少症候群（SFTSウイルス），腎症候性出血熱，西部ウマ脳炎，ダニ媒介脳炎，デング熱，ニパウイルス感染症，日本紅斑熱，日本脳炎，ハンタウイルス感染症，鼻疽，ブルセラ症，発疹チフス，ロッキー山紅斑熱等）
五類感染症	国が感染症発生動向調査を行い，その結果に基づいて必要な情報を一般国民や医療機関関係者に提供・公開していくことによって，発生・拡大を防止すべき感染症	インフルエンザ（鳥インフルエンザおよび新型インフルエンザ等を除く），ウイルス性肝炎（E型肝炎・A型肝炎を除く），クリプトスポリジウム症，後天性免疫不全症候群，性器クラミジア感染症，梅毒，麻疹，メチシリン耐性黄色ブドウ球菌感染症，その他省令で規定する感染症（例：アメーバ赤痢，RSウイルス感染症，咽頭結膜熱，A群溶血性連鎖球菌咽頭炎，カルバペネム耐性腸内細菌科細菌感染症，急性脳炎（四類に含まれるものを除く），クロイツフェルト・ヤコブ病，劇症型溶血性レンサ球菌感染症，ジアルジア症，水痘，侵襲性インフルエンザ菌感染症，侵襲性肺炎球菌感染症，侵襲性髄膜炎菌感染症，性器ヘルペスウイルス感染症，先天性風疹症候群，播種性クリプトコックス症，破傷風，バンコマイシン耐性黄色ブドウ球菌感染症，バンコマイシン耐性腸球菌感染症，風疹，薬剤耐性アシネトバクター感染症，流行性角結膜炎，流行性耳下腺炎，淋菌感染症等）
新型インフルエンザ等感染症	全国的かつ急速な蔓延により国民の生命・健康に重大な影響を与える恐れがある	新型インフルエンザ 再興型インフルエンザ
指定感染症	既知の感染症の中で上記一～三類に分類されない感染症において一～三類に準じた対応の必要が生じた感染症（政令で指定，1年限定）	H7N9型鳥インフルエンザ（平成25年5月6日） 中東呼吸器症候群（MERS）（平成26年7月26日）
新感染症	人から人に伝染すると認められる疾病であって，既知の感染症と症状等が明らかに異なり，その伝染力および罹患した場合の重篤度から判断した危険性がきわめて高い感染症（必要時に政令で規定）	

程度の結核蔓延国のままである。

　結核は，結核予防法（1951年）により対策が講じられてきたが，2005年には大改正が行われた。すなわち，①定期健康診断を見直し，高齢者など発病しやすい者や医療従事者など二次感染をおこしやすい者に重点的な健康診断を実施する，②乳幼児期におけるBCG接種の徹底，ツ反による不必要な予防内服等の弊害を回避するため，ツ反を廃止し，BCGの直接接種を行う，③抗結核薬服薬の中途放棄などによる耐性結核菌の発生を防ぐために，保健所保健師や主治医による直接服薬確認療法（DOTS）を推進する，などである。なお，2007年に結核予防法は廃止され，感染症法に統合された（BCGは予防接種法）。

❷ ウイルス性肝炎

　肝炎は，アルコール，薬物，各種のウイルス感染症などでもおこるが，最も重要なものが，主に肝細胞内で増殖し肝臓に特異的に障害をおこす，肝炎ウイルスによるウイルス性肝炎である。肝炎ウイルスには，A・B・C・D・E型などが確認されている。D型肝炎はわが国ではあまり重要ではない。E型肝炎は最近，動物からの経口感染が注目されている。すなわち，猪・豚・鹿などの肉や肝臓を生食あるいは加熱不十分な状態で食べることによる国内感染例が報告されている。特に，O157などの腸管出血性大腸菌に汚染されている可能性のある，生食用牛肝臓の販売が禁止されたことにより，豚肝臓を生食用に用いる飲食店があるといわれ，厚生労働省が注意を喚起している。

　肝炎では，肝細胞の障害により，GPT（＝ALT）・GOT（＝AST）・LDHなどの細胞内酵素が血液中に上昇する。ウイルス性肝炎は，大別して急性肝炎（一部に劇症肝炎）と慢性肝炎がある。前者は食欲不振，全身倦怠感や黄疸などの症状を伴うことも多いが，後者は無症状のことが多い。慢性肝炎が持続・進行すると，数十年後に肝硬変・肝癌となることがある。肝癌による死亡例の約7割が慢性C型肝炎によるものと考えられる。

　A型肝炎は，衛生状態の改善とともにわが国では少なくなっているが，以前は流行性肝炎や伝染性肝炎と呼ばれ，魚介類を介して集団感染をおこすことがあった。A型肝炎ウイルスは大便中に排泄され，めぐりめぐって経口感染する。B型肝炎とC型肝炎は，血液を介して感染し，輸血後肝炎の代表格であった。しかし最近では，献血者のスクリーニング検査が進歩したため，輸血後肝炎の発生は例外的な現象となった。むしろ，医療現場での針刺し事故などによる感染が問題となっている。B型肝炎は母子感染，すなわち出産時にHBs抗原陽性の母親から新生児に感染し，慢性保因者になることが多かったが，現在では新生児に免疫グロブリンおよびワクチンを投与することにより感染が予防されている。現在わが国のB型肝炎ウイルスの慢性保因者数は，110

飛沫感染
咳・くしゃみ・会話などに伴って発生する飛沫が，経気道的に粘膜に付着し，それに含まれる病原体が感染する様式をいう。飛沫核は5ミクロンより大きく，飛散する範囲は1m以内であり，床面に落下すると感染性はなくなる。例：インフルエンザ，風疹，マイコプラズマ，溶連菌

BCG
継代培養により弱毒化したウシ型結核菌であり，生ワクチンの一種。製作者の頭文字から命名された。接種後15年間は有効であり，特に小児の結核性髄膜炎などの予防に有効である。

HBs抗原
B型肝炎ウイルスの表面（surface）のタンパク質である。HBV慢性保因者の大部分の血液中にみられ，保因者のスクリーニング検査に用いられる。また，ワクチンに利用されている。HBs抗体は過去のHBV感染を示し，感染防御抗体である。

表4—2 ウイルス性肝炎

	A型肝炎	B型肝炎	C型肝炎	E型肝炎
原因	A型肝炎ウイルス（HAV）	B型肝炎ウイルス（HBV）	C型肝炎ウイルス（HCV）	E型肝炎ウイルス（HEV）
感染経路	経口感染	血液を介する感染 母子感染 性行為感染	血液を介する感染	経口感染
潜伏期間	2〜6週	1〜6カ月	1〜3カ月	3〜9週
病型	急性肝炎	急性肝炎 慢性肝炎	急性肝炎 慢性肝炎	急性肝炎
劇症肝炎	まれ	あり得る	まれ	あり得る
肝細胞癌	なし	あり得る	あり得る	なし
予防	ワクチン 免疫グロブリン	ワクチン 免疫グロブリン（HBIG）	なし	なし

〜140万人と推定されている。一方で，B型肝炎ウイルスの性行為感染が注目されている。C型肝炎ウイルスの慢性保因者（慢性肝炎）は190〜230万人と推定されている。B型肝炎・C型肝炎ともに，日常生活では感染しない（表4-2）。

③ HIV感染症・エイズ（AIDS）

エイズ（後天性免疫不全症候群）は，アメリカ防疫センター（CDC）により発見され，AIDS（acquired immune deficiency syndrome）と命名された（1982年）。男性同性愛者に多くみられ，性行為感染症と考えられたが，麻薬中毒患者や血友病患者にもみられることから，血液を介する感染も考えられるようになった。1983年には原因ウイルスが発見され，HIV（human immunodeficiency virus＝ヒト免疫不全症ウイルス）と命名された。HIV-1とHIV-2の2つのタイプがあるが，世界的に広がっているのはHIV-1である。国連合同エイズ計画（UNAIDS）の推計では，世界のHIV感染者・エイズ患者は，2011年末で約3,400万人である。アフリカだけでなく，東欧やアジアにも性行為感染を中心に急速に拡大している。世界的取り組みが必要な新興感染症である。

HIVは，CD4陽性リンパ球に特異的に感染する。HIVはRNAウイルスであるが，逆転写酵素によりDNAとなり感染細胞のDNAに組み込まれ，このDNA情報を基に多数のHIVが合成される。すなわちHIVはCD4陽性リンパ球の中で増殖し，大量に放出される。このときCD4陽性リンパ球は障害されるが，CD4陽性リンパ球の産生も増加しバランスがとられる。しかし長期間の間には，次第に血液中CD4陽性リンパ球数が減少していく。CD4陽性リンパ球は免疫の中枢的役割を担っているので，その数が減少することにより免疫力が低下し，200/mm^3（正常の10〜20％）程度以下になると，ついには特

逆転写酵素
転写はDNAからRNAに転写されるのが通常である。その逆にRNAからDNAを転写する酵素のこと。

徴的日和見感染症や悪性腫瘍（23指標疾患）をおこすようになり，エイズと呼ばれる状態になる。HIV感染の初期には，インフルエンザ様といわれる発熱・咽頭痛などの症状があるが，その後は無症状であり，無症候性感染（無症候性キャリア）と呼ばれる。この時期でも血液中，特にCD4陽性リンパ球中にはHIVが存在し，血液や精液などを介して他人に感染させることができる。早い遅いの違いはあるが，平均して約13年後にエイズを発症する。しかし，1995年頃からHAARTと呼ばれる多剤併用療法が普及し，新しい薬剤も開発され，血液中のHIVの量を減らすことにより，エイズの発症を抑えることが可能になっている。現在，HIV感染者は適切な時に適切な治療を受ければ，普通の平均寿命を期待することができる。

　わが国のHIV感染者は，1980年代にはアメリカから輸入した凝固因子製剤で感染した血友病患者等が中心であった。しかし，現在の血液製剤は安全であり，輸血用献血も献血者のスクリーニング検査の進歩により，安全となった。代わって問題となるのが，性行為感染である。厚生労働省の発表では，新規のHIV感染者数は2007年以降年間1,000件以上を維持している。2013年には年間1,106件の新規感染者が報告され，新規エイズ患者も484件報告されている。このHIV感染者のうち，約90%を日本人男性が占めている（963件）。HIV感染者の感染経路は，同性間性的接触が70.5%，異性間性的接触が17.5%である。母子感染も0.1%みられている。HIVは日常生活では感染しない。

1）性感染症

　性感染症（sexually transmitted diseases：STD）とは，性的な接触が原因となって，直接ヒトからヒトへ感染する疾患の総称である。わが国では，性器クラミジア感染症が第1位であり，淋病が第2位である。このほかに，B型肝炎，HIV感染症，陰部ヘルペス（HSV-2），尖圭コンジローマ，トリコモナス感染症，梅毒，毛ジラミ，疥癬などがある。これらの性感染症があると，HIVなどにも感染しやすくなる。

❹ 日和見感染症

　日和見感染症とは，個人の感染防御機能の低下に伴い，弱毒微生物により引きおこされる感染症である。我々は常に，各種の微生物と共存しているといえるが，健常人は，弱毒微生物に感染しても発病することはない。しかしながら，感染防御機能が低下した人の場合は，弱毒微生物による重篤な感染症を発症することがある。すなわち，悪性腫瘍，血液疾患，自己免疫疾患，骨髄移植，臓器移植，重症糖尿病，エイズ，副腎皮質ホルモン大量内服者，高齢者などでは，様々な程度に感染防御機能が低下している。これらの場合に日和見感

染症をおこす弱毒微生物の代表として，カンジダ・アスペルギルス・ムコールなどの真菌，結核菌・非定型好酸菌・緑膿菌などの細菌，サイトメガロウイルス・水痘（帯状疱疹）ウイルス・単純ヘルペスウイルスなどのウイルス，トキソプラズマ・クリプトスポリジウムなどの原虫がある。特にエイズについては，診断基準となる日和見感染症として，23指標疾患が指定されている。

1）トキソプラズマ症

トキソプラズマ原虫（*Toxoplasma gondii*）は，ネコ科の動物の腸内で増殖し糞便に排泄され，経口感染する。汚染豚肉を食べて感染することもある。妊婦が感染すると胎児に流早産，水頭症などがおこり得る。エイズ患者では，脈絡網膜炎，脳症などをおこすことがある。サルファ剤で治療する。

2）カリニ肺炎（PCP）

初期のエイズ患者の多くにみられて，エイズ発見の端緒となった疾患である。カリニ原虫（*Pneumocystis carinii*）による肺炎とされたが，この微生物は1999年にDNA解析により真菌に含められ，*Pneumocystis jiroveci*（ニューモシスチス・イロヴェジー）と改名された。しかし，PCPの名称はそのまま使用されている。エイズ以外に，骨髄移植や化学療法中の白血病・悪性腫瘍などにもみられるが，ペンタミジン吸入やST合剤で予防することも行われている。抗真菌薬は効かない。

3）真 菌 症

乳児の鵞口瘡やおむつかぶれの一部はカンジダ（*Candida albicans*）によるものであるが，容易に治療できる。しかし，成人の口内に鵞口瘡ができた場合は，何らかの免疫不全症を考える。HIV感染者のカンジダ感染が表層にとどまらず，食道炎，気管支炎，肺炎などの深在感染症をおこせば，エイズと診断される。骨髄移植などでは，カンジダ・アスペルギルス・ムコールなどの真菌による肺炎，敗血症などが大きな問題であり，抗真菌薬の予防投与が行われる。

4）非定型好酸菌

定型好酸菌である結核菌以外の好酸菌を非定型好酸菌と呼び，広く自然界に60種以上存在する。多くは病原性をもたないが，なかにはMAC（*Mycobacterium avium-intracellulae* complex）のように肺感染症をおこすものがある。アメリカでは，エイズ死亡例の30〜50％がMACの全身播種を合併しているという。わが国でも高齢者に肺感染症が増加しつつあるという。抗結核薬などで治療するが，効果は菌種により異なる。

5）サイトメガロウイルス

日本人の90％以上は乳幼児期に感染するが，感染防御力により不顕性感染となり，免疫抗体をもちながらウイルスと共存し発病することはない。エイズなど免疫力が低下すると，白血球中などに潜んでいたウイルスが再活性化され，間質性肺炎，腸炎，脈絡網膜炎，脳炎などの重篤な病気をおこす。骨髄移植などでは，血液中のウイルス量を測定して，早期にガンシクロビルやフォスカーネットなどで治療する。

6）水痘（帯状疱疹）ウイルス

小児期に水痘に感染し治癒した後も，ウイルスは神経細胞などに潜んでいる。疲労やストレスで再活性化したり，高齢者・HIV感染者などのようにある程度免疫力が低下すると，皮膚に神経の走行に沿った水疱を形成する帯状疱疹を発症することがある。帯状疱疹後に神経痛を残すことがある。水痘（帯状疱疹）ウイルスには，アシクロビル・バラシクロビルなどが有効であるが，生ワクチンの定期接種（1歳時）で予防することが大切である。

5 MRSA・VRSA

1）MRSA

MRSAは，メチシリン耐性黄色ブドウ球菌（methicillin-resistant *Staphylococcus aureus*）のことである。身近に存在する化膿菌である黄色ブドウ球菌が，抗生物質等に次第に抵抗性を獲得し，ペニシリン系ばかりでなく，特効薬であったメチシリンにも耐性をもったためにこの名前が付けられたが，通常の抗生物質が無効の多剤耐性黄色ブドウ球菌である。代表的なMRSAに対する抗菌薬として，バンコマイシン・アルベカシン・リネゾリド・テイコプラニン・ダプトマイシンなどがある。

MRSAは普通の黄色ブドウ球菌（MSSA＝メチシリン感受性黄色ブドウ球菌）と同様，健常者の鼻前庭や皮膚に存在することもあるが，健常者では問題はおこらない。しかし，大手術後の患者・新生児・高齢者などの感染防御機能の低下した人に手術創感染・肺炎・敗血症などをおこすと治療に難渋し，予後不良のことも少なくない。したがって，多くの病院や高齢者福祉施設では，MRSAの保因者（従業員・入院患者・入所者）の対応に苦慮している。しかし，保因者の就業制限や入所拒否はいきすぎであり，専門家の指導のもとに適切な感染症対策を講じる必要がある。安易な抗生物質の使用を避け，清掃・消毒を適正に行い，職員等の流水下の手洗い励行，必要に応じてのディスポ手袋使用などの基本的対応が重要である。

2）VRSA

VRSAは，バンコマイシン耐性黄色ブドウ球菌（vancomycin-resistant *Staphylococcus aureus*）のことである。MRSA感染症患者の治療に必要なバンコマイシンに耐性を獲得した黄色ブドウ球菌である。2002年にアメリカで長期間人工透析を受けている患者に発見され，注目されている。また，VRE（バンコマイシン耐性腸球菌）もわが国でも少数発見されているが，これ自身による感染症の発生とともに，VREの耐性遺伝子の移入によりMRSAがVRSAになることも懸念されている。

3）院内感染

院内感染は，入院患者が原疾患とは別に，院内で新たに罹患した感染症，または，医療従事者が院内において罹患した感染症，と定義される。その中でも，感染防御力の低下した人の日和見感染症，MRSA等の治療の難しい疾患が問題となる。特に，カテーテルなどの管が装着されている人は，各種ブドウ球菌，緑膿菌などの感染を受けやすい。結核やインフルエンザ，食中毒ばかりでなく，血液を介してのウイルス肝炎の感染，空調による真菌やレジオネラの感染等を防ぐために，全組織をあげて適切な感染症対策を講じる必要がある。

❻ 食 中 毒

食中毒は，様々な原因でおこるものである。すなわち，細菌，ウイルス，フグなどの動物自然毒，毒キノコなどの植物性自然毒，化学物質，アニサキスなどの寄生虫でおこることが知られている。食中毒の発生数は，集団食中毒の発生などで変化するが，1990年代より年間2～3万人台で推移している。2012年でみると，原因食品が判明した件数は，魚介類13.6％，複合調理品6.7％，野菜類およびその加工品（主にキノコ）6.5％の順である。原因となる物質としては，ノロウイルスが件数の37.8％，患者数の約2／3を占めており注目される。細菌の中では，カンピロバクターが件数の24.2％を占めている。原因施設は87.2％で判明しており，件数では飲食店，家庭，旅館の順であり，患者数では飲食店，仕出し屋，旅館の順に多くなっている。季節的には，以前は夏場に多発していたが，2003年頃からは，ノロウイルスのために冬期に患者数が増加している。

細菌性食中毒としては，腸管出血性大腸菌，カンピロバクター，サルモネラ属菌，黄色ブドウ球菌，腸炎ビブリオ，ウエルシュ菌，リステリアなどが主なものである。細菌性食中毒は，食物中で産生された毒素を摂取しておこる毒素型（例：ボツリヌス菌）と，多量の原因菌を摂取して腸管内で増殖することにより発症する感染型（例：カンピロバクター），中間型（例：ウエルシュ菌）などがある。しか

し，いずれにしても，食品中で細菌が増殖することが食中毒の根本にあるので，細菌性食中毒が多発する夏場には，加熱処理，調理後の冷蔵保存，環境衛生の確保など，飲食物の管理に注意を払い，食中毒を予防する必要がある。

　ウイルス性食中毒としては，先ずノロウイルスがあげられる。ノロウイルスは小型のウイルスで，カキなどの貝類を食べて感染することもあるが，直接人から人へ，調理者からその料理を介して，経口感染する。感染力が強く，大規模な食中毒集団発生をおこしやすいので，注意が必要である。ノロウイルスの食中毒は，11月～2月の冬期にその7割が発生するので，この時期の感染性胃腸炎（感染症法五類）の多くはノロウイルスによるものと考えられる。ロタウイルスはA～C群に分けられるが，A群は乳児下痢症（白色便性下痢症）の原因として重要である。B群は成人に激しい下痢をおこす。

1）腸管出血性大腸菌感染症（O157）

　腸管出血性大腸菌感染症は，病原大腸菌の一種による食中毒であるが，感染症法では独立して三類に分類されている。これは，1996年の堺市をはじめとする全国的大流行に対してとられた対応策の一環である。大腸菌はヒトの腸管内に常在し，腸内細菌叢を形成している。しかしなかには病原性を示すものがあり，病原大腸菌と呼ばれている。その一種に，ベロ毒素を産生して腸の細胞や血管を傷害し，ベロ毒素産生大腸菌とも呼ばれる腸管出血性大腸菌がある。一方，大腸菌は菌体表面のO抗原により187種に分類されている。腸管出血性大腸菌には，最も分離頻度の高いO157のほかにO26，O111，O121，O128などが知られている。O157などの腸管出血性大腸菌に感染すると，2～7日の潜伏期の後，水様下痢と腹痛が現れ，新鮮血便がみられる。このため，腸管出血性大腸菌感染症と呼ばれるわけである。多くは予後良好であるが，1～3％の幼児や高齢者に溶血性尿毒症症候群（HUS）がおこる。これは，乏尿・浮腫などの尿毒症状，貧血などの溶血症状が特徴的であり，意識障害・けいれんなどを示す脳症をおこせば予後不良のことが多い。腸管出血性大腸菌感染症は，高齢者施設などでの集団発生もあり，食中毒への警戒が必要である。

　無症状の牛等の糞便から腸管出血性大腸菌が検出されることもあり，集団食中毒の事例から，2012年に生食用の牛肝臓の販売が禁止された。

●参考文献

- 厚生労働統計協会：図説 国民衛生の動向 2013/2014，特集予防接種・感染症，2013
- 厚生労働統計協会：国民衛生の動向．厚生の指標（増刊）61巻9号，2014
- 厚生労働省ホームページ，http://www.mhlw.go.jp/

第5章 子どもの病気

1 はじめに

　介護の対象は高齢者や障害者，難病患者だけではない。重度の心身障害がある子どもの場合も医療や教育・養育など（これらの行為は一般的に包括して療育という）は不可欠で，介護が必要とされる状況も少なくない。

　心身障害をきたす状態は生まれつき（先天性）のものが多い。本章では子どもの心身障害の原因や症状，治療法について説明する。

　子どもの特徴は成長と発達を続けることである。心身に障害があっても基本的には変わらない。介護をする場合にも，この点を忘れてはならない。

2 注目される子どもの病気

1 脳性麻痺

　脳性麻痺（cerebral palsy）は，その頭文字をとってCPと呼ばれることもある。脳性麻痺の定義としては「受胎から新生児（生後4週以内）までの間に生じた脳の非進行性病変に基づく，永続的なしかし変化しうる運動および姿勢の異常である。その症状は満2歳までに発現する。進行性疾患や一過性の運動障害，または正常化されるであろうと思われる運動発達遅延は除外する」という厚生省（現・厚生労働省）研究班によるものが一般的である。1つの病名ではなく，種々の原因により発生した状態像と考えるべきである。

　症状の基本となるのは脳障害による四肢の麻痺である。麻痺が身体のどの部分にあるかで，次のように分類される。

① 四肢麻痺：四肢すべてに同程度の麻痺がある。
② 両麻痺：両下肢の麻痺が強く，両上肢の麻痺は軽度のもの。
③ 対麻痺：両下肢に麻痺はあるが，両上肢にはないもの。
④ 片麻痺：左右どちらか半身だけの麻痺があるもの。

　これらをわかりやすく図示すると図5-1となる。

　運動障害に伴い身体各部の筋肉に緊張度の異常がみられる。この筋肉の緊張度による分類では，①痙直型と②アテトーゼ型があり，痙直型が多い。

痙直型
　四肢の運動を支配する神経の通路（錐体路）の損傷による。筋肉の緊張が亢進しかたくなり，運動が円滑にできない。新生児の脳室周囲白質軟化症などが原因として多い。

アテトーゼ型
　四肢や顔面に不随意運動が生じる。精神的緊張で筋肉はかたくなり，不随意運動も強くなる。近年は減少している。

2. 注目される子どもの病気

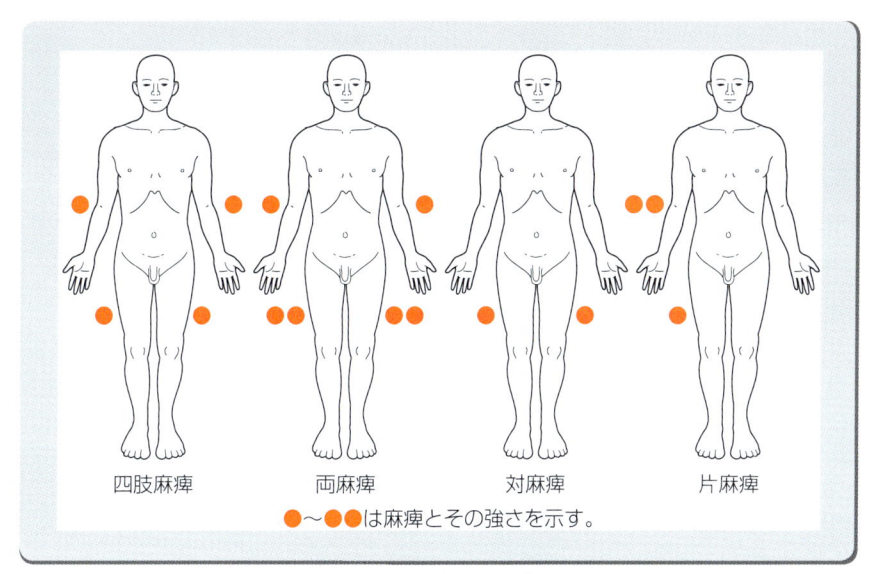

四肢麻痺　　両麻痺　　対麻痺　　片麻痺
●〜●●は麻痺とその強さを示す。

図5—1　脳性麻痺での麻痺の分布

　脳性麻痺の合併症としては，脳障害による精神遅滞とてんかんが重要である。また，麻痺が高度の場合には，呼吸障害や嚥下障害がおこりやすい。

　治療としてはリハビリテーションと合併症への対応が主となる。乳幼児の早期から，筋緊張異常や四肢の麻痺に対し，理学療法や作業療法が適応となる。麻痺の進行を防止し，座位や歩行などの粗大運動獲得が目標である。筋緊張が強く日常生活に支障がある場合には，抗緊張剤も必要となる。介護する場合も，筋肉の硬さ，関節の拘縮などに注意し，痛みなどが伴わない介助が望まれる。

❷ 重症心身障害

　心身の障害が重度の状態を示す。この用語は行政関連から出発しており，医学的な診断名というより状態像を表す医療福祉的なものである。

　1966（昭和41）年，当時の厚生省（現・厚生労働省）による重症心身障害児（者）の定義は「身体的・精神的障害が重複し，かつ，それぞれの障害が重度である児童および満18歳以上の者」とした。さらにこれを具体的にしたのが大島の分類（図5-2）で，福祉施設の現場では広く用いられている。この分類では，運動障害としては座位までしかできず，知的障害はIQ35までのものとしている（図5-2の1〜4が該当する）。

　症状は寝たきりかそれに近い状態があり，知的障害も強いので，日常生活，社会生活は援助なしには困難である。てんかんの合併は50〜60%にみられる。そのほか，呼吸障害や排尿障害，逆流性食道炎，腸閉塞などもおきやすい。

　近年，重症心身障害児施設で問題化しているのが利用者の年長化と重症化で

逆流性食道炎
胃液やそれを含む胃内容物が食道内へ逆流しておきる。嘔吐が主症状で，食道粘膜から出血すると，コーヒー様残渣物を吐く。

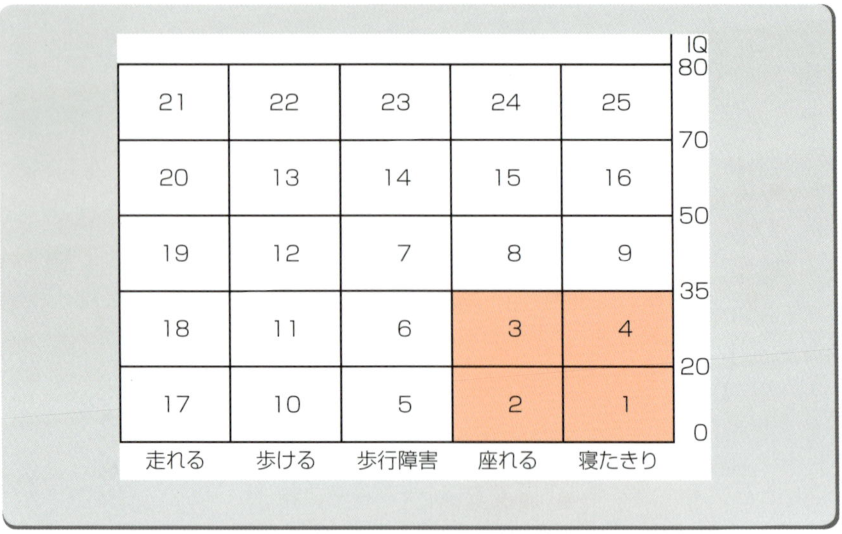

第5章 子どもの病気

図5—2 大島の分類
注）区分1～4を狭義の重症心身障害児とする。

表5—1 超重度障害児（超重症児）の判定基準

	（点）
1．運動機能・座位まで	
2．判定スコア	
◆呼吸管理	
1）レスピレーター管理	10
2）気管内挿管，気管切開	8
3）鼻咽頭エアウエイ	8
4）O₂吸入またはSaO₂90％以下の状態が10％以上	5
（＋インスピロンによる場合）	3
5）1回／時間以上の頻回の吸引	8
（または6回／日以上の頻回の吸引）	3
6）ネブライザー常時使用	5
（またはネブライザー3回／日以上使用）	3
◆食事機能	
1）IVH（中心静脈栄養）	10
2）経管，経口全介助（胃腸瘻，十二指腸チューブなど含める）	5
◆消化器症状の有無	
姿勢制御，手術などにもかかわらず，内服剤で抑制できないコーヒー様の嘔吐がある場合	5
◆他の項目	
1）血液透析	10
2）定期導尿（3回／日以上）・人工肛門（各）	5
3）体位変換（全介助），6回／日以上	3
4）過緊張により3回／週以上の臨時薬を要する	3

注）判定は，運動機能が座位までで，判定スコアの各項目が6カ月以上続き，そのスコア合計が25点以上の場合を超重症児とする。

SaO₂
　動脈血酸素飽和度。パルスオキシメーターで測定する。通常は97～98である。

ある。重症化の問題から生じたのが超重症児の分類である（表5-1）。人工呼吸器装着や気管分泌物の頻回吸引が必要な利用者には専門的な看護や介護が必要である。

❸ 知的障害

知的発達が遅れ、知能指数が70未満で社会生活への適応が十分できない状態と定義される。小児では発達の個人差を考え、また将来的には正常化する可能性も考慮し精神遅滞と表現することが多い。

原因としては、先天性の染色体異常や多くの代謝異常症、また周産期の脳障害や生後の脳炎、頭部や脳の損傷によるものなど様々なものがある。染色体異常では、ダウン症がよく知られている。知能指数（IQ）による分類では、軽度（50～70未満）、中度（35～50未満）、重度（20～35未満）、最重度（20未満）となる。

知的障害がある成人ではその障害の程度によるが、中度や重度の場合は福祉就労で地域の作業所や授産施設に自宅やグループホームから通うことが多い。

ダウン症
最も知られた染色体異常で、21番染色体が1本多い（21トリソミーという）。1,000人に1人の割合で生まれる。平均寿命は約50歳と報告されている。知的障害は軽度から中度が多い。

❹ 広汎性発達障害

広汎性発達障害とは、自閉症に代表されるような自閉傾向があり、社会性の障害を示す状態の総称である。米国精神医学会による診断基準（DSM-Ⅳ）によれば、これは、①自閉性障害（自閉症）、②レット症候群、③小児期崩壊性障害、④アスペルガー障害、⑤特定不能の広汎性発達障害を含むものである。ここでは自閉性障害を中心に説明する。

自閉症の発生頻度は約0.5％といわれ、男性に4～5倍多い。一卵性双生児での一致率が60％くらいと高く、遺伝的要因の関与も考えられている。

症状は、①対人的相互反応の障害、②コミュニケーションの質的な障害、③限定された反復的常同行動、固執性の3つが主なものである。具体的には相手と目を合わせない、相手の感情を読めない、言葉の発達が遅れる、集団になじめない、手が同じ動きを繰り返す、不安が強いとパニックをおこすなどである。

治療としては教育的アプローチのTEACCHプログラムや必要に応じ薬物療法も行われる。成人での就労率は約20％といわれ、生活自立に向けた支援が必要である。

アスペルガー障害
自閉傾向や社会性の障害を示すが、言語発達や認知発達には遅れがない。一部の例では特定分野に高度な才能を発揮する。

TEACCHプログラム
アメリカのノースカロライナ大学で開発された。自閉性障害の人々に対し、幼児期から成人期まで支援するもので、自閉症者の社会参加を促進した。

❺ てんかん

てんかんとは大脳の神経細胞が過度に興奮し、反復してけいれんや意識障害の発作をおこす脳の病気をいう。てんかんの原因は様々だが、何らかの脳疾患からおこる場合を症候性てんかん、原因がはっきりしないものを特発性てんかんと大きく分類する。脳疾患としては脳炎、脳腫瘍、脳血管障害、無酸素性脳症（脳性麻痺の原因）などがある。有病率は1,000人中6～8人とされる。

第5章 子どもの病気

てんかん発作
　一般には意識消失とけいれんを示すが，なかには意識消失のみでけいれんがない発作もある。

　症状で最も重要なてんかん発作は通常，意識消失とともに身体を強直し，呼吸を止めて顔にチアノーゼをきたすこともある。その後手足を定期的にがくがくさせるけいれんをおこし，それがおさまると，顔色も回復し意識も戻る。はじめの身体を強直させるものを強直性発作，その後の手足をがくがくさせるものを間代性発作と分類している。発作の持続は長くて数分間のことが多いが，30分以上続いたり，発作時間は短くてもその間の意識障害が続くときをてんかん重積状態という。けいれんが10分以上続く場合やてんかん重積状態のときには緊急的な対応が必要である。

　治療の基本は薬物療法である。抗てんかん薬は長期にわたり服用が必要で，その副作用のチェックは大切である。副作用としては眠気や傾眠，肝機能障害が一般的であり，薬物特有に出現するものとしては，フェニトインでおきやすい歯肉増殖や多毛が知られている。

6 進行性筋ジストロフィー

　何らかの遺伝性の原因で筋肉細胞が変性・萎縮し，筋肉の動きができなくなった状態を，進行性筋ジストロフィーと呼ぶ。原因となる遺伝子の違いや遺伝子内の変異の違いでいくつかのタイプに分類されている。ここでは最も頻度の高いデュシェンヌ型筋ジストロフィーについて説明する。

　デュシェンヌ型筋ジストロフィーはＸ染色体上の遺伝子の異常により発症する。伴性劣性遺伝をし，ほとんどは性染色体ＸＹを有する男子に出る。女性（ＸＸ染色体をもつ）ではその劣性遺伝子を１個保有しても発症せず，保因者となる。原因遺伝子はジストロフィンと名づけられ，遺伝子検査も可能となった。

登攀性起立
　筋力低下のため，立ち上がるときにまず四つばいとなり，そこから高ばい姿勢をとり，次に膝に手を置き，それを下から上へよじ登るように移動して立つ特有な動作をいう。

　症状は年齢により異なる。一般に乳児期は無症状で，幼児期に歩行障害でみつかることが多い。急に転びやすくなり，立ち上がるときの特有な格好は登攀性起立として知られている。その後四肢の筋肉の障害が進むと歩行困難となり，やがて車いす使用から寝たきりとなる。最終的には胸部の呼吸筋も障害され，自力呼吸が困難となり人工呼吸器の適応となる。20～30歳代で死亡することが多い。

●**参考文献**
- 松本昭子，土橋圭子編著：発達障害児の医療・療育・教育．金芳堂，2002
- 江草安彦監修，岡田喜篤，末光茂，鈴木康之編著：重症心身障害療育マニュアル　第2版．医歯薬出版，2005
- 篠田達明監修，沖高司，岡川敏郎，土橋圭子編著：肢体不自由児の医療・療育・教育．金芳堂，2005

第6章 国民衛生・保健医療対策の現状

1 人口統計

1 人口静態統計

1）総人口

人口統計のうち，ある一時点における人口の状態を示したものを人口静態統計という。直近の国勢調査結果（2010［平成22］年10月1日）による日本の総人口は1億2,805万7,352人であり，男子の人口6,232万7,737人，女子の人口6,157万1,727人であった。

人口増加率は，1947～49（昭和22～24）年の第1次ベビーブーム期，1971～74（昭和46～49）年の第2次ベビーブーム期においては，その前後よりも高い値を示した。だが，1973（昭和48）年をピークに人口増加率は低下を続け，2005（平成17）年には戦後初めての人口減少となった。2005～10（平成17～22）年には横ばいに推移したが，それ以降は人口減少が続いている。

国連の推計によると，世界の人口は2010年時点で69億人であった。人口の最も多い国は中国であり，以下，インド，アメリカ合衆国，インドネシア，ブラジル，パキスタン，ナイジェリア，バングラデシュ，ロシアの順に続き，日本は第10位であった。

2）年齢別人口

わが国の2013（平成25）年の年齢3区分別人口の構成割合をみると，年少人口（0～14歳）は12.9％，生産年齢人口（15～64歳）は62.1％，老年人口（65歳以上）は25.1％を占めた。出生率の低下と平均寿命の延長により，近年，年少人口割合は減少し，老年人口割合は増加している。

年齢3区分別人口により，年少人口指数，老年人口指数，従属人口指数，老年化指数が算出される。

3）世帯数

2013（平成25）年の国民生活基礎調査によると，わが国の世帯総数は5,011万2,000世帯，1世帯あたりの平均世帯人員は2.51人であった。世帯数の推移を世帯構造別にみると，核家族世帯の占める割合が60.2％，単独世帯の割合が

第6章 国民衛生・保健医療対策の現状

表6-1 出生数・出生率・再生産率の推移

	出生数	出生率[1] (人口1,000対)	合計特殊出生率[2]	総再生産率	純再生産率
昭和25 (1950) 年	2,337,507	28.1	3.65	1.77	1.50
35 (1960)	1,606,041	17.2	2.00	0.97	0.92
45 (1970)	1,934,239	18.8	2.13	1.03	1.00
55 (1980)	1,576,889	13.6	1.75	0.85	0.83
平成 2 (1990)	1,221,585	10.0	1.54	0.75	0.74
7 (1995)	1,187,064	9.6	1.42	0.69	0.69
12 (2000)	1,190,547	9.5	1.36	0.66	0.61
17 (2005)	1,062,530	8.4	1.26	0.61	0.67
22 (2010)	1,071,304	8.5	1.39	0.67	0.67
24 (2012)	1,037,231	8.2	1.41	0.68	0.68
25 (2013) ＊	1,029,800	8.2	1.43		

1) 昭和25～41年は総人口を,昭和42年以降は日本人人口を分母に用いている。
2) 15～49歳の各歳別日本人女性人口を分母に用いている。
＊ 概数である。
資料) 厚生労働省「人口動態統計」,国立社会保障・人口問題研究所「人口統計資料集」

26.5%,3世代世帯が6.0%であった。

家族の中に65歳以上の者のいる世帯数をみると,2013(平成25)年は2,242万世帯であり,全世帯の44.7%を占めた。これを世帯構造別にみると,最も多いのは夫婦のみの世帯であり,65歳以上の者のいる世帯の31.1%を占めた。また,65歳以上の単独世帯は573万世帯で,65歳以上の者のいる世帯の25.6%を占めており,近年増加傾向にある。

❷ 人口動態統計

人口統計のうち,ある一定期間における人口の変動を示したものを人口動態統計という。出生,死亡,死産,婚姻,離婚などの状況が把握されている。

1) 出生数・出生率・再生産率

2013(平成25)年の人口動態統計(概数)によると,出生数は102万9,800人であり,出生率は人口1,000対で8.2であった。1947～49(昭和22～24)年の第1次ベビーブーム期,1971～74(昭和46～49)年の第2次ベビーブーム期においては,出生数,出生率ともその前後よりも高い値を示したが,1975(昭和50)年以降低下傾向にある(表6-1)。

こうした長期にわたる出生率の低下傾向は少子化と呼ばれ,女性の結婚年齢の上昇(晩婚化)による出産期間の短縮などが主な原因と考えられている。

再生産率には,合計特殊出生率,総再生産率,純再生産率がある。

合計特殊出生率は,15～49歳の女子の年齢別出生率を合計したものであり,

1人の女子が一生の間に産む子どもの数に相当するとされる。合計特殊出生率は，1975（昭和50）年に2を下回って以降低下傾向が続いており，2013（平成25）年には1.43となった。

総再生産率は，15～49歳の女子の年齢別女児出生率を合計したものであり，1人の女子が一生の間に産む女児の数に相当するとされる。

純再生産率は，母親の世代の死亡率を考慮に入れて算出した，1人の女子が一生の間に産む女児の数である。この値が1以上であれば将来人口は増加し，1を下回ると人口は減少するとされる。

再生産率はいずれも近年低下傾向を示している。

2）死亡数・死亡率

2006（平成18）年の人口動態統計（概数）によると，死亡数は108万4,488人であり，死亡率（粗死亡率）は人口1,000対で8.6であった。

死亡率は，明治から大正にかけては20台で推移し，昭和に入って初めて20を下回った。戦後も低下傾向にあったが，1983（昭和58）年頃からは人口の高齢化の影響により，緩やかな上昇傾向を示している。

年齢調整死亡率は，基準人口を用いて年齢構成の歪みを補正して算出した死亡率であり，死亡状況の時系列比較や国際比較の際に用いられる。年齢調整死亡率の年次推移をみると，男女ともに年々低下傾向を示している。

3）死　　因

1950（昭和25）年以降，わが国では結核による死亡が減少し，死因構造の中心が感染症から生活習慣病に変化してきた。

近年の4大死因は，悪性新生物（がん），心疾患，肺炎，脳血管疾患である。1951（昭和26）年に脳血管疾患による死亡が第1位となり，その後も増加を続けたが，1971（昭和46）年より減少し，1981（昭和56）年には悪性新生物に第1位を，1985（昭和60）年には心疾患に第2位の座を譲った。1980年頃より肺炎死亡率が上昇傾向を示し，2011（平成23）年に脳血管疾患に代わり第3位となった（図6-1）。

悪性新生物は，1981（昭和56）年より死因順位の第1位を占めている。悪性新生物の死亡を部位別にみると，胃がんは男女とも昭和40年代から低下が続いている。大腸がんは男女とも昭和30年代から上昇してきたが，近年は横ばい傾向となっている。肺がんは男女とも上昇を続けてきたが，近年は微減傾向となっている。女性の乳がんは昭和40年代から上昇している一方，子宮がんは昭和30年代から低下している。

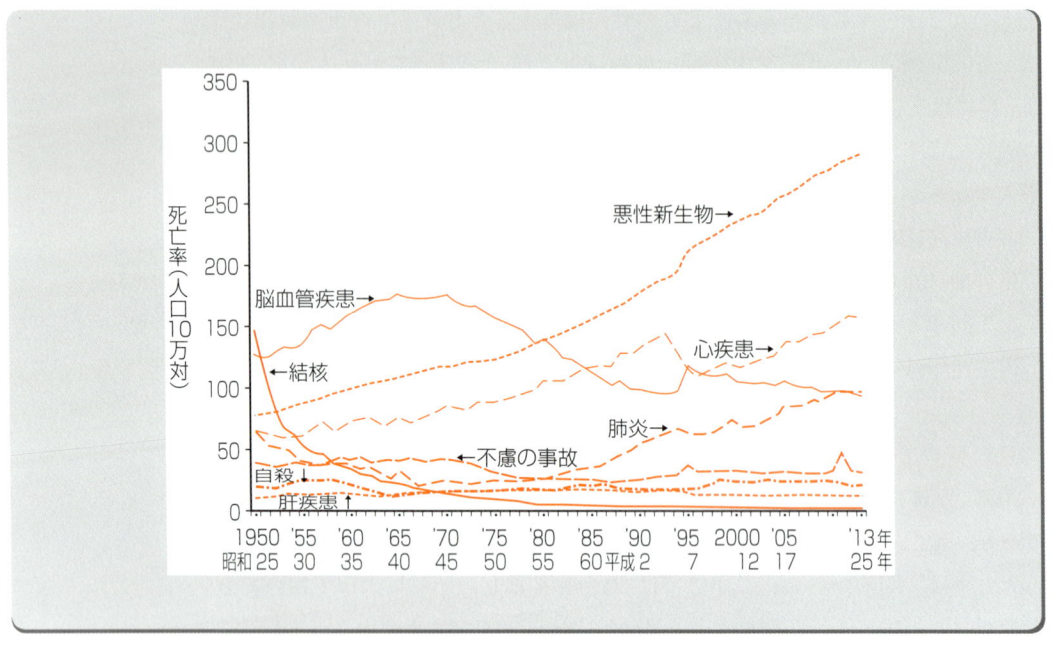

第6章　国民衛生・保健医療対策の現状

図 6-1　主要死因別にみた死亡率（人口 10 万対）の推移

注) 1) 平成 6 年までは旧分類によるものである。
　　2) 平成 25 は概数である。
資料) 厚生労働省「人口動態統計」

4) 妊産婦死亡

妊産婦死亡率（出産 10 万対）は，昭和 30 年代から大きく低下し，1988（昭和 63）年に 1 桁台となった後も緩やかな低下傾向を示している。

5) 死　　産

人口動態統計でいう死産とは，妊娠満 12 週（第 4 月）以後の死児の出産であり，人工死産と自然死産に分けられる。人工死産とは，胎児の母体内生存が確実なときに人工的処置を加えたことにより死産に至った場合であり，それ以外は自然死産となる。

死産率は，出産（出生 + 死産）1,000 対の率で表される。

自然死産をみると，1950（昭和 25）年以降上昇傾向を示し，1961（昭和 36）年に死産率が 54.3 に達した。その後は低下傾向を示し，2012（平成 24）年には 10.8 となった。

人工死産については 1953（昭和 28）年から 1958（昭和 33）年にかけて死産率が 50 をこえていたが，それ以降低下傾向となり 1974（昭和 49）年に 16.4 となった。昭和 50 年代は上昇傾向であったが，それ以降は横ばいから低下傾向となり，2012（平成 24）年には 12.6 となった。

表 6-2 戦後における平均寿命の推移　　　　　　　　　　　　（単位：年）

	男	女
昭和 22（1947）年＊	50.06	53.96
昭和 30（1955）年＊	63.60	67.75
昭和 40（1965）年＊	67.74	72.92
昭和 50（1975）年＊	71.73	76.89
昭和 60（1985）年＊	74.78	80.48
平成 2（1990）年＊	75.92	81.90
平成 7（1995）年＊	76.38	82.85
平成 12（2000）年＊	77.72	84.60
平成 17（2005）年＊	78.56	85.52
平成 22（2010）年＊	79.55	86.30

1) ＊印は完全生命表である。
2) 昭和 47 年以降は沖縄県を含めた値であり，46 年以前は同県を除いた値である。
資料）厚生労働省「簡易生命表」「完全生命表」

6）周産期死亡

周産期死亡とは，妊娠満 22 週以後の死産と生後 1 週未満の早期新生児死亡とを合わせたものである。周産期死亡は，母体の健康状態に強く影響されるものであるため，死亡統計の観察対象とされている。

7）乳児死亡

生後 1 年未満の死亡を乳児死亡，生後 4 週未満の死亡を新生児死亡，生後 1 週未満の死亡を早期新生児死亡という。乳児死亡率は出生 1,000 対の率で表され，その地域の衛生状態，経済や教育を含めた社会状態を反映する指標の 1 つと考えられている。

わが国の乳児死亡率は，戦前から終戦後間もなくにかけては先進国の中で最も高い水準にあった（1947［昭和 22］年に 76.7）が，1960（昭和 35）年に 30.7，1975（昭和 50）年に 10.0 と急激に改善し，2012（平成 24）年には 2.2 となり，世界で最も低い水準となっている（図 6-2）。

❸ 平均余命

1）平均余命

平均余命は，ある集団におけるある年齢の生存者のその後の生存年数の期待値（平均してあと何年生きられるか）を示すものであり，各年齢の死亡率をもとに作成した生命表により推定される。

2）平均寿命

0 歳における平均余命のことを特に平均寿命という。平均寿命は，ある集団

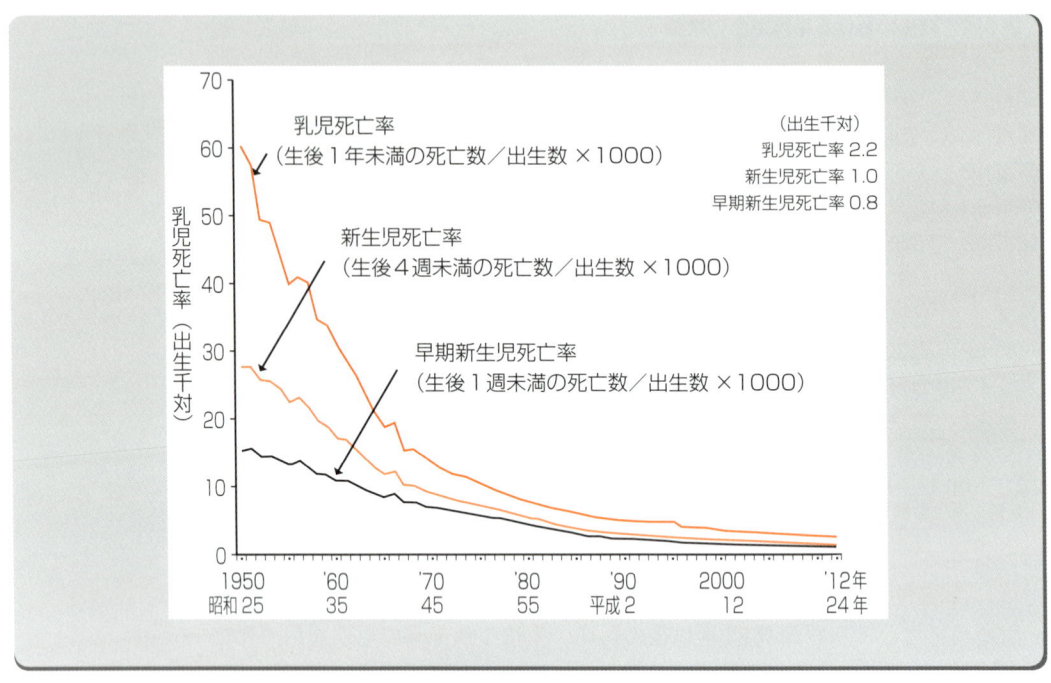

図6-2 生存期間別乳児死亡率（出生千対）の推移

資料）厚生労働省「人口動態統計」

の全年齢の死亡状況を集約した指標であり，その集団の健康水準が反映される。

わが国の平均寿命は，明治，大正期を通じて低い水準にあったが，昭和期に入り上昇するようになった。1947（昭和22）年の時点で男性50.06年，女性53.96年と，男女とも50をこえ，1950（昭和25）年に女性が，1951（昭和26）年には男性が60年をこえた。その後も平均寿命は着実に上昇し，2013（平成25）年には男性80.21年，女性86.61年となり，現在のわが国は世界でも有数の長寿国の1つとなっている（表6-2）。

2 健康状態と受療状況

近年の保健医療を取り巻く環境の変化や，国民ニーズの多様化といった状況に対応したきめ細かな保健医療行政を推進するためには，傷病（疾病と外傷，事故などの傷害）の状況とその生活に与える影響とを的確に把握することが不可欠であり，そのために様々な調査が行われているが，ここでは，国民生活基礎調査（世帯面）と患者調査（医療施設面）からみた国民の健康状態と受療状況についてみていくことにする。

❶ 健康状態

　国民生活基礎調査は，国民の保健，医療，福祉，年金，所得など国民生活の基礎的な事項を世帯面から総合的に把握する調査として創設されたものである。1986（昭和61）年の第1回調査以来，3年ごとに大規模調査が行われ，それ以外の年には小規模・簡易調査が実施されてきた。

1）有訴者

　2013（平成25）年の厚生労働省「国民生活基礎調査」によると，医療施設・介護保健施設への入院・入所者を除いた有訴者（病気やけがなどで自覚症状のある者）の人口1,000人に対する割合（有訴者率）は312.4（男性276.8，女性345.3）であった。この値は年齢が高くなるほど上昇し，75歳以上では約半数が有訴者であった。自覚症状の内容で多いのは，男性では「腰痛」,「肩こり」,「鼻がつまる・鼻汁が出る」,女性では「肩こり」,「腰痛」,「手足の関節が痛む」などである。

2）通院者率

　医療施設，施術所（あん摩，はり・きゅう，柔道整復師）に通院・通所している者の人口1,000人に対する割合（通院者率）は378.3（男性358.8，女性396.3）であった。この値は年齢が高くなるほど上昇し，65歳以上では6割以上が通院・通所していた。通院者の傷病で多いのは，男性では「高血圧症」,「糖尿病」,「歯の病気」,女性では「高血圧症」,「腰痛症」,「眼の病気」などである。

❷ 受療状況

　患者調査は，全国の医療施設（病院，一般診療所，歯科診療所）を利用する患者の傷病などの状況を把握するため，1953（昭和28）年から標本調査の方法で実施されている。

1）推計患者数

　2011（平成23）年10月の調査日に全国の医療施設で受療した推計患者数は，入院134万人，外来726万人であった。

　入院患者は病院に129万人（96.2％），一般診療所に5万人（3.8％）が入院しており，外来患者は病院に166万人（22.9％），一般診療所に424万人（58.4％），歯科診療所に136万人（18.8％）が受療していた。

2）受療率

　受療率（人口10万対推計患者数）は，入院1,068，外来5,784であった。

受療率を年齢階級別にみると，入院については男女とも 10 ～ 14 歳が最も低く，年齢が高くなるほど上昇している。外来の受療率は，男性では 20 ～ 24 歳が最も低く，80 ～ 84 歳が最も高くなっている。女性では 15 ～ 19 歳が最も低く，75 ～ 79 歳が最も高くなっている。

受療率を傷病分類別にみた場合に多いのは，入院では「精神および行動の障害」「循環器系の疾患」「新生物」であり，外来では「消化器系の疾患」「筋骨格系および結合組織の疾患」「循環器系の疾患」である。

3 健康増進と生活習慣病対策

1 健康増進対策

1）わが国の健康増進対策の歩み

わが国において，1964（昭和 39）年の東京オリンピック終了後，健康・体力づくりのムードが高まり，国民の健康・体力増強策について閣議決定された。これ以降，疾病の予防や治療対策にとどまらず積極的な健康増進をはかるための施策が講じられるようになった。

1978（昭和 53）年からは第 1 次国民健康づくり対策が開始された。妊産婦，乳幼児などを対象とした健康診査，老人保健事業の総合的実施による生涯を通じた予防・健診体制の整備に加え，市町村保健センターなどの設置と保健師などのマンパワー確保による健康づくりのための基盤整備，さらに健康・体力づくり事業財団などによる活動の推進，健康づくりの啓発普及が進められていった。

1988（昭和 63）年からは第 2 次国民健康づくり対策（アクティブ 80 ヘルスプラン）が実施され，生活習慣の改善による疾病予防・健康増進の考え方が発展した。

さらに，2000（平成 12）年度には，第 3 次国民健康づくり対策として，寝たきりや認知症などによる要介護状態でなく生活できる期間（健康寿命）を延伸し，すべての国民が健やかで活力ある社会とするための対策として，「21 世紀における国民健康づくり運動」（健康日本 21）が開始され，2012（平成 24）年度まで実施された。

健康日本 21 の基本理念は，「すべての国民が健康で明るく元気に生活できる社会の実現のために壮年死亡の減少，健康寿命（健康で自立して暮らすことができる期間）の延伸と健康に関する生活の質の向上を目指し，一人一人が自己の選択に基づいて健康を増進する。そして，その個人の活動を社会全体が支援していくこと」とされた。さらに基本方針として，1 次予防の重視，健康づくり支援のための環境整備，健康づくり運動の目標設定とその評価，多様な健康増

進運動実施主体間の連携があげられた。

　2003（平成15）年には，栄養改善も含めた国民の健康増進をはかり，国民保健の向上を目的とした健康増進法が施行された。健康増進法では，国民の健康増進の総合的な推進をはかるための基本的な方針を定めること，健康診査の実施等に関する指針を定めること，国民健康・栄養調査の実施に関すること，受動喫煙の防止に関することなどが規定された。

　また，2004（平成16）年には，国民の健康寿命を伸ばすことを基本目標に置き，「生活習慣病予防対策の推進」と「介護予防の推進」を柱とする2005（平成17）年からの10ヵ年戦略（「健康フロンティア戦略」）が策定された。健康フロンティア戦略においては，「生活習慣病対策の推進」として①がん対策：5年生存率を20％改善，②心疾患対策：死亡率を25％改善，③脳卒中対策：死亡率を25％改善，④糖尿病対策：発生率を20％改善，「介護予防の推進」として1）軽度者（要支援・要介護1）の重度化予防による，要介護2以上への移行を10％防止，2）要支援・要介護状態となることの予防により，要支援・要介護への移行を20％防止という数値目標を設定し，健康寿命を2年程度伸ばすことを目指している。

　その後，2007（平成19）年には，健康フロンティア戦略をさらに発展させた「新健康フロンティア戦略～健康国家への挑戦～」が策定された。これは，2007（平成19）年度からの10ヵ年戦略であり，国民が自ら取り組むべき分野として，こどもの健康，女性の健康，メタボリックシンドローム克服，がん克服，こころの健康，介護予防，歯の健康，食育，運動・スポーツの9分野を取り上げ，それぞれの分野において対策を進めることとなった。

　2011（平成23）年には，厚生労働省が健康日本21最終評価を取りまとめた。ここで提起された課題などを踏まえ，2012（平成24）年7月に第4次国民健康づくり対策として，「21世紀における第2次国民健康づくり運動」（健康日本21（第2次））が策定され，2013（平成25）年度から2022（平成34）年度まで実施されることとなった。

2）健康日本21

　2000（平成12）年に策定された健康日本21では，大きな課題となっていた生活習慣や生活習慣病を，①栄養・食生活，②身体活動・運動，③休養・こころの健康づくり，④たばこ，⑤アルコール，⑥歯の健康，⑦糖尿病，⑧循環器病，⑨がん，の9つの分野の59項目で選定し，それぞれの取り組みの方向性と具体的な目標が示された。

　2011（平成23）年に厚生労働省が取りまとめた健康日本21最終評価によると，目標値に達したのは59項目のうち10項目（16.9％）にとどまり，目標値に達していないが改善傾向にある項目が25項目（42.4％），変わらない項目が

14項目（23.7％）であった。変わらない項目のおもなものは，自殺者の減少，メタボリックシンドロームの該当者・予備軍の減少などであった。さらに，悪化している項目は9項目（15.3％）であり，おもなものは，日常生活における歩数の増加，糖尿病合併症の減少などであった。

健康日本21最終評価などを踏まえて策定された健康日本21（第2次）では，①健康寿命の延伸と健康格差の縮小，②生活習慣病の発症予防と重症化予防の徹底，③社会生活を営むために必要な機能の維持・向上，④健康を支え，守るための社会環境の整備，⑤食生活，運動，休養，喫煙，飲酒および歯・口腔の健康に関する生活習慣および社会環境の改善，の5つの基本的な方向が示され，75歳未満のがんの年齢調整死亡率の減少や糖尿病合併症患者数の減少など53項目の目標が設定された（表6-3）。

2 生活習慣病対策

1）わが国の生活習慣病対策のあゆみ

疾病の予防対策には，健康増進し，発病予防を目的とする一次予防，早期発見，早期治療を目的とする二次予防，リハビリテーションなどによる社会復帰を目的とする三次予防がある。

1951（昭和26）年に脳血管疾患が結核に代わって死亡原因の第1位を占めるようになり，1958（昭和33）年には，脳血管疾患，がん，心臓病といった慢性疾患が死因において上位を占めるようになった。

これらの疾患は，人口の高齢化にしたがって患者数の増加が予想される一方で，喫煙と肺がんや心臓病，動物性脂肪の過剰摂取と大腸がん，肥満と糖尿病など，食生活や運動などの生活習慣との関係が明らかとなり，生活習慣の改善によって発症そのものを予防することが重視されるようになってきた。

そこで，国民に生活習慣の重要性を啓発普及し，健康に対する自発性を促し，生涯を通じた健康増進のための個人の努力を社会全体が支援する体制を整備するため，「生活習慣病」という概念の導入が提案された。従来の成人病対策が二次予防に重点をおいていたのに対し，生活習慣病は一次予防対策も推進していく方針を新たに導入した疾患概念である。

生活習慣病に対する一次予防の具体的な施策としては，健康日本21において，がん・心臓病・脳卒中・糖尿病などの生活習慣病に関する2010（平成22）年度までの目標値が設定され，当初の計画を延長して2012（平成24）年度まで実施された。そして，この目標値を達成するために国や地方自治体は様々な関係者（医療保険者，保健医療機関，マスメディア，企業，ボランティア団体など）と連携を取り，個人が健康づくりに取り組むための環境整備を推進すると同時に，適切な情報提供などにより個人の活動を支援していくこととなった。

表 6-3　健康日本 21（第 2 次）の主な目標

	項目	現状	目標
健康寿命・健康格差	健康寿命の延伸（日常生活に制限のない期間の平均の延伸）	男性　70.42 年 女性　73.62 年 （平成 22 年）	平均寿命の増加分を上回る健康寿命の増加（平成 34 年度）
	健康格差の縮小（日常生活に制限のない期間の平均の都道府県格差の縮小）	男性　2.79 年 女性　2.95 年 （平成 22 年）	都道府県格差の縮小 （平成 34 年度）
がん	75 歳未満のがんの年齢調整死亡率の縮小（10 万人当たり）	84.3 （平成 22 年）	73.9 （平成 27 年）
	がん検診の受診率の向上	胃がん　　男性 36.6% 　　　　　　女性 28.3% 肺がん　　男性 26.4% 　　　　　　女性 23.0% 大腸がん　男性 28.1% 　　　　　　女性 23.9% 子宮頸がん　女性 37.7% 乳がん　　女性 39.1% （平成 22 年）	50% （胃がん，肺がん，大腸がんは当面 40%） （平成 28 年）
循環器疾患	脳血管疾患・虚血性心疾患の年齢調整死亡率の減少（10 万人当たり）	脳血管疾患　男性 49.5 　　　　　　女性 26.9 虚血性心疾患　男性 36.9 　　　　　　　　女性 15.3 （平成 22 年）	脳血管疾患　男性 41.6 　　　　　　女性 24.7 虚血性心疾患　男性 31.8 　　　　　　　　女性 13.7 （平成 34 年度）
	高血圧の改善（収縮期血圧の平均値の低下）	男性　138mmHg 女性　133mmHg （平成 22 年）	男性　134mmHg 女性　129mmHg （平成 34 年度）
	脂質異常症の減少	総コレステロール 240 mg/dL 以上の者の割合 　　　男性 13.8% 　　　女性 22.0% LDL コレステロール 160mg/dL 以上の者の割合 　　　男性　8.3% 　　　女性 11.7% （平成 22 年）	総コレステロール 240mg/dL 以上の者の割合 　　　男性 10% 　　　女性 17% LDL コレステロール 160mg/dL 以上の者の割合 　　　男性 6.2% 　　　女性 8.8% （平成 34 年度）
	メタボリックシンドロームの該当者および予備群の減少（糖尿病の項目でもある）	1400 万人（平成 20 年度）	平成 20 年度と比べて 25%減少 （平成 27 年度）
	特定健康診査・特定保健指導の実施率の向上 （糖尿病の項目でもある）	特定健康診査の実施率 41.3% 特定保健指導の実施率 12.3% （平成 21 年度）	特定健康診査の実施率 70%以上 特定保健指導の実施率 45%以上
糖尿病	合併症（糖尿病腎症による年間新規透析導入患者数）の減少	16,247 人 （平成 22 年）	15,000 人 （平成 34 年度）
	治療継続者の割合の増加	63.7%（平成 22 年）	75%（平成 34 年度）
	血糖コントロール指標におけるコントロール不良者の割合の減少（HbA1c が JDS 値 8.0%（NGSP 値 8.4%）以上の者の割合の減少）	1.2% （平成 21 年度）	1.0% （平成 34 年度）
	糖尿病有病者の増加の抑制	890 万人（平成 19 年）	1000 万人（平成 34 年度）
COPD	COPD の認知度の向上	25% （平成 23 年）	80% （平成 34 年度）

資料）　厚生労働省「国民の健康の増進の総合的な推進を図るための基本的な方針」

さらに，2013（平成 25）年度からは健康日本 21（第 2 次）が開始され，2022（平成 34）年度まで実施されることとなった。

2）わが国の生活習慣病の現状と対策

(1) 糖尿病

糖尿病は，生活習慣と無関係に主として小児期から発症する 1 型糖尿病と，わが国の糖尿病の大部分を占める 2 型糖尿病に分けられる。このうち 2 型糖尿病の発症には運動や食事などの生活習慣が大きく関連しており，その発症を予防する一次予防対策が重要である。

2012（平成 24）年の国民健康・栄養調査によると，糖尿病が強く疑われる者（糖尿病有病者）は約 950 万人，糖尿病の可能性を否定できない者（糖尿病予備群）は約 1,100 万人であり，両者を合わせると約 2,050 万人と推計された。

糖尿病自体は，死亡原因上位ではないものの，主要な死亡原因である脳卒中や虚血性心疾患などの危険因子である。また，糖尿病は初期には自覚症状がないことが多く，症状が出現したときにはすでに進行した状態となっているため，糖尿病性腎症，糖尿病性網膜症，糖尿病性神経障害などの合併症が重大な問題となる。

(2) 高血圧症

高血圧の年齢階級別受療率をみると，40 歳代後半から急激に上昇しており，若年期からの生活習慣の影響が壮年期に高血圧性疾患として現れているとみることができる。

高血圧は，ほとんど自覚症状がないが，脳卒中や虚血性心疾患，慢性腎不全など多くの疾患の危険因子となっている。血圧を測定することによってわかり，指導を受けることで初めて治療に結びつくことが多いため，生活習慣の改善を普及啓発していく必要がある。

(3) 脂質異常症（高脂血症）

日本動脈硬化学会動脈硬化性疾患予防ガイドライン 2007 年版では，従来の高脂血症という疾患名を脂質異常症と改めた。また，総コレステロール値を診断基準とすることをやめ，LDL コレステロール値，HDL コレステロール値，そして中性脂肪（トリグリセライド）値を別々に設定した。

脂質異常症の年齢階級別受療率をみると，40 歳代後半から急激に上昇しており，若年期からの生活習慣の影響が壮年期に脂質異常症として現れているとみることができる。

脂質異常症も，高血圧と同様，それ自体ではほとんど自覚症状がないが，虚血性心疾患の発症・死亡リスクを上昇させることが明らかになっている。脂質異常症は，健診などで検査を受けることによって，はじめて治療に結びつくことが多いため，生活習慣の改善を普及啓発していく必要がある。

（4）肥満とやせ

現在，体格の指標には様々なものがあるが，簡便で体脂肪量との相関を想定できる指標としてBMI（Body Mass Index＝体重（kg）／身長（m)^2）が使われることが多く，日本肥満学会の定義では，BMIが25以上を肥満，BMIが18.5未満をやせと判定している。

2012（平成24）年の国民健康・栄養調査でみると，肥満者の割合は，男性で29.1％，女性で19.4％であった。肥満対策は，小児期・青年期からの対応が必要な課題である。一方，やせの者の割合は，男性で4.2％，女性で11.4％であった。

（5）脳　卒　中

脳卒中は，1951（昭和26）年から1980（昭和55）年までの30年間，死亡原因の第1位を占めていたが，現在では第4位となっている。

脳卒中は，死亡を免れても後遺症として障害が生じることがあり，療養時の長期の臥床などがきっかけとなり，介護が必要となった最大の原因となっている。

今後，脳卒中についての知識の普及，危険因子の回避を目指した一次予防対策，発症後の急性期医療の充実やリハビリテーションの充実まで，総合的な対策が必要である。

（6）心　臓　病

心臓病は，現在死亡原因の第2位となっている。

心臓病の中で，狭心症や心筋梗塞といった虚血性心疾患による死亡数が，心臓病による死亡全体の約4割を占めている。

今後，危険因子の回避を目指した一次予防を中心に総合的な対策が望まれる。また，心筋梗塞などの虚血性心疾患については，発症後医療機関に到着するまでの対応が予後を大きく左右することから，搬送あるいは搬送前の蘇生などについての対策も重要である。

4　医療関係者の状況

❶医　　師

2012（平成24）年末現在における全国の届出医師数は303,268人であり，人口10万対の医師数は237.8人（医療施設従事医師数では226.5人）である。

業務の種別にみると，医療施設に従事する医師が95.2％とほとんどを占め，医療施設・介護老人保健施設以外の業務に従事する者は2.8％である。

医療施設に従事する医師では，病院・診療所の開設者または法人の代表者が総数の25.6％，医療施設の勤務者が69.7％となっている。また，介護老人保健施設の従事者は1.1％である。

医療施設に従事する医師の主としている診療科名別（1人につき1診療科）で多いのは，順に内科21.2％，整形外科7.1％，外科5.6％となっている。

2 歯科医師

2012（平成24）年末現在における全国の届出歯科医師数は102,551人であり，人口10万対の歯科医師数は80.4人（医療施設従事歯科医師数では78.2人）である。

業務の種別にみると，医療施設に従事する歯科医師が97.2％で，このうち医療施設の開設者または法人の代表者が約6割を占めている。

3 薬剤師

2012（平成24）年末現在における全国の届出薬剤師数は280,052人であり，人口10万対の薬剤師数は219.6人である。

業務の種別にみると，薬局の勤務者が54.6％，病院・診療所で調剤業務に従事する者18.0％である。

4 保健師，助産師，看護師，准看護師

2012（平成24）年末現在の就業保健師数は47,279人であり，人口10万対の保健師数は37.1人である。就業先別では，約7割が公的機関である保健所，市町村に勤務している。

就業助産師数は31,835人で，就業先別では，自宅における助産師立会いの分娩が少なくなるのに伴い，病院・診療所に従事する者が増加し，助産所で就業する者が減少している。

看護師，准看護師の就業者数は1,373,521人であり，その約7割が病院で，約2割が診療所で就業している。

5 医療施設

わが国の医療施設には，病院，診療所，助産所，介護老人保健施設がある。ここでは，医療施設調査に基づき，病院と診療所の実態について述べる。

病院は，「医師又は歯科医師が，公衆又は特定多数人のため医業又は歯科医

業を行う場所であつて、二十人以上の患者を入院させるための施設を有するもの」（医療法第1条の5第1項）と定められている。2012（平成24）年10月1日現在の病院数は8,565施設であり、減少傾向にある。

診療所は、「医師又は歯科医師が、公衆又は特定多数人のため医業又は歯科医業を行う場所であつて、患者を入院させるための施設を有しないもの又は十九人以下の患者を入院させるための施設を有するもの」（医療法第1条の5第2項）と定められている。2012（平成24）年10月1日現在の一般診療所数は100,152施設、歯科診療所数は68,474施設であり、ともに増加傾向にある。

6 医療保険制度の概要

1 わが国の医療保険制度

わが国の医療保険は1922（大正11）年に公布された健康保険法に始まる。1938（昭和13）年には国民健康保険法が制定されたが、これは当初、任意加入の制度であった。その後、医療保険制度の整備が進み、1961（昭和36）年に国民皆保険制度が実現した。

1983（昭和58）年に老人保健法が施行され、疾病の予防、治療、機能訓練などに至る総合的な保健事業を実施するとともに、老人医療費を国民が公平に負担するため、公費と医療保険の各保険者からの拠出金による負担方式が導入された。

2008（平成20）年には、老人保健法が改正された高齢者の医療の確保に関する法律に基づき、75歳以上の者および65歳以上75歳未満で一定の障害にある者を対象とする後期高齢者医療制度が創設された。

国民皆保険制度のもとで、すべての国民が何らかの公的医療保険に加入することになっており、どの医療保険に加入するかは法律で規定されている。

現在のわが国の公的医療保険制度は、複数の制度が分立しているが、被用者保険と国民健康保険および後期高齢者医療制度に大別される。このうち被用者保険は、全国健康保険協会管掌健康保険（協会けんぽ）、組合管掌健康保険、船員保険、国家公務員共済組合、地方公務員等共済組合、私立学校教職員共済、に分類される（表6-4）。

2 医療保険の仕組み

公的医療保険では、被保険者は保険者に保険料を納め、保険者は被保険者に

対し被保険者証を交付する。

被保険者は，保険医療機関（わが国では現在ほとんどの医療機関が保険指定機関となっている）において被保険者証を提示すると，医療保険制度のもとで，診療，投薬などの療養を受けることができる。その際に医療機関の窓口で一部負担金を支払う。

表6-4　医療保険制度の概要

制度の種類			被保険者	保険者	受診の際の自己負担	財源
職域保険（被用者保険）	健康保険	一般被用者		全国健康保険協会	3割 ただし，未就学児2割，70歳以上の者2割（現役並み所得者は3割）	保険料（本人・使用者）国庫負担・補助（事務費の全額，給付費の16.4%）
				健康保険組合		保険料（本人・使用者）国庫負担・補助（給付費の補助（定額））
		法第3条第2項の規定による労働者（臨時に使用される者（日々雇用・二月以内の期間を定めて使用される者））		全国健康保険協会		保険料（級別に定める日額）国庫負担・補助（事務費の全額，給付費の16.4%）
	船員保険	船員		全国健康保険協会		保険料（本人・使用者）国庫負担・補助（給付費の補助（定額））
	国家公務員共済組合	国家公務員		各省庁等共済組合		保険料（本人・使用者）国庫負担・補助（事務費の全額）
	地方公務員等共済組合	地方公務員		各地方公務員共済組合		保険料（本人・使用者）各地方公共団体が事務費の全額負担
	私立学校教職員共済	私立学校職員		私立学校振興・共済事業団		保険料（本人・使用者）国庫負担・補助（事務費の一部）
地域保険	国民健康保険	一般国民（農業者・自営業者等）		各市町村		保険料（一世帯当たり）国庫負担・補助（事務費の全額，給付費の41%）
				各国民健康保険組合		保険料（一世帯当たり）国庫負担・補助（事務費の全額，給付費の47%）
		被用者保険の退職者		各市町村		保険料（一世帯当たり）国庫負担・補助（事務費の全額）
後期高齢者医療制度		75歳以上の者および65～74歳で一定の障害の状態にあり広域連合の認定を受けた者		後期高齢者医療広域連合	1割（現役並み所得者は3割）	保険料　＜約10%＞ 支援金　＜約40%＞ 公費　　＜約50%＞

被保険者の一部負担金は原則3割となっている。ただし，未就学児については2割負担，70歳以上75歳未満の者については2割負担（現役並み所得者は3割負担）である。また，後期高齢者医療制度においては，1割負担（現役並み所得者は3割負担）となっている。なお，一部負担金の支払いが自己負担限度額を超えた場合には，その超過分が高額療養費として被保険者に払い戻される。

保険医療機関は，療養に要した費用を診療報酬点数表に基づいて算出し，一部負担金を除いた額を審査・支払い機関に請求する。審査・支払い機関は診療内容を審査して保険者に請求し，保険者から支払いを受けてこれを各医療機関に支払う。

保険がきく「保険診療」に対し，保険がきかない（「診療報酬点数表」に収載されていない）投薬や検査，治療を行うことを「自由診療」という。ある1件の診療において両者を混在させる「混合診療」は，原則として認められていない。

③ 公費医療

公費医療制度には法律によるもの（戦傷病者や原爆被爆者，予防接種の副作用による疾病など国家補償的給付，感染症法・結核予防法に基づく強制措置における給付，生活保護法・身体障害者福祉法による福祉的給付など）のほか，予算措置によるものがある。これらの医療費の負担は，その全額を公費で負担するものと，医療保険の自己負担分を公費で負担するものとがある。

なお，2015（平成27）年1月に難病の患者に対する医療等に関する法律（難病法）が施行されたことにより，従来は予算措置によって特定疾患治療研究事業として実施されてきた難病患者に対する医療費助成は，難病法に基づいて行われることとなった。

7 保健医療対策の概要

① 精神保健福祉対策

1）わが国の精神保健福祉対策の歩み

戦前のわが国では，精神障害者は私宅監置が行われるなど，必ずしも適切な処遇を受けていなかった。

戦後になり，精神障害者に対する適切な医療，保護の確保とその発生予防のため，1950（昭和25）年に精神衛生法が制定された。都道府県に精神病院の設置を義務づけ，私宅監置が廃止された。また，精神衛生相談所が規定された。

1965（昭和40）年に精神衛生法が改正され，保健所を精神保健行政の第一線

機関として位置づけ，その技術指導援助機関として精神衛生センターが設置されることとなった。また，在宅の精神障害者の医療を確保するための通院医療公費負担制度などが規定された。

1987（昭和62）年の法改正では，名称を精神保健法とするとともに，任意入院制度，通信・面会などの権利の確保，精神保健指定医制度，精神医療審査会制度，応急入院制度，授産施設などが規定された。

1993（平成5）年に制定された「障害者基本法」において，精神障害者は身体障害者や知的障害者と並んで障害者として明確に位置づけられた。

1995（平成7）年には精神保健法が改正され，精神保健および障害者福祉に関する法律（精神保健福祉法）となった。精神障害者の社会参加が目的の中に明示され，精神障害者保健福祉手帳制度，生活訓練施設・授産施設・福祉ホーム・福祉工場の4類型の法的な位置づけ，通院患者リハビリテーション事業の法定化が規定された。

1997（平成9）年には，精神障害者の社会復帰に向けた自助努力を支援する観点から，精神障害者が日常生活を営んでいく上での種々の相談・助言・指導などを行うため，精神保健福祉士法が制定され，精神保健福祉士が国家資格化された。

1999（平成11）年に精神保健福祉法が改正され，精神医療審査会の機能の強化，移送制度の創設，保護者の自傷他害防止監督義務の廃止，2002（平成14）年度には市町村を実施主体とするホームヘルプサービスほかの在宅福祉サービスの法定化などが規定された。

2005（平成17）年には，障害者自立支援法が成立し，障害の種別（身体障害，知的障害，精神障害）にかかわらずサービスを利用できることとなるとともに，身近な市町村が責任をもって一元的にサービスを提供する等の枠組みが規定された。同時に精神保健福祉法の一部改正が行われ，精神医療審査会の構成の見直し，緊急時における入院等に係る診察の特例措置の導入等が行われた。

2010（平成22）年には，障害者制度改革の推進のための基本的な方向について閣議決定され，退院支援・地域生活支援の体制整備，保護者制度を含めた強制入院体制の見直し，人員体制の充実に対する具体策について，検討することとされた。

こうした検討を踏まえ，2013（平成25）年に精神障害者の地域生活への移行を促進することなどを趣旨とする精神保健福祉法改正案が成立し，2014（平成26）年より施行された。

2）精神障害者の医療

精神障害者の医療には，入院医療と通院医療がある。

精神保健福祉法に基づく入院形態には，以下のものがある。

- 任意入院：精神障害者自身の同意に基づいて行われる入院。精神科病院の管理者は，精神障害者を入院させる場合においては，本人の同意に基づいて入院が行われるように努めなければならないとされている。
- 医療保護入院：精神保健指定医の診察の結果，精神障害者であると診断され，入院の必要があると認められた者で，保護者の同意がある場合に，精神科病院の管理者が本人の同意がなくても精神科病院に入院させることができる。
- 応急入院：急速を要し，保護者の同意を得ることができない場合において，精神保健指定医の診察の結果，精神障害者であり，直ちに入院させなければその者の医療および保護をはかる上で著しく支障がある場合には，72時間以内に限り，その者を入院させることができる。
- 措置入院：2人以上の精神保健指定医が診察した結果，精神障害者であり，入院させなければ自傷他害の恐れがあることに一致した場合に，都道府県知事がその者を強制的に入院させることができる。

入院形態別患者数については，本人の同意に基づく任意入院が半数以上を占めている。

なお，措置入院，医療保護入院の要否について，精神医療審査会が，第三者審査機関として，定期病状報告をもとに審査し，また，入院患者の退院や処遇改善請求の審査を行っている。

精神障害者の通院医療については，2005（平成17）年度に成立した障害者自立支援法において，自立支援医療の中の精神通院医療と規定されることとなった。自己負担は原則1割だが，所得や疾患の種類に応じて上限限度額を設定している。

3）心の健康づくり

近年，ひきこもり，不登校，家庭内暴力など，児童・思春期の心の問題が社会問題化している。また，犯罪や災害の被害・被災者について，PTSD（心的外傷後ストレス症候群）の予防など，適切な対応をはかることが求められている。

精神障害者福祉と社会復帰対策の推進に加え，ストレス対策を含むこころの健康づくり対策の推進が，精神保健福祉行政の大きな課題となっている。

わが国における自殺死亡数は，1998（平成10）年以降3万人をこえて推移しており，2013（平成25）年には3万人を下回ったものの，未だ2万7283人（警察庁調べ）であり，大きな社会問題となっている。そこで，自殺予防に向けての政府の総合的な対策がとりまとめられ，2006（平成18）年6月に自殺対策を推進するための自殺対策基本法が成立した。

これを受けて，2007（平成19）年には自殺総合対策大綱が策定され，自殺対策基本法に沿った9項目46施策が設定された。その後，2008（平成20）年の

一部改正を経て、2012（平成24）年に全体的な見直しが行われ、「自殺総合対策大綱～誰も自殺に追い込まれることのない社会の実現を目指して～」が閣議決定された。

見直し後の大綱では、「誰も自殺に追い込まれることのない社会の実現」を目指すことを明示し、地域レベルの実践的な取組を中心とする自殺対策への転換をはかる必要性、さらに具体的施策として、若年層向けの対策や、自殺未遂者向けの対策を充実すること、国、地方公共団体、関係団体及び民間団体等の取組相互の連携・協力を推進することなどが掲げられている。

❷ 感染症対策

感染症は、近年まで医学医療の進歩や衛生水準の向上などにより克服されたかにみえていたが、とくに1970年代以降になると、エイズ、エボラ出血熱、ウエストナイル熱などのこれまで知られていなかった感染症（新興感染症）や、すでに克服されたと考えられていた結核、マラリアなどの感染症（再興感染症）が新たな脅威をもたらすようになってきた。

感染症については、発生を予防し、まん延を防止するとともに、患者の人権に配慮した対策を講じることが必要である。

1）感染症の予防及び感染症の患者に対する医療に関する法律

新興・再興感染症の出現や、国際交流の進展などの近年の状況の変化に対応するため、1999（平成11）年に感染症の予防及び感染症の患者に対する医療に関する法律（感染症法）が施行され、従来の伝染病予防法、性病予防法、後天性免疫不全症候群の予防に関する法律（エイズ予防法）は廃止された。

2006（平成18）年には、結核予防法が廃止され、感染症法に統合された。

感染症法では、感染症を危険度により1類感染症から5類感染症に分類するとともに、指定感染症と新感染症の制度を設けている。また、各感染症に応じて良質かつ適切な医療を提供していくための医療体制の構築、患者の人権に配慮した入院手続きの整備などについて定めている。

2）結核対策

わが国の結核対策は、1919（大正8）年に旧結核予防法が施行されて戦前、戦中の結核予防の基本となった後、1951（昭和26）年の結核予防法の制定により医療費を公費負担する制度が確立した。

わが国の結核患者数は、戦後順調に減少していたが、平成9年から3年連続して結核罹患率が上昇に転じた。これを受けて、1999（平成11）年に「結核緊急事態宣言」が出され、再興感染症としての結核の重要性を認識し、確実な予

防対策を進めていくことが呼びかけられた。

2006（平成18）年12月に結核予防法が廃止され，感染症法に統合された。現在では，同法に基づいて，健康診断，予防接種，患者管理，結核医療などの結核対策が実施されている。

感染症法に基づく健康診断は，対象者を特定した選択的健診が行政サービスとして行われており，定期健康診断と接触者健康診断に大きく分けられる。

定期健康診断は，事業所，学校，施設においてはその長が，それ以外の一般住民については市町村長が実施義務者となり実施されている。おもな対象者は，高齢者などの結核を発病しやすい集団や，高校生以上の学校の入学者，結核を発病した場合に周囲へ感染を広げるおそれのある職種に就く者としている。

接触者健康診断は，初発患者に対する調査に基づき医学的検査が必要とされた場合に，接触者に対し都道府県知事が健診を勧告できることとし，勧告に従わない場合には保健所職員による健康診断の措置を実施することができることとなっている。

予防接種については，2005（平成17）年4月より，BCG接種前のツベルクリン反応検査を廃止し，生後6カ月に達するまでの間に直接接種を行うこととなった。2007（平成19）年4月以降は予防接種法に基づいて行われることとなり，予防接種法の改正により2013（平成25）年4月からは生後1歳に至るまでの間に接種することとなった。

患者管理は，結核患者を適正な医療と正しい生活指導によって早期に社会復帰できるように指導するとともに，家族やその他の者への感染防止をはかるものである。患者管理の前提として，患者の病状，受療状況，生活環境などの十分な把握が必要であることから，保健所では結核登録票が整備され，保健師による家庭訪問指導や管理健診などが計画的に進められている。

また，伝染防止のため，都道府県知事，保健所設置市市長，特別区区長は，結核を感染させる恐れが著しいと認められる患者に対し，多数の人と接触する機会の多い業務への従事を禁止し，感染症指定医療機関への入院を勧告することができることとなっている。

結核医療の費用については，感染症法による公費負担の制度が設けられている。一般患者に対しては，初診料，再診料，給食料などを除く化学療法などの医療費のうち，保険給付の残額を公費で負担している。入院患者に対しては，その医療に必要な費用を保険給付した残額が公費で負担されている。

❸ 難病対策

わが国の難病対策は，1972（昭和47）年に難病対策要綱が設定されたことに

より第一歩を踏み出した。難病対策要綱では，難病対策の対象とする疾病の範囲を，次の2項目に整理した。すなわち，①原因不明，治療法未確立であり，かつ，後遺症を残すおそれが少なくない疾病，②経過が慢性にわたり，単に経済的な問題のみならず，介護などに著しく人手を要するために家庭の負担が重く，また，精神的にも負担の大きい疾病，である。

これらの疾病に対して，現在，①調査研究の推進，②医療施設などの整備，③医療費の自己負担の軽減，④地域における保健医療福祉の充実・連携，⑤QOLの向上を目指した福祉施策の推進，を柱として対策が進められてきた。なお，脳卒中，心臓病，精神病などのように別の対策があるものは，この対象から除外されていた。

これらの5本の柱に基づき，難治性疾患克服研究事業および特定疾患治療研究事業，小児慢性特定疾患治療研究事業，更生医療給付事業，育成医療給付事業など，各種の施策が推進されてきた。これらの施策は，法律に基づくものや予算措置に基づくもの，疾患の原因究明・治療方法の解明などを目的とするものや児童の健全育成などを目的とするもの，また，対象年齢が児童であるものや，とくに定めがないものなど，様々であった。

各種の事業を推進してきた結果，難病の実態把握や治療方法の開発，難病医療の水準の向上，患者の療養環境改善や難病に関する社会的認識の促進に一定の成果を上げてきた。

その一方で，医療の進歩や患者とその家族のニーズの多様化，社会・経済状況の変化に伴い，様々な課題も指摘されてきた。

このため，2011（平成23）年より厚生科学審議会疾病対策部会難病対策委員会において，患者代表を含む難病対策に関わる有識者による議論を経て，2015（平成23）年1月に「難病対策の改革について（提言）」が取りまとめられ，さらに同年12月に「難病対策の改革に向けた取組について（報告書）」がまとめられた。

これらの提言や報告書の内容に沿って検討が進められ，2014（平成26）年5月に難病の患者に対する医療等に関する法律（難病法）が成立し，2015（平成27）年1月に施行された。

これにより，従来は法律に基づかない予算事業である特定疾患治療研究事業として実施されてきた難病患者に対する医療費助成は，難病法に基づいて行われることとなった。

第7章 医事法規の概要

1 医療関係者に関する法規

　わが国の医療関係者には，医師，歯科医師，保健師，助産師，看護師，准看護師，診療放射線技師，臨床検査技師，理学療法士，作業療法士，視能訓練士，言語聴覚士，歯科衛生士，歯科技工士，臨床工学技士，義肢装具士，救急救命士，あん摩マッサージ指圧師，はり師，きゅう師，柔道整復師がある。

　これらの医療関係者は，いずれも対応する法規により根拠づけられている。すなわち，「医師法」，「歯科医師法」，「保健師助産師看護師法」，「診療放射線技師法」，「臨床検査技師等に関する法律」，「理学療法士及び作業療法士法」，「視能訓練士法」，「言語聴覚士法」，「歯科衛生士法」，「歯科技工士法」，「臨床工学技士法」，「義肢装具士法」，「救急救命士法」，「あん摩マッサージ指圧師，はり師，きゅう師等に関する法律」，「柔道整復師法」である。

　医療関係者は，人の生命と健康に重大な影響を及ぼす業務に従事するため，法律によって業務独占や名称独占が定められている。

　業務独占とは，ある分野について特定の免許のある者のみにその業務を行うことが許されることをいう。

　名称独占とは，特定の免許をもつ者のみにその名称を使用することが許されることをいう。医療関係者にそれぞれの名称を独占させることによりその誇りと責任を自覚させるとともに，無資格者が名称を使用することにより生ずる事故や犯罪などを防止することを目的としている。

　医療関係者には，業務独占と名称独占の双方を有するもの，業務独占のみを有するもの，および名称独占のみを有するものがある。

1 医師法，歯科医師法

1）医師，歯科医師の任務

　医師の任務は，医師法第1条により，「医師は，医療及び保健指導を掌（つかさど）ることによつて公衆衛生の向上及び増進に寄与し，もつて国民の健康な生活を確保するものとする」とされている。

　歯科医師の任務は，歯科医師法第1条により，「歯科医師は，歯科医療及び保健指導を掌ることによつて，公衆衛生の向上及び増進に寄与し，もつて国民

の健康な生活を確保するものとする」とされている。

2）医師，歯科医師の免許

医師の免許については，医師法第2条により，「医師になろうとする者は，医師国家試験に合格し，厚生労働大臣の免許を受けなければならない」と定められている。

歯科医師の免許については，歯科医師法第2条により，「歯科医師になろうとする者は，歯科医師国家試験に合格し，厚生労働大臣の免許を受けなければならない。」と定められている。

医師，歯科医師ともに，未成年者，成年被後見人又は被保佐人には，免許が与えられないことになっている。また，心身の障害により業務を適正に行うことができない者として厚生労働省令で定めるものや，麻薬，大麻，あへんの中毒者，罰金以上の刑に処せられた者などには，免許が与えられないことがある。

3）医師，歯科医師の業務

医師の業務については，医師法第17条により，「医師でなければ医業をなしてはならない」として業務独占を規定している。また，第18条により，「医師でなければ，医師又はこれに紛らわしい名称を用いてはならない」として名称独占を規定している。

歯科医師の業務については，歯科医師法第17条により，「歯科医師でなければ歯科医業をなしてはならない」として業務独占を規定するとともに，第18条により，「歯科医師でなければ，歯科医師又はこれに紛らわしい名称を用いてはならない」として名称独占を規定している。

4）医師，歯科医師の応招義務

医師法第19条第1項により，診療に従事する医師は，診察治療の求めがあった場合には，正当な事由がなければ，これを拒んではならないとされている。

診療に従事する歯科医師についても，歯科医師法第19条第1項により，診察治療の求めがあった場合には，正当な事由がなければ，これを拒んではならないとされている。

❷ 保健師助産師看護師法

1）保健師

保健師とは，保健師助産師看護師法第2条により，厚生労働大臣の免許を受けて，保健師の名称を用いて，保健指導に従事することを業とする者とされて

いる。保健師になろうとする者は，保健師国家試験及び看護師国家試験に合格し，厚生労働大臣の免許を受けなければならない。

第42条の3第1項では，「保健師でない者は，保健師又はこれに紛らわしい名称を使用してはならない」として名称独占を規定している。また，第29条により，保健師でない者は，保健師又はこれに類似する名称を用いて，保健指導に従事することを業としてはならない。

保健師は，第53条により，傷病者の療養上の指導を行うに当たって主治の医師または歯科医師があるときは，その指示を受けなければならないこととされている。また，第54条により，その業務に関して就業地を管轄する保健所の長の指示を受けたときは，これに従わなければならないが，第53条の規定の適用を妨げないこととされている。

2) 助産師

助産師とは，保健師助産師看護師法第3条により，厚生労働大臣の免許を受けて，助産又は妊婦，じょく婦もしくは新生児の保健指導を行うことを業とする女子とされている。助産師になろうとする者は，助産師国家試験及び看護師国家試験に合格し，厚生労働大臣の免許を受けなければならない。

第30条では，「助産師でない者は，第3条に規定する業をしてはならない」として，業務独占を規定している。また，第42条の3第2項により，「助産師でない者は，助産師又はこれに紛らわしい名称を使用してはならない」として名称独占を規定している。

3) 看護師，准看護師

看護師とは，保健師助産師看護師法第5条により，厚生労働大臣の免許を受けて，傷病者もしくはじょく婦に対する療養上の世話又は診療の補助を行うことを業とする者とされている。看護師になろうとする者は，看護師国家試験に合格し，厚生労働大臣の免許を受けなければならない。

准看護師とは，第6条により，都道府県知事の免許を受けて，医師，歯科医師又は看護師の指示を受けて，第5条に規定することを行うことを業とする者とされている。准看護師になろうとする者は，准看護師試験に合格し，都道府県知事の免許を受けなければならない。

第31条では，「看護師でない者は，第5条に規定する業をしてはならない」として，看護師の業務独占を規定している。また，第42条の3第3項により，「看護師でない者は，看護師又はこれに紛らわしい名称を使用してはならない」として看護師の名称独占を規定している。

第32条では，「准看護師でない者は，第六条に規定する業をしてはならない」として，准看護師の業務独占を規定している。また，第42条の3第4項

により,「准看護師でない者は,准看護師又はこれに紛らわしい名称を使用してはならない」として准看護師の名称独占を規定している。

2 医療関係施設に関する法規

医療関係施設に関する事項は,1948(昭和23)年に制定された医療法により定められている。

医療法に定められた医療施設には,病院,診療所,助産所,介護老人保健施設がある。

1)病　　院

病院は,医療法第1条の5第1項により,「医師又は歯科医師が,公衆又は特定多数人のため医業又は歯科医業を行う場所であつて,二十人以上の患者を入院させるための施設を有するもの」と定められている。病院は,傷病者が,科学的でかつ適正な診療を受けることができる便宜を与えることを主たる目的として組織され,かつ,運営されるものでなければならない。

病院のうち一定の要件に該当するものは,地域医療支援病院,特定機能病院,臨床研究中核病院と称することができる。

(1)地域医療支援病院

医療法第4条により,国,都道府県,市町村,第42条の2第1項に規定する社会医療法人その他厚生労働大臣の定める者の開設する病院であって,地域における医療の確保のために必要な支援に関する要件に該当するものは,その所在地の都道府県知事の承認を得て地域医療支援病院と称することができる。

地域医療支援病院としての承認を得るためには,①他の病院または診療所から紹介された患者に対し医療を提供し,かつ,当該病院の建物の全部もしくは一部,設備,器械または器具を,当該病院に勤務しない医師,歯科医師,薬剤師,看護師その他の医療従事者の診療,研究または研修のために利用させるための体制が整備されていること,②救急医療を提供する能力を有すること,③地域の医療従事者の資質の向上を図るための研修を行わせる能力を有すること,④200人以上の患者を入院させるための施設を有すること,⑤通常の病院の基準以上の施設を有すること,などの要件を満たさなければならない。

(2)特定機能病院

医療法第4条の2により,高度の医療の提供,高度の医療技術の開発および高度の医療に関する研修を実施する能力などを備えた病院としての要

件に該当するものは，厚生労働大臣の承認を得て特定機能病院と称することができる。

特定機能病院としての承認を得るためには，①高度の医療を提供する能力を有すること，②高度の医療技術の開発および評価を行う能力を有すること，③高度の医療に関する研修を行わせる能力を有すること，④その診療科名中に，厚生労働省令で定める診療科名を有すること，⑤400人以上の患者を入院させるための施設を有すること，⑥通常の病院の基準以上の人員を有すること，⑦通常の病院の基準以上の施設を有すること，などの要件を満たさなければならない。

(3) 臨床研究中核病院

医療法第4条の3により，病院であって，臨床研究の実施の中核的な役割を担うことに関する要件に該当するものは，厚生労働大臣の承認を得て臨床研究中核病院と称することができる。

臨床研究中核病院としての承認を得るためには，①特定臨床研究（厚生労働省令で定める基準に従って行う臨床研究）に関する計画を立案し，および実施する能力を有すること，②他の病院または診療所と共同して特定臨床研究を実施する場合にあっては，特定臨床研究の実施の主導的な役割を果たす能力を有すること，③他の病院または診療所に対し，特定臨床研究の実施に関する相談に応じ，必要な情報の提供，助言その他の援助を行う能力を有すること，④特定臨床研究に関する研修を行う能力を有すること，⑤その診療科名中に厚生労働省令で定める診療科名を有すること，⑥400人以上の患者を入院させるための施設を有すること，⑦通常の病院の基準以上の人員を有すること，⑧通常の病院の基準以上の施設を有すること，などの要件を満たさなければならない。

2）診 療 所

診療所は，第1条の5第2項により，「医師又は歯科医師が，公衆又は特定多数人のため医業又は歯科医業を行う場所であつて，患者を入院させるための施設を有しないもの又は十九人以下の患者を入院させるための施設を有するもの」と定められている。

3）助 産 所

助産所は，第2条により，「助産師が公衆又は特定多数人のためその業務（病院又は診療所において行うものを除く。）を行う場所」であり，「妊婦，産婦又はじょく婦十人以上の入所施設を有してはならない」と定められている。

4）介護老人保健施設

介護老人保健施設は，第1条の6により，「介護保険法の規定による介護老人保健施設」とされている。

索引

欧文

ADP	37
AIDS	142
ALS	121
ATP	37
Ca	37
COPD	83
MRSA	80, 145
O157	147
PCP	144
PTSD	107
VRSA	146

ア

悪性	125
悪性腫瘍	125, 126
悪性リンパ腫	128
アテローム血栓性梗塞	67
アテローム動脈硬化	73
アルコール	161
アルコール依存	108
アルツハイマー型認知症	63

イ

胃炎	91
胃癌	91
医師	165, 175
意識障害	57
医師,歯科医師の業務	176
医師,歯科医師の免許	176
医師法	175
胃・十二指腸潰瘍	92
一過性脳虚血発作	67
遺伝性脊髄小脳変性症	69
医療関係施設	178
医療関係者	175
医療施設	166
医療保険	167
医療保険制度	167
陰性症状	104
咽頭癌	126
院内感染	146

インフルエンザ	78

ウ

ウイルス性肝炎	141
うつ病	105
運動器系	34
運動失語	58
運動障害	60
運動ニューロン疾患	69
運動療法	102

エ

エイズ	142
HIV感染症	142
嚥下	21, 22
嚥下障害	135
嚥下補助食品	136

オ

嘔吐	88
オリーブ橋小脳萎縮症	69

カ

疥癬	52
潰瘍性大腸炎	123
解離性障害	106
下垂体	29, 30
ガス交換	18
肩関節周囲炎	114
カリニ肺炎	144
カルシウム	32, 34
加齢黄斑変性	131
肝炎	93
感覚失語	58
感覚障害	62
眼球	39
肝硬変	94
看護師	166, 177
肝細胞	25
冠状動脈	73
肝小葉	25
関節	36, 109
関節リウマチ	115

感染症	139, 172
感染症法	139, 172
肝臓	24, 25

キ

気道	18
気分障害	104
逆転写酵素	142
逆流性食道炎	90, 149
キャリア	93
嗅覚	40
吸収	20
休養	161
狭心症	72
強迫性障害	106
恐怖症性不安障害	106
業務独占	175
虚血性心疾患	72
筋萎縮性側索硬化症	69, 121

ク

空気感染	139
くも膜下出血	66

ケ

けいれん	107
血圧	16
血液	13, 15
血液成分	13
結核	139
結核対策	172
血球	14
血漿	14
欠神発作	108
下痢	89
健康状態	159
健康増進対策	160
健康日本21	161
健忘失語	59

コ

口腔内消化	20
高血圧	48, 70

索　引

高血圧症	164
高次脳機能	12
高次脳機能障害	58
後縦靱帯骨化症	113
甲状腺	31
甲状腺機能亢進症	99
甲状腺機能低下症	99
甲状腺疾患	98
喉頭癌	126
広汎性発達障害	151
公費医療	169
高齢者	42
高齢者高血圧	48
誤嚥	22
誤嚥性肺炎	80, 135
五感	38
呼吸	17, 20, 23
呼吸運動	18
呼吸器	17
呼吸器感染症	77
呼吸器系	76
呼吸リハビリテーション	84
こころの健康	161
骨格筋	36
骨芽細胞	34
骨髄	34
骨折	110
骨粗鬆症	109
コミュニケーション補助	134

サ

再興感染症	139
再生産率	154
再生不良性貧血	122
在宅酸素療法	85
在宅人工呼吸器使用特定疾患患者訪問看護治療研究事業	120
サイトメガロウイルス	145
サルコイドーシス	123

シ

死因	155
歯科医師	166, 175
歯科医師法	175
視覚	39
視覚失認	59
子宮癌	127

視空間失認	59
死腔量	19
死産	156
脂質異常症	42, 49, 102, 164
視床下部	29
市中肺炎	79
失語	58
失行	58
失認	58, 59
疾病	42
死亡数	155
死亡率	155
シャイ・ドレーガー症候群	69
視野イメージ	130
社会恐怖	106
周産期死亡	157
重症心身障害	149
十二指腸	24
出生数	154
出生率	154
受動輸送	5
腫瘍	124
受療状況	159
受療率	159
循環	13, 16
消化	20
消化管	21, 22
消化器系	87
小腸	23
上皮小体	31
静脈	16
上腕骨近位端骨折	111
食事療法	101
褥瘡	55
食中毒	146
食欲不振	90
助産師	166, 177
腎盂	26
心筋梗塞	74
真菌症	53, 144
神経系	56
神経症	105
神経単位	8
神経伝達	11
心原性塞栓性梗塞	67
進行胃癌	92
新興感染症	139

人工骨頭置換術	111
進行性核上麻痺	65
進行性筋ジストロフィー	152
人口静態統計	153
人口動態統計	154
振戦せん妄	108
心臓	14, 73
腎臓	26
心臓病	165
身体表現性障害	106
心的外傷後ストレス障害	107
腎・泌尿器系	95
心不全	74
腎不全	98

ス

膵臓	24, 32
錐体路	60
水痘ウイルス	145
ストレス関連障害	105
スモン	120

セ

生活習慣病	46
生活習慣病対策	162
性感染症	143
正常圧水頭症	65
生殖器	33
精神運動発作	108
精神疾患	103
精神保健福祉対策	169
生理的老化	42
脊髄小脳変性症	69
脊髄損傷	116
脊椎	109
世帯数	153
接触皮膚炎	55
全身骨格	35
全身性エリテマトーデス	122
蠕動運動	21
前立腺癌	96
前立腺肥大	96
前腕遠位部骨折	112

ソ

躁うつ病	104

索 引

臓器	4
総人口	153
躁病	105
相貌失認	59
早老症	50
組織	4
咀嚼	20

タ

代謝系	98
代謝疾患	100
帯状疱疹	54
帯状疱疹ウイルス	145
対処方法	136
大腿骨頸部骨折	110
大腸癌	95
多臓器不全	45
たばこ	161
胆石症	93
胆のう	24

チ

知的障害	151
中耳	40
中心静脈	25
中枢神経系	9, 10
聴覚	40
腸管出血性大腸菌感染症	147
超重度障害児	150
腸閉塞	94
治療	104, 107
治療法	84

ツ

椎体圧迫骨折	111
通院者率	159
痛風	103
ツベルクリン反応	82

テ

適応障害	107
鉄	25
てんかん	107, 151
伝導路	11

ト

| 統合失調症 | 103 |

橈骨遠位端骨折	112
糖尿病	50, 100, 164
糖尿病網膜症	131
動物由来感染症	139
動脈	16
動脈硬化	47
トキソプラズマ症	144
特殊感覚受容器	39
特定疾患治療研究事業	118

ナ

内分泌系	29
内分泌構造	30
内分泌・代謝系	98
難病	117
難病患者等居宅生活支援事業	118
難病疾患克服研究事業	118
難病対策	117, 173
難病特別対策推進事業	118

ニ

乳癌	126
乳児死亡	157
ニューロパチー	70
ニューロン	8
尿	27
尿管	26
尿失禁	97
尿路感染症	95
妊産婦死亡	156
認知症	57

ネ

| ネフロン | 27 |
| 年齢別人口 | 153 |

ノ

脳	56
脳血管障害	66, 135
脳血管性認知症	64
脳梗塞	66
脳出血	66
脳性麻痺	148
脳卒中	165
能動輸送	5

ハ

パーキンソン病	68, 121
肺炎	79
肺癌	86
肺結核	81
肺線維症	85
排尿	29
排尿困難	97
排尿障害	97
排便	24
廃用症候群	46
肺容量	19
白内障	129
破骨細胞	34
橋本病	100
バセドウ病	99
白血病	128
パニック障害	106
バンコマイシン耐性黄色ブドウ球菌	146
晩発性皮質小脳萎縮症	69

ヒ

非遺伝性脊髄小脳変性症	69
非結核性抗酸菌症	83
ピック病	65
非定型好酸菌	144
非定型的症状	44
皮膚	6
皮膚そう痒症	55
飛沫感染	141
肥満	49, 165
病態失認	60
病的老化	42
日和見感染症	143
広場恐怖	106
貧血	75

フ

副腎	26, 33
副腎髄質	32, 33
副腎皮質	32, 33
腹痛	87
不整脈	74
物質依存	108
物質輸送	4

索引

フリードライヒ失調症	69
フリーラジカル	121

ヘ

平均寿命	157
平均余命	157
閉塞性動脈硬化症	75
ヘモグロビン	25
変形性関節症	112
変形性股関節症	112
変形性膝関節症	112
便秘	89

ホ

膀胱	26, 28
膀胱癌	128
ボウマンのう	27
保健医療対策	169
保健師	166, 176
保健師助産師看護師法	176
補聴器	134
骨	34, 109
ホメオスタシス	7, 8
ボルマン分類	92
ホルモン	33

マ

末梢神経系	10
末梢神経疾患	70
末梢前庭障害	134
慢性甲状腺炎	100
慢性硬膜下血腫	65
慢性腎臓病	98
慢性閉塞性肺疾患	83

ミ

味覚	41
ミトコンドリア	37

メ

名称独占	175
メタボリックシンドローム	47
メニエール病	134
めまい	134
メラニン	6

モ

網膜	130
網膜血管硬化症	130
網膜剥離	131
門脈	25

ヤ

薬剤師	166
薬物療法	102

ユ

有訴者	159

ヨ

陽性症状	104
腰部脊柱管狭窄症	114
予後	104

ラ

ラクナ梗塞	67
ランゲルハンス	24
ランゲルハンス島	32

リ

リビング・ウィル	86
良性	125
良性発作性頭位眩暈症	134
緑内障	129
リンパ	15

レ

レビー小体型認知症	64

ロ

老化	42
老人性難聴	132
老年期認知症	63
老年症候群	46

〔編著者〕　　　　　　　　　　　　　　　　　　　　　　　　　　（執筆分担）

土田　　隆	よこはま土田メディカルクリニック院長	第1章
渡辺　雅幸	昭和大学保健医療学部精神医学教授	第3章2・8

〔著　者〕（執筆順）

吉田　亮一	浴風会病院院長	第2章
石黒　直子	東京女子医科大学医学部皮膚科学准教授	第3章1
渡辺　弘美	淑徳大学看護栄養学部医学系教授	第3章2・8
明渡　陽子	大妻女子大学家政学部食物学科教授・健康センター所長	第3章3
田中　一正	昭和大学富士吉田教育部教授	第3章4
前田　　淳	前東京女子医科大学附属成人医学センター所長・教授	第3章5
西川　　恵	淑徳大学看護栄養学部医学系教授	第3章6
永野　聖司	元昭和大学保健医療学部内科学教授	第3章7
堀田富士子	東京都リハビリテーション病院医療福祉連携室地域リハビリテーション科長	第3章9
松村美由起	東京女子医科大学附属成人医学センター神経内科講師	第3章10
西川　俊郎	福聚苑介護老人保健施設施設長	第3章11
大井いく子	東京女子医科大学眼科非常勤講師	第3章12
相馬　啓子	川崎市立川崎病院耳鼻咽喉科部長	第3章13
長尾　　大	クラーク学園和泉福祉専門学校非常勤講師	第4章
山中　　勗	岡崎女子短期大学非常勤講師	第5章
山﨑壮一郎	仙台医療福祉専門学校非常勤講師	第6章，第7章

福祉ライブラリ
医学入門

2008年（平成20年）3月10日　初版発行
2015年（平成27年）5月25日　第4刷発行

編著者　土　田　　　　隆
　　　　渡　辺　雅　幸

発行者　筑　紫　恒　男

発行所　株式会社 建　帛　社
　　　　　　　　KENPAKUSHA

112-0011 東京都文京区千石4丁目2番15号
TEL （03） 3944-2611
FAX （03） 3946-4377
http://www.kenpakusha.co.jp/

ISBN 978-4-7679-3345-0　C3036　プロシード／新協印刷／愛千製本所
©土田隆，渡辺雅幸ほか，2008.　Printed in Japan
（定価はカバーに表示してあります）

本書の複製権・翻訳権・上映権・公衆送信権等は株式会社建帛社が保有します。
JCOPY〈(社)出版者著作権管理機構　委託出版物〉
本書の無断複写は著作権法上での例外を除き禁じられています。複写される場合は，そのつど事前に，(社)出版者著作権管理機構（TEL 03-3513-6969, FAX 03-3513-6979, e-mail: info@jcopy.or.jp）の許諾を得て下さい。